100种珍本古医籍整理研究集成

伤寒论辨证广注

〔清〕汪 琥 撰

张 涛 阚湘苓 耿敬一 点校

中医古籍出版社

Publishing House of Ancient Chinese Medical Books

图书在版编目（CIP）数据
伤寒论辨证广注 /（清）汪琥撰；张涛，阚湘苓，耿敬一点校．-- 北京：中医古籍出版社，2025. 7.
(100 种珍本古医籍整理研究集成 / 曹洪欣，崔蒙主编).
ISBN 978-7-5152-3022-1
Ⅰ. R222.29
中国国家版本馆 CIP 数据核字第 20258QB899 号

100 种珍本古医籍整理研究集成

伤寒论辨证广注

〔清〕汪　琥　撰

张　涛　阚湘苓　耿敬一　点校

责任编辑　吴　岫
文字编辑　陈倩清
封面设计　艺点锦秀
出版发行　中医古籍出版社
社　　址　北京市东城区东直门内南小街 16 号（100700）
电　　话　010-64089446（总编室）010-64002949（发行部）
网　　址　www.zhongyiguji.com.cn
印　　刷　万卷书坊印刷（天津）有限公司
开　　本　850mm×1168mm　1/32
印　　张　14
字　　数　257 千字
版　　次　2025 年 7 月第 1 版　2025 年 7 月第 1 次印刷
书　　号　ISBN 978-7-5152-3022-1
定　　价　88.00 元

《100种珍本古医籍整理研究集成》编委会

《100种珍本古医籍整理研究集成》
项目工作委员会

序　一

中医药是中华民族的瑰宝，在我国各族人民长期的生产生活实践和与疾病作斗争中逐步形成并不断丰富发展，为中华民族的繁衍昌盛做出了重要贡献。作为中国特色医药卫生体系的重要组成部分，至今仍在维护人民健康中发挥着独特作用。中医药天地一体、天人合一、天地人和、和而不同的思想基础，整体观、系统论、辨证论治的指导原则，以人为本、大医精诚的核心价值，不仅贯穿于中医药对生命、健康和疾病的认知理论和防病治病、养生康复的临床实践，而且深刻地体现了中华民族的认知方式、价值取向和审美情趣，具有超前性和先进性。随着健康观念变化和医学模式转变，中医药越来越显示出其宝贵价值、独特优势和旺盛的生命力。

中医药古籍作为保存和传播中医药宝贵遗产的知识载体，记载了几千年来医药学家防病治病的临床经验、方药研究成果和医学理论体系，是不可再生的珍贵资源，是中医药学继承、发展、创新的源泉，具有重要的历史、文化和科学价值。但是由于种种原因，中医药古籍的保护、整理与利用状况令人担忧。这些珍贵的典籍有的流失海外，国内已不存；有的尘封闭锁，不为人所知所用；有的由于多年的自然侵蚀和保管条件缺乏而面临绝本的危险。抢救和保护好这些珍贵的历史文化遗产已刻不容缓。

国家十分重视中医药古籍的保护、整理和利用。《国务院关于扶持和促进中医药事业发展的若干意见》明确指出，要做好中医药继承工作，开展中医药古籍普查登记，建立综合信息数据库和珍贵古籍名录，加强整理、出版、研究和利用，为做好中医药古籍保护、整理和利用工作指明了方向。近年来，国家中医药管理局系统组织开展了中医药古籍文献整理研究。中国中医科学院在抢救珍贵的中医药孤本、善本古籍方面开展了大量工作，中医古籍出版社先后影印出版了大型系列古籍丛书、珍本医书、经典名著等，在中医古籍整理研究及出版方面积累了丰富的经验。此次，中医古籍出版社确立“100种珍本古医籍整理研究集成”项目，组织全国权威的中医药文献专家，成立专门的选编工作委员会，多方面充分论证，重点筛选出学术价值、文献价值、版本价值较高的100种亟待抢救的濒危版本进行校勘整理和出版，对于保护中医药古籍，传承祖先医学财富，更好地为中医药临床、科研、教学服务，弘扬中医药文化都具有十分重要的意义。衷心希望中国中医科学院、中医古籍出版社以整理研究高水平、出版质量高标准的要求把这套中医药古籍整理出版好，使之发挥应有的作用。也衷心希望有更多的专家学者能参与到中医药古籍的保护、整理和利用工作中来，共同为推进中医药继承与创新而努力。

中华人民共和国卫生部副部长
国家中医药管理局局长
中华中医药学会会长
王国强

2010年1月6日

序　二

中医药学以临床疗效为基础，在累代实践、认识的观察链条中凝结着珍贵的生命科学知识。这些知识记载在中医药古籍文献中，如震惊世界科技界并获 1992 年中国十大科技成就奖之一的青蒿素就是受距今 1600 多年前晋代医家葛洪《肘后备急方》中记载启示研制成功的。因此可以说，中医药学的创新离不开古医籍文献。换句话说，中医药古籍文献是中医药学发展的源头活水。要想很好地发掘利用中医古文献，其前提就是对其进行整理研究。然而，大量古医籍未得到应有的整理和出版，中医古籍中蕴藏的丰富知识财富未得到充分的研究与利用，极大地影响了中医学的继承发展以及特色优势的保持与发挥。为使珍贵中医典籍保存下来，并以广流传，服务于中医临床、科研及教学，中医古籍的整理、研究及出版具有非常意义。

《国务院关于扶持和促进中医药事业发展的若干意见》指出，中医药（民族医药）是我国各族人民在几千年生产生活实践和与疾病作斗争中逐步形成并不断丰富发展的医学科学，为中华民族繁衍昌盛做出了重要贡献，对世界文明进步产生了积极影响。新中国成立特别是改革开放以来，党中央、国务院高度重视中医药工作，中医药事业取得了显著成就。但也要清醒地看到，当前中医药事业发展还面临不少问题，不能适应人民群众日益增长的健康需求。意见明确提出："做好中医药继承工作。开展中医药古籍普查登记，建立综合信息数据库和珍贵古籍名录，加强整理、出版、研究和利用。"

中医古籍出版社承担的"100种珍本古医籍整理研究集成"项目，是集信息收集、文献调查、鉴别研究、编辑出版等多方面工作为一体的系统工程，是中医药继承工作的具体实施。其主要内容是经全国权威的中医文献研究专家充分论证，重点筛选出学术价值、文献价值、版本价值较高的100种亟待抢救的濒危版本、珍稀版本中医古籍以及中医古籍中未经近现代整理排印的有价值的，或者有过流传但未经整理或现在已难以买到的本子，进行研究整理，编成中医古籍丛书或集成，进而出版，使古籍既得到保护、保存，又使其发挥作用。该项目可实现三项功能，即抢救濒危中医古籍，实现文献价值；挖掘中医古籍中的沉寂信息，盘活中医药文献资料，并使其展现时代风貌，实现学术价值；最充分地发挥中医药古代文献中所蕴含的能量，为中医临床、科研及教学服务，实现实用价值。

当前，中医药事业正处在战略发展机遇期，愿"100种珍本古医籍整理研究集成"项目顺利进行，为推动中医药事业持续健康发展、弘扬中华文化做出应有的贡献。

中国中医科学院首席研究员 曹洪欣

2011年3月6日

校注说明

《伤寒论辨证广注》为清代名医汪琥所撰。汪琥，清代医学家，字苓友，号青谿子，长洲（今江苏苏州）人，先习儒，后改业医。博览前人有关伤寒著述，对伤寒造诣甚深。康熙年间从友人处得武陵（今湖南常德）陈亮斯所著《伤寒论注》草稿，谓此书“极为入理，惜其书不全”，乃于康熙十五年至十九年（1676—1680）专志著述，撰成《伤寒论辨证广注》十四卷。遵《素问》“热病者，皆伤寒之类也”之论，以邪之传经者为热病，直中者为寒证，二者不宜混淆，故首取《伤寒论》热病条文，逐条广参各家论说予以辨注，颇多创见。对不少伤寒名著、名家亦有所论评。又撰《中寒论辨证广注》三卷，按前书体例逐条注说《伤寒论》属真寒证之条文，附于前书之末刊行。另著《痘疹广金镜录》三卷、《养生君主编》三卷、《增补成氏明理论》《医意不执方》等，后两书已佚。

1. 本次点校，以清康熙平阳季东壁藏版刻本为底本，以清康熙十九年庚申（1680）吴郡萧家巷汪氏自刻本为主校本。

2. 采用现代标点方法，对原书进行重新句读。

3. 原书中的繁体字，均改为规范简化字。

4. 凡底本中因写刻致误的明显错别字，予以径改，俗写字、异体字、避讳字、古今字、通假字，以规范简化字律齐，不出校注。

5. 因改为简体横排，原书中代表前文的“右”字，一律改为“上”字；代表下文的“左”字，一律改为“下”字。

6. 书中中医药专业用语，遵目前习惯语汇改出；中药名称尽量保持原貌，“杏人”径改为“杏仁”。

7. “辨证”的“辨”字，原文全部为“辩”，在校注时均改作“辨”，不出注。

8. 原书中跋附于目录后、正文前，今遵原书置于正文之前。

校注者

目　录

自 序

世人之病伤寒为多，伤寒之书仲景为圣。夫以一病而有三百九十七法，一百一十三方，详已恶乎广哉！不知仲景之书本于《内经·热论》，其言六经传变非不辨且晰也。仲景复推广以成书，因是以有王叔和之增益，因是以有成无已之注解，盖愈推则愈广焉。则余之补阙略、订讹谬而为是书也，非无自矣。且夫伤寒之病，多由时气，则四时、八节、二十四气、七十二候不可不详释也。伤寒之病必传经络，则十二经之在手足者，不可不兼图也。伤寒之病非一证则三百九十七法，一百一十三方，不可不反复穷究而为之推衍附益也。伤寒之病，间用针刺，其法近世罕见，则热病之五十九穴，不可不备录也。余独怪世医徒取节庵一编，无他乐其简耳，然昔人方论皆有奥义存于其间，使不深察其意，尝有失之毫芒而死生顿易者矣。余非不惮烦也，正恶夫世之乐于简，而轻视民命者，往往误而杀人也。则是书之补前人所未补，发前人所未发者，曷可少哉？其曰伤寒，非寒者，盖寒病则治以热剂，热病则治以凉剂，此自然之理也。伤寒之病名虽为寒，其所见之证皆热，窃恐后人执伤寒之名而误投热剂，故曰伤寒非寒也。至感真寒而深入三阴者，特十之一二耳。此其所见之病皆寒，而与热证迥异，则名之曰真寒，而别为编。

康熙庚申重九长洲汪琥苓友自序

凡　例

此书之成，专以辨注仲景《伤寒论》也。然仲景论伤寒实本《素问·热病》，仲景分六经不出《灵枢·经脉》，故余摘取二篇中文列之《伤寒例》前为第一卷，使后人尊仲景复知尊轩岐。况仲景当日既成《伤寒论》，亦自云述，不敢云作，则知仲景之论实宗《内经》之旨也。

《内经·热论》篇文，王太仆注之于先，马玄台广之于后，然其中有未尽合理处，间以鄙意补之。

王叔和撰次仲景方论，书凡十卷，其中如《伤寒例》六经辨脉证治法，及阴阳易差后诸病，此实系仲景原文，悉为编入。所削者，如第一卷脉法及第七卷以后汗吐下诸篇，以其为叔和所增入也。至于第二卷中如痉湿暍三证，第七卷前如霍乱一证，亦系仲景原文，而不编入者以其为杂病也。

仲景论为方书之祖，以《内经》中有论而无方也，叔和起而撰次之，知尊仲景矣，但其于仲景论中插入己意，使学者不知孰为仲景，孰为叔和。以故后人诽议之，云叔和变乱仲景《伤寒论》，故其《脉经》亦受高阳生所窃取，此其报也。然仲景书，当三国时兵火之后，残缺失次，若非叔和撰集，不能延至于后，复有成无已为之注解也。今医勿但责叔和之过，而忘叔和之功。

叔和撰次六经篇，有阳明、少阳病列于太阳篇者，有太阳病列于阳明篇者，有中寒病杂入太阳、阳明病中，及杂入三阴热病中者，今皆悉为归正。凡三阳病各归三阳篇，其三阴热病亦各自归其篇，惟中寒病则另作上中下三卷，辨其证为真寒，使后学尽知伤寒、中寒二证判然，庶无错误。

伤寒经络，仲景书止分六经，不言手足，其实则合手经而皆病。愚故于首卷《热论》篇后，即图注灵枢手足阴阳六经。其注以滑氏《发挥》为主，然亦间有错误处，复以鄙意较之。

成无已注解《伤寒论》，犹王太仆之注《内经》，所难者惟创始耳。后之人于其注之可疑者，虽多所发明，大半由其注而启悟。至有忘其起予之功，反责其解释之谬者，所以王宇泰云，成氏解释最为详明，虽其中时或自相矛盾，亦白璧微瑕，固无损于连城也。或曰，成氏注《伤寒论》不过随文顺释，但嫌其不辨叔和语，不分仲景书。正不知古人虚心著书，不敢轻易指责，所以品愈高名愈著。如吾辈者，亦自厌其饶舌耳。

成氏注仲景书已完，又自撰《明理论》，其解仲景桂枝、麻黄、青龙等汤尤为明畅，第惜其所解者不过廿余方耳。其所未发明者，愚即以原注中之意及采《内台》等书，大半以鄙意补之。

驳正《伤寒论例》近非一人，愚今较之亦从众也。但仲景全书中，有四时八节决病法，乃《伤寒论》一部纲领，近今之书，悉皆脱略，惟《准绳》于论例中犹存正文。但当日成氏亦未及注，愚特细为解释，以见十二宫辰斗柄所指，时节气候为之转移，当其时倘病伤寒，医人宜随时气立论则用药，始可十全。所以仲景亦云：此须洞解之也。

《伤寒论》自成注以后，在昔明医如李东垣，不过以治法略举其要，朱丹溪亦仅以疑处摘问其目，未闻有以仲景原论全解者。至明季有歙人方中行著《伤寒条辨》八卷，乃成氏之后一人而已。我朝初有喻嘉言者，推广方氏未发之旨，著《尚论篇》五卷，是亦仲景之功臣也。复有程子郊倩，即仿二书之意注《后条辨》六集，其中亦有可采之处。所可嫌者，三家之书，皆倒乱仲景六经篇原文，彼虽各有其理要之六经原次，或当日叔和未尽改易，其间仲景妙义，焉知不反由此新编而尽失邪？况方书治病，不过欲每条解明，不致医药有误而已，非若文公章句必欲承上起下也。孔子云爱礼存羊，凡六经原次，余不敢乱叔和之旧。

仲景六经篇中或有前不得不附之后，后不得不附之前者，则曰“附例”；或已经附注过而原论中复及者，则曰“重出例”；或原论中始及未经注过宜附之后者，则曰“附后例”。其他如温病、坏病及病宜用刺，另立治法，各分其篇于后者，又诸汤方宜附之后者，皆如上例也。六经篇中惟中寒病为真阴证，不入上例，止以重圈记之。其真阴寒证，宜用汤药，亦以重圈记之。

此书凡系仲景论成注有未妥者，间采方、喻、程及诸名家之说，不敢窃取其所著书及姓氏，必为标出，间附己意，则曰“愚按”及设为或问而余答也。此书既集仲景论，后必附昔贤及后人方论，悉属鄙意，逐条解明，然亦多方引证，不敢创为私说，务使论必中理，方必切病。愚切愿天下后世之人，但能读是书，虽遇伤寒变证，极奇之病，然疗之有法，施之辄效，业医者可不勉之。

采辑古今诸家伤寒书目

《伤寒论》

汉南阳张机述。《医林列传》云：张机，字仲景，南阳人也，举孝廉，官至长沙太守。所著论二十二篇，证外合三百九十七法，一百一十三方。其文辞简古奥雅，古今治伤寒者，未有能出其外者也。其书为诸方之祖，故后世称为医圣。至晋太医令王叔和，又编次其方论为三十六卷。金聊摄人成无已，注解其书为十卷。今世所传者，乃宋臣林亿等校正，即成氏所注十卷书也。

琥按：王叔和编次仲景方论三十六卷，当是十六卷。据论集中云，仲景为《伤寒杂病论》合十六卷，叔和编次何至遽增二十卷书邪？况仲景当日正著论二十二篇，尚未分为几卷。至叔和始托名仲景撰成，并《辨脉》《平脉法》为《伤寒杂病论》合十六卷，则是《医林列传》云三十六卷，误矣。相传仲景论有一百一十三方，今考其书十卷内计方止一百一十二道。

《外台伤寒方论》

唐开国伯王焘撰《外台秘要》四十卷，摭集上古及当时方论，以伤寒冠其首。所集伤寒书止二卷，分三十三门。诸论伤寒凡八家，曰仲景、曰叔和、曰华佗、曰陈廪丘、曰范汪、曰《小品》、曰《千金》、曰《经心录》，合共论一十六首。又论伤寒日数，则以《内经·热病》及巢氏《病源》叙之于前，复以《肘后》等方列之于后。又论伤寒、中风、结胸、呕哕至百合狐惑等二十一证，共计二百六十三方。其书不专以仲景方论为主，能广采诸家方论，合而成书，实为明备。所以先哲有云：不观《外台》方，不读《千金》论，则医人所见不广，用药不神。至哉言也！

《伤寒总病论》

宋蕲水庞安时撰，书凡六卷。其第一卷乃叙论及六经等篇；第二卷则论汗吐下可不可，及用水、用火、和表温里之法；第三卷则论结胸、痞气、阴阳毒、狐惑、百合、痉湿暍及杂病劳复等证；第四卷则论暑病、时行寒疫、斑痘等证；第五卷则论天行温病及变哕、变黄、败坏等证，复附以小儿伤寒证；第六卷则载冬夏伤寒发汗杂方，又妊娠伤寒方、伤寒暑病通用刺法、伤寒温热病死生证，及附以差后禁忌、仲景脉说、华佗内外实辨。

琥按：庞氏论中，虽间有发明仲景之处，然其用药亦寒热错杂，经络不分，即如苏子瞻所传圣散子方一例载入，殊为骇观。

《伤寒发微论》

宋翰林学士白沙许叔微知可述，书分上下二卷，共论二十二篇。其首论伤寒七十二证候，次论桂枝汤用赤白芍药，三论伤寒慎用圆子药，六论伤寒以真气为主，十论桂枝、肉桂，十五论动脉阴阳不同。此皆发明仲景微奥之旨。书名“发微”，称其实矣。

《伤寒百证歌》

此亦许学士述，书凡五卷。其自序云：论伤寒而不读仲景书，犹为儒而不知有孔子六经也。于是取仲景方论，编成歌诀一百证，以便后学之记习。其中间或有仲景无方者，辄取《千金》等方以编入。其第三十证则以食积、虚烦、寒痰、脚气似伤寒者，采朱肱、孙尚之说以补入。又第五十一证发斑歌，云温毒、热病两者皆至发斑。其注中复采巢氏《病源论》以补入此者，皆有俾于仲景者也。

《南阳活人书》

宋奉议郎朱肱著，书凡二十卷。其第一卷至十一卷，设为一百一问，以畅发仲景奥义；第十二卷至十五卷，纂桂枝汤等一百一十二方；第十六卷至十八卷，自升麻汤起至麦门冬汤止，共一百二十六方，此采《外台》《千金》《圣惠》等方以补仲景之未备；末后第十九、二十卷，则论妇人伤寒，复继以小儿疮疹。斯诚仲景之大功臣也。但其中三十六问治两感证，谓宜发表攻里，此是奉议一片救人之苦心。及其用药，则误引下利、身疼痛、虚寒救里之例，而以四逆汤竟施之于烦渴、腹满、谵语、囊缩实热之证。以至后世如陶华之无知，而亦轻诋其书之失也。李知先《活人书括·序》云：无求子奉议号真一世之雄，长沙公乃百川之宗。此为真知二公之书者矣。

《伤寒活人总括》

宋三山杨士瀛登父撰次，书凡七卷。其第一卷《活人证治赋》；第二卷曰《伤寒总括》，调理伤寒统论起，至六经用药格法止；第三卷曰《伤寒证治》，表里汗下二证起，至痰证、伤食、类伤寒止；第四卷发热证起，至不可下证止；第五卷懊侬证起，至失音证止；第六卷怫郁证起，至阳证似阴、阴证似阳证止；第七卷小柴胡汤加减法起，至产科小儿伤寒止。其书大旨以仲景论，并《活人书》总括成书，每条以歌诀贯其首。虽于张、朱两家之外，间有附益处，要之据证定方，毫无通变，使后学习之宁无所误邪？

《伤寒明理论》

金聊摄人成无己撰，书凡四卷。其第一卷至第三卷共论五十篇，始于发热，终于劳复；其第四卷发明桂枝等方二十首，此为深得《伤寒》之旨趣者也。但其中《四十五论》云：阳明病，下血谵语，此为热入血室者，斯盖言男子，不止谓妇人。此与仲景之意大悖。然亦不可因其一节之短，揜其全部之长。取名《明理》，信不诬矣。

《伤寒直格》

金河间刘完素撰。书凡三卷。其上卷则以十干、十二支分配脏腑，又四类、九气、五邪、运气、有余不足为病，及论七表八里等脉，此医者之统论，与伤寒不相涉者也；其中卷则论伤寒六经、表里主疗之法；下卷则自仲景麻黄、桂枝汤外，复载益元散、凉膈散、桂苓甘露饮，共三十四方。推其意以仲景论寒热二证，不分其方，又过于辛热。是书之作，实为大变仲景之法者也。

《伤寒标本》

此亦刘守真完素字编集也，书凡二卷。其上卷则以伤风、伤寒、中暑、中湿四证为始，至劳食复共四十六条。其下卷则集麻、桂等五十二汤，又无忧丸等治食积、虫积及外科之方。至其治两感证则用大、小柴胡汤，凉膈，五苓，天水，通圣，双解等散。热势甚，可下者，用三一承气汤，或解毒合承气汤。其言实超出乎朱奉议之上，然亦大变仲景之法者也。

《伤寒保命集》

金张元素之子张璧撰，书凡二卷。其上卷先辨三部九候之脉，又辨伤寒、温病，及刺结胸、痞气、头痛、腹痛等法，有如辨桂枝汤几证、方几道，辨麻黄、葛根汤几证、方几道，又其次曰大小青龙汤证，曰大小柴胡汤证，曰三承气汤证，曰大小陷胸汤证，曰泻心汤、抵当汤、栀子豉汤等证，凡仲景六经篇证，皆参以己意，阐扬发明，而继以痉湿暍霍乱等证。其下卷则论差后劳复、水渴、阴阳厥、发黄、结胸等证。其后则续以妇人伤寒、胎产杂证，又小儿伤寒、中风、斑疮等证。是皆发仲景未发之义，而深采《伤寒》之奥旨者也。

《伤寒治法举要》

元东垣老人李杲撰，书止一卷。首言冷热风劳虚复，续辨惑《伤寒论》，共举治法之要三十二条。其法治外感羌活冲和汤，挟内伤补中益气汤，如外感风寒内伤元气，是内外两感之证，宜用混淆补中汤，即补中益气汤中加藁本、羌活、防风、苍术也。又一法先以冲和汤发散后，以参、芪、甘草三味补中汤济之。其外则有三黄补中汤、归须补中汤，共补中一十二方。又其外则有葛根二圣汤、芎黄汤等七方。此虽发仲景之未发，要其说过于温补，不足取以为法也。

琥按：东垣撰《内外伤辨惑论》，恐有内伤之证似伤寒者，复续上论；恐有伤寒之证挟内伤者，故制混淆补中等汤以主之也。

《此事难知》

元海藏老人王好古著，书凡三卷。其自序云：予读医书几十载矣，所仰慕者仲景一书为尤焉。然读之未易洞达其趣，欲得一师指之，遍国中无有能知者。寤而思，寐而思，天其勤恤，俾我李公明之东垣字授予，及所不传之妙，旬储月积，浸就编帙，因目之曰《此事难知》。其书首卷即设为问答，以辨经络脏腑伤寒之源，其治两感则有大羌活汤。次辨营卫、清浊、气血、表里、阴阳、六经手足并传，及用药禁忌之法。又其次则辨左右手阴阳之脉、三元图式、用针之法，及咳疟喘渴大头病证。末后则附以治目疗疟等杂方。可为不执仲景方论，独能采微索奥，而自成一家之言者也。

《伤寒摘疑问目》

元丹溪朱震亨撰，书止一卷。始议脉，终议证与汤。此亦阐扬仲景之文，大有益于后学者。惜乎其论止一十九条而已。

《金镜内台方议》

建安许弘集，书凡十二卷。其第一卷至十卷议仲景麻黄、桂枝等汤方；第十一卷议五苓等散方；第十二卷议理中等丸方。其说虽以成注为主，然亦多所发明，是亦大有俾于仲景者也。

琥按：许氏不知何代人，不详其字。阅其文义，想系是金元时人耳。

《敖氏外伤金镜录》

元清碧学士杜先生著，相传敖氏三十六验舌法。

琥按：仲景论但云白胎、胎滑，而此则更有纯红、纯黄、纯黑、刺裂之别，复于仲景大小柴胡、白虎汤、茵陈蒿、栀子豉汤、五苓散、三承气等汤之外，更用透顶清凉散、凉膈散、天水散、黄连解毒汤、玄参升麻化斑等汤，此皆治伤寒温热之神法也。

《伤寒医鉴》

平阳马宗素撰，书止一卷。首论脉证、六经传受、汗下等法，终以小儿疮疹，共十一条。每条之中皆引《活人书》于前，继则引守真氏之语，以辨其非，末又正以《素问》之文。其旨大都以伤寒为热病，无所谓寒证者，是亦深合《素问·热论》中之义也。又著《钤法》一卷，托名仲景所撰，而以五运六气生命得病日时编成字号歌诀，挨入麻、桂等汤，殊非至理，用之非徒无益，而反有害。《薛氏医按》录之，此亦后人之附会耳。

《伤寒心要》

都梁镏洪编，书止一卷。其论伤寒，大率以热病为主。其用方药，第一则双解散，第二则用小柴胡、凉膈、天水合服，第三凉膈合小柴胡，第四大柴胡合黄连解毒汤，第五大柴胡合三乙承气汤。共三十方，皆复方也。卷末则新增病后四方及《心要》余论。此得河间之一偏，其用药混淆，不足法也。

《伤寒心镜别集》

镇阳常德编，其书止论七条。首论伤寒双解散及子和增法，次论发表、论攻里、论攻里发表、论捋衣撮空、论传足经不传手经、论亢则害承乃制。其言虽非阐扬仲景之旨，亦深通河间之书者也。

琥按：上三书皆附河间书后，著书者大都系元末时人也。

《活人指掌》

元钱塘吴恕蒙斋图说，本宋双钟处士李知先《歌括》也。书凡十卷。其第一卷前有《指掌赋》，亦吴氏所撰也。其说不过以《活人书》中方论，补仲景之未备。至第十卷，则又蒙斋门人熊宗立所续编，乃四时伤寒杂证通用之方，继之以妇人小儿伤寒方。其书于张仲景、朱奉议二家之外并无发明，止以便学者记习耳。

《伤寒例钞》

元许昌滑寿伯仁集，书凡三卷。其上卷首钞伤寒例；次钞六经，有如太阳一经：先钞本经总例，曰在经之证，曰入腑之证，曰传变之证；又次钞本经杂例，凡三阳经及合并病，皆如上例，钞作一卷。其中卷则钞三阴经例，及阴阳差后劳食复例。其下卷则钞脉例，有如亡血脉、阳衰脉、病脉、难治脉，又如六经中风及伤风见寒、伤寒见风、温病、风温、痉湿暍、霍乱、厥逆、下利、呕吐、可否汗下之条，皆钞其脉。末后则钞死证三十余条。其于仲景之论毫无发明，亦止便学者之记习耳。

《伤寒补亡论》

河南郭雍撰次，书凡二十卷。其第一卷设为问答，以伤寒名例居前，附以叙论治法及刺热等法；其第二、第三卷乃辨脉平脉法；第四卷首叙六经统论，继之以太阳六经证治；至五、六、七卷，皆系仲景原论，其间有论而无方者，即补以庞安时、常器之两家之说，郭氏复为之校补于后；第八卷至十二卷则叙汗、吐、下、温、灸、刺及用水、用火之法；第十三至十五卷则叙两感阴阳易及病后劳复等二十余证；其第十六卷系阙文；第十七、第十八卷则叙痉湿暍等九证，及似伤寒诸证；其第十九、二十卷则叙妇人小儿伤寒并痘疹诸证。是皆郭氏采《素》《难》《千金》《外台》《活人》等方论，以补仲景之阙略。治伤寒者不可以不知也。

琥按：郭雍，字白云，不知何代人。考《古今医统》书目，元人徐止善曾作是书，今其书不传，想郭氏必后于徐而重为撰次者也。

《活人释疑》

赵嗣真所著。其书不传。其辨治《活人》两感伤寒治法之误，又其论合病、并病、伤寒变温、热病能反覆，发明仲景大旨。其说载刘宗厚《玉机微义》中。

琥按：刘氏系盛明人，则是《释疑》一书，大约是元末人所著也。又昔贤著伤寒书，其有功于仲景者，如张兼善之《发明》、黄仲理之《类证便览》、韩祗和之《微旨》。今王氏《准绳》中每节取其方论，而其书皆不传，良可惜矣。又王日休有《伤寒补遗》，盛启东有《六经证辨》，吕沧洲有《内外编》，张氏《缵续二论》中每节取其语，及访其书，又秘而不传，浅见寡闻，甘为世诮。

《伤寒类证要略》

汴人王尧卿撰，书凡二卷。不过就仲景六经证略取其要而类集者也，别无发明。又明季虞山人校刊《类证》三卷于《仲景全书》中，其书以仲景三百九十七法，分为五十门，而以太阳等六经，编为辰卯寅丑子亥字号。有如五十门，以呕吐门为始，见辰字号某呕证，当用仲景某方，与马宗素《钤法》相似，亦别无发明处。故《准绳》凡例云：纂伤寒者众矣，知尊仲景书而遗后贤续法者，好古之过也，《类证》诸书是也。

《伤寒治例》

明吴陵刘纯宗厚编集，书止一卷。其辨伤寒自发热始至循衣摸床，共病八十七条，末后又温疟等病八条，每条皆有治法。有如发热病，其治则曰解表、曰发汗、曰解肌、曰和营卫之类。其例则曰随经、曰随病、曰随时、曰变例、曰禁例、曰针例。其法详审精密，于仲景原论之外，而能杂以后贤方治。萧易庵序云：治伤寒者循此而行，如射而中，猎而获，可以起死回生。其言信不诬矣。

《伤寒六书》

明余杭陶华尚文著，书凡六卷。其第一卷曰琐言，第二卷曰家秘，第三卷曰杀车槌，第四卷曰一提金，第五卷曰截江网，第六卷曰明理续论。命名俚鄙，辞句重复，辨证不明，方药杂乱，以至俗学传习，流祸至今未已。王宇泰云：陶氏之书，不过剽南阳唾余，尚未望见易水门墙，而辄诋《伤寒论》为非。全书聋瞽来学，盖仲景之罪人也。又著《治例》四卷，《段段锦》二卷。徐春甫云：其论雷同，别无方治，不足取法。

《伤寒蕴要》

明太医院判钱塘吴绶集，书凡四卷。其第一卷首叙或问运气、察色验舌、辨脉及六经传变、药性制方、煎服之法。第二卷辨伤寒温热、合病、并病、两感、时气、寒疫、冬瘟、温毒、湿温、温疟、温疫、中暍、中暑、霍乱、痉证、痰证、伤食、虚烦、脚气，皆有方治。后论伤寒则曰大头例、发斑例、发黄例，又发狂、心下满、咳喘、悸等，共二十三例。第三卷辨三阳经热标本不同，则曰表证发热例、表证恶寒例、汗不彻汗后例，至谵语、郑声、懊侬共三十六例。第四卷辨阴阳二证例，又阳证似阴，阴证似阳，至妇人小儿伤寒，共五十一例。

末后复继之以用针之法。大抵此书虽胜于陶氏六书，止以便俗学，寻例检方。初不知仲景论为伤寒根本，舍本逐末，求之多岐。是虽终身治伤寒，而未悟其理。吾恐其疗虽多，而误治者亦不少，是亦聋瞽来学者也。

《伤寒类编》

明会稽进士胡朝臣著，书凡七卷。列《伤寒例》于前，六经病次之，差后病又次之，相类病又次之，脉法居后，方附卷末。其大旨不过删削叔和繁文，采集仲景要旨。如太阳病曰有汗、曰无汗、曰水气、曰里寒、曰里热、曰里虚、曰汗后、曰吐后、曰下后、曰汗吐下后，各自分类，他经仿此。每条之下皆节取成注，毫无增益。恐初学厌全书之繁，故为是编，使易于诵习耳。

《伤寒证治准绳》

明金坛王肯堂宇泰甫辑，书凡八帙。首列序例，入门辨证，内外伤及类伤寒辨，其第一帙则以伤寒总例居前，总例者乃叙四时伤寒传变及汗吐下法，又愈解、死证、阴阳、表里、伤寒杂病、类证杂论、察色要略。第二帙则以太阳例居前，而以发热、恶寒、恶风、头痛等证附之。第三帙则以阳明病居前，而以不大便、不得卧、自汗、潮热、谵语等证附之；又少阳病口苦咽干、往来寒热等证亦并附焉。其第四帙先列三阴总论，太阴病则附以腹满痛等证，少阴病则附以但欲寐、口燥咽干等证，厥阴病则附以气上冲心等证。第五帙则言合、并病，又汗吐下后不解，喘而短气等证。第六帙则继以小便利、不利等证，复附以狐惑、百合、两感证。第七帙则言劳食复、差后等证，又言四时伤寒不同、温暑疟痉等证，后附以妇人、小儿伤寒。第八帙则辨脉法药性。其书悉因娄氏《纲目》之义，而以仲景方论为主，后贤续法附之。伤寒之书，至此可为详且尽矣。但惜其纂注太略，及诸方之义不能明畅。又其云发热、恶寒、头痛等证，诸经皆有，何得限定附之一经之中，于余不能无遗憾焉。

《伤寒全生集》

明会稽朱映璧集，原陶节庵尚文号所著，书凡四卷。其第一卷伤寒总难提纲起，至用药寒温相得，共五十一条；第二卷辨伤寒热例起，至哕噫例，共二十九条；第三卷辨伤寒呃逆例起，至无表里证例，共二十七条；第四卷辨伤寒阴阳证起，至内伤瘀血类伤寒，共六十六条。方论错杂，前后雷同，其书反不如《蕴要》之明备。至今东南之医皆熟习之，用以治疾大半多死，而犹不悟其书之谬，良可悲夫！

《伤寒条辨》

明歙人方有执著，书凡八卷。先图说，次削例，又次辨太阳病。以风伤卫为上篇，分第一卷；寒伤营为中篇，分第二卷；营卫俱伤为下篇，分第三卷；阳明少阳二经病，分第四卷；三阴经病，分第五卷；风温、杂病及霍乱、阴阳易、差后等病，分第六卷；痉湿暍及辨脉法，分第七卷；汗吐下可不可，分第八卷；后又附钞本草。其条辨仲景六经篇文，可谓详且尽矣。愚以例不可削，条不可紊，所以《阐要编》云：伤寒有例，犹律法之例，其间虽杂以叔和之语，不敢谓此例皆非仲景之言。又六经篇，若欲得前后条分，绝无紊杂，必如仲景者出，方可自许。后世天资不逮者，其能悉如仲景本意邪？方氏之心，无非欲立异以为高，故其编次，悉更旧本，前者后之，后者前之，诸篇皆有更移，太阳三篇为甚。将欲求胜于叔和乎？设使人各一见以自高，何时复出仲景而始定？吁！余何人也，敢妄意有更。

《伤寒阐要编》

明末时人撰，不著姓氏，书凡二帙。其辨伤寒大义，叙曰伤寒为病，有发于阴阳之分，赖仲景本《内经》立论，合常变兼言，为百世之宗。然其于仲景方论，未暇详解。其辨析成注再传之误，改补《明理论》烦热、虚烦、四逆与厥复，正方氏《条辨》削例及六经篇原文颠倒之非，极其畅发，编名“阐要”，义可知矣。

《史氏伤寒论注》

明越人史暗然百弢氏著，书凡十四卷。其第一卷先平脉法，第二卷辨脉法，第三卷太阳病，第四卷阳明、少阳病，第五卷太阴、少阴病，第六卷厥阴病，第七卷痉湿暍霍乱以及于差后等病，而复集阴阳毒、百合狐惑等证，名曰补遗，第八卷乃次伤寒例，第九卷辨汗吐下可不可，第十卷辨外感内伤及食积痰等十二证与伤寒异，第十一卷则载仲景原论中桂枝汤等九十一方，第十二卷则采《金匮》升麻鳖甲汤等二十二方补之，第十三卷则采《局方》治四时感冒，如香苏饮等十一首，附以补方八首，第十四卷则采刘河间治夏月感冒方六首。其大旨以仲景、叔和原论，如言脉处则曰惊愧脉、曰相乘脉、曰残贼灾怪等脉；如辨证处则曰太阳本证、曰传经、曰春温、曰愈期、曰坏证、伤寒曰合病、曰并病、曰衄、曰冒、曰喘、曰吐等，各就本文而标出之；其治春温灼热，则采《活人书》知母干葛汤、萎蕤汤以主治，此为可取之处。又其注“病人身大热反欲得近衣”节，则引陶节庵云：虚弱素寒之人，感邪发热，热邪浮浅不胜沉寒，故内怯欲近衣。此为大误之极。间有随文顺释处，毫无明畅之论。所集原方但宗成氏旧注，所采新方皆依陶氏槌法，此徒尊仲景虚名，实不知仲景奥义。轻言注书，空遗世诮。

《伤寒补天石》

明姑苏戈维城著，书凡二集。其第一集伤寒统辨起，至预防中风止，共九十八候。第二集恶风、恶寒起，至百合病共八十九候，其中有曰黄耳伤寒、赤膈伤寒，此自仲景以后，如《活人书》《明理论》所未言及。但其用药亦错杂不纯，其方大半皆难取也。

《伤寒指南书》

明末古吴叶允仁类集，书凡六卷。叙仲景阴阳大论中六经脉证于首，至标本论为第一卷；察色视证捷法起，至六经病解时为第二卷；六经传变例起，至活人赋为第三卷；正伤寒例起，至水伤寒为第四卷；辨痉湿暍脉证起，至六经治例论为第五卷；续《明理论》发热起，至昼夜偏剧为第六卷上，其第六卷下并方则已亡之矣。其书与《蕴要》相类，比节庵《六书》实为明备。但其中云夹阴中寒、夹阴伤寒与血郁伤寒，此又蹈《全生集》之弊。称为“指南”，而不晓仲景大意，其一片纂集苦心，深可惜矣。

《伤寒五法》

明季楚黄陈养晦著，书凡五卷。五法总论起，至五法问答为第一卷；五法似证起，并五法杂论为第二卷；五法例起，并五法方药为第三卷；纂仲景伤寒欲愈及死证等，并节庵六经用药法为第四卷；其第五卷乃续补《伤寒赋》也。五法大旨，曰发、曰解、曰和、曰攻、曰就，而吐法独不与焉，共计五法。问答五十三条，其阐发表里阴阳，诚为至理。其论两感等证，亦多偏僻。至其用药，擅将仲景之方乱增药味，有如桂枝汤则加防风、羌活、白术、黄芩；麻黄汤则加羌活、陈皮、细辛、苏叶、川芎、豆豉、生姜、葱头；大青龙汤则加芍药、陈皮、黄芩；白虎汤则加麦门冬、黄芩、葛根、橘红；承气汤不分大、小、调胃，总用大黄、枳实、厚朴、甘草，去芒硝加白芍、柴胡、猪苓、黄芩；大陷胸汤则加枳实、甘草、柴胡、半夏、桔梗、大枣；小陷胸汤则加枳实、桔梗、甘草、柴胡、贝母、黄芩、干姜；五苓散则加葛根、苏叶、栀子、甘草；猪苓汤则加柴胡、栀子；栀子豉汤则加枳壳、桔梗、干姜、麦门冬、柴胡；十枣汤则加陈皮、茯苓、半夏、干姜。药不分经，动辄增补。其不通更甚于陶氏杀车槌方矣。俨然以板刊行。愚以方药总论五门，直焚其书可也。石、夏二氏代为校订，不其谬欤？

《伤寒尚论篇》

清顺治初西昌喻昌嘉言甫著，书凡五卷。首卷尚论张仲景伤寒大意，及叔和编次，林亿、成无己校注之失，又驳正序例，及论春温，并驳正温疟等证，四变之妄。其第一卷，分太阳三篇，以风伤卫之证为上篇，寒伤营之证为中篇，风寒两伤之证为下篇。第二卷，分阳明三篇，以邪入太阳阳明为上篇，正阳阳明为中篇，少阳阳明为下篇。第三卷止少阳全篇，而附以合并病、坏病、痰病。第四卷三阴篇，太阴止一全篇；少阴则分前后二篇，以直中之证为前篇，传经之证为后篇；厥阴止一全篇，复附以过经不解、差后劳复、阴阳易病。其书实本方氏《条辨》之注，而复加发明，著成此编。但其以太阳篇病如桂枝证头不痛云云，此为胸有寒是痰。复以病人有寒，复发汗，胃中冷之真寒，亦是痰，遂于坏病之后，复增一痰病，殊悖于理。又少阴既分寒热二证，而太阴、厥阴独无寒热二证之分。又云阴阳易外，男子无女劳复，皆于理有未妥。至其颠倒仲景原论中误次，不待言矣。

《伤寒括要》

顺治初云间李中梓士材甫著，书凡二卷。上卷伤寒总论起，至肉苛证止；下卷五证总论起，至中暑、中暍止；末后附仲景一百一十三方之外，复附以杂方五十六。其证备，其法详，其论明而且简，书名《括要》，可为称其实矣。

琥以初学者宜熟读此书，但其方不可执，当以活法用之耳。

《伤寒宗印》

康熙中钱塘张志聪隐庵著，书凡八卷。其前后悉依王叔和撰次止，以《伤寒例》反附之第八卷末。有如论太阳病，曰兼气与经，或兼肌与络。桂枝汤，主治肌经气血之药也，又云肌凑络脉之剂；邪伤于气，入于胸膈，以至宫城空郭之间。如桂枝二越婢一汤，此治肌凑气分之邪入于空郭之间也；栀子豉汤，此治在表之余邪入于宫城之间也。其议栀子豉汤非仲景吐剂，其注赤石脂禹余粮汤复增太乙余粮。议论穿凿，与成注故相执拗，不足取以为法也。

《伤寒后条辨》

康熙中新安程应旄郊倩条注，书凡六集。一曰礼集，首载仲景自序，次辨《伤寒论》共五篇，次贬叔和序例之伪，皆不入卷。二曰乐集，《辨脉法》为卷之一，《平脉法》为卷之二，《辨痉湿暍脉证篇》为卷之三。三曰射集，《辨太阳病脉证篇第一》为卷之四，《辨太阳病脉证篇第二》为卷之五。四曰御集，《辨太阳病脉证篇第三》为卷之六，《辨阳明病脉证篇第一》为卷之七，《辨阳明病脉证篇第二》为卷之八。五曰书集，《辨少阳病脉证篇》为卷之九，《辨太阴病脉证篇》为卷之十，《辨少阴病脉证篇》为卷之十一，《辨厥阴病脉证篇》为卷之十二。六曰数集，《辨霍乱阴阳易差后劳复病》为卷之十三，《辨汗吐下可不可》为卷之十四，叙一百一十三方为卷之十五，后又附以原论、《条辨》《尚论》编次，意欲后学合四书而参看，使便于检阅也。此程氏一片苦心，独出己见而条注此书。然惜其闲话太多，攀引经史百家之书，及歌曲笑谈，无所不至，绝无紧要，何异痴人说梦邪？恐注书者无是体也。至其每条承上起下、注释入理之处，非浅学所能企及。不可因其所短，而弃其所长也。

《陈氏伤寒论注》

康熙中武陵陈亮斯著。其书尚未刊板，偶于友人周孝斌处钞得草藁二本。其注仲景论，能独出己见而不蹈袭成氏、方氏、喻氏诸家之说。每经病必依叔和原次，反覆详解，极为入理。惜其书不全，所钞者止阳明、少阳、太阴、少阴、厥阴五经病耳。琥欲泛棹武陵，访其人、传其书而未能。不意孝斌已作故人，自嗟岁月不待，立言之念愈急，终不能全见其书之为恨耳。

《伤寒论类疏》

康熙中古吴张孝培宪公著。其书尚未分卷。书中大意以叔和撰次仲景《伤寒论》而类疏之，曰阴阳、曰营卫、曰辨脉、曰时令、曰异气、曰传经、曰为病、曰料证、曰发汗、曰涌吐、曰和解、曰清热、曰攻血、曰攻下。凡三阳篇皆分其类，其三阴篇亦各自分其类，而未见全文，又曰合病类、并病类，末后又附以病解类。其注仲景书能独出己见，而不蹈袭诸家之说。即如《伤寒论》中相传有三百九十七法，此前人所未明言。今止就桂枝汤方后云：服已须臾，歠热稀粥一升余以助药力为一法；温覆令一时许，遍身漐漐微似有汗者益佳，不可令如水流漓又一法；若不汗，更服依前法，又不汗，后服小促役其间，半日许令三服尽又为一法。且云上三法期于必汗。此其与诸家不同处。又其注承气汤曰：承者以卑承尊，而无专成之义。天尊地卑，一形气也，形统于气，故地统于天；形以承气，故地以承天；胃，土也，坤之类也；气，阳也，乾之属也；胃为十二经之长，化糟粕，运精微，转味出入而成传化之腑，岂专以块然之形，亦惟承此乾行不息之气耳。汤以承气名者，确有取义，非取顺气之义也。若此等注，可为发前人所未发。惜其书未刊行世，所见者止初稿而已。

《伤寒缵绪二论》

康熙中长洲张璐路玉铨次，书凡四卷。其《缵论》上卷太阳病分三篇，阳明病分二篇，少阳、太阴病各止一篇，少阴病分上下二篇，厥阴病止一篇。《缵论》下卷又分脏结、结胸、痞、合并病、温热、痉湿暍等，杂病各自为篇。后附以脉法例方。其注释即《尚论篇》文也。《绪论》上卷叙六经传变、合病、并病、标本治法及正伤寒、两感、三阴中寒、冬温、寒疫、伤风等共四十证，继之以诊脉察色劫病等法。《绪论》下卷又类分发热、头痛等一百证，所载杂方一百四十九道，复附以刺灸穴法。此论诚可补仲景《伤寒》及成氏《明理论》之未备。但恨其纂集昔贤后人方论，大半不标名姓，然亦每多偏僻处，学者宜详辨之。

《伤寒舌鉴》

张路玉长子张登诞先氏汇纂，书止一卷。共舌图一百二十。

琥按：舌胎但有白、黄、黑三者而已。杜碧清推广敖氏验舌法为三十六图，其中又增纯红舌，其余等舌已半属无据。今广至一百二十图，何其多欤。就其中言紫色舌、蓝色舌亦甚有理。盖热极则色紫，寒极则色蓝。蓝者，微青色也。至其言灰色、言黴酱色二舌，亦甚不必。盖灰色即淡黑，黴酱色即深紫也。张氏每借一色，即化为数十图，何其穿凿。

《伤寒兼证析义》

张路玉次子张倬飞畴氏著，书止一卷。言中风、虚劳、胀满之人有病伤寒者，谓之兼证，设为问答，共十七论。末后又附以十二经八脉、五运六气方宜等说，极为明备。但其所用方药，亦多偏僻，恐难取法也。

《伤寒三注》

康熙中吴门周扬俊禹载辑，书凡十六卷。其第一卷太阳上篇风伤卫之证；第二卷太阳中篇寒伤营之证；第三卷太阳下篇营卫俱伤之证；第四卷阳明上篇经证，又阳明中篇太阳、少阳、正阳阳明三证及禁下证，又阳明下篇坏证法治；第五卷少阳上篇经证，又少阳下篇坏证法治；第六卷太阴上篇传经证，太阴中篇脏寒证，太阴下篇坏证法治；第七卷少阴上篇传经证，少阴中篇中寒证，少阴下篇坏证法治；第八卷厥阴上篇传经证，厥阴中篇中寒证，厥阴下篇坏证法治；第九卷火劫篇；第十卷脏结结胸、痞病篇；第十一卷合病、并病篇；第十二卷痉湿暍病篇；第十三卷痰病、宿食病篇；第十四卷动气、霍乱、差后诸复、阴阳易病篇；第十五卷春温夏热病篇；第十六卷脉法篇。其书以《条辨》《尚论篇》二书为主。二书之注有未尽善，则另出己意补之。书名“三注”，可为称其实矣。但惜其亦以仲景原文倒乱，斯方氏为之作俑欤。

《伤寒辨证广注》

清长州汪琥苓友青谿子辨注，书分一十四卷。始于康熙丙辰重九，终于庚申重五。四五年间，但应酬稍暇，不敢辍卷。虽祁寒酷暑，而平明灯火之功居多。脱稿后不再更易。其书曰辨证者，辨仲景论中是伤寒则集之也；曰广注者，广以广其方论，如古今伤寒之书皆采附也，注以注其正文，不分仲景后贤，其论皆为解释，其方皆为评考也。至若仲景论中真寒证，另集《中寒论》三卷，即当续出。倘世俗之医厌此书烦冗，欲捡证寻方，如头痛发热等候，以为不便翻阅，则更有增补成氏《明理论》出焉。

旁引古今诸医家书目

王太仆注《素问》
马玄台注《灵枢经》
扁鹊《难经》
张仲景《金匮要略》
皇甫士安《甲乙经》
王叔和《脉经》
葛稚川《肘后方》
《范汪方》
《深师方》
姚僧垣《集验方》
巢氏《病源》
孙真人《千金方》
张文仲《备急方》
初虞世《古今录验方》
陈延之《小品方》
谢士泰《删繁方》
许学士《本事方》
崔尚书《集验方》
刘河间《宣明论方》
张子和《儒门事亲》
《洁古家珍》
李东垣《医学发明》
罗谦甫《卫生宝鉴》
朱丹溪《医案》
《铜人图经》
王执中《资生经》
刘温舒《运气论奥》
刘草窗《手足经分配四时说》
滑伯仁《十四经发挥》
王安道《溯洄集》
《又读宣明论杂记》
戴原礼《证治要诀》
刘宗厚《玉机微义》
娄全善《医学纲目》
江篁南《名医类案》
李东璧《本草纲目》
缪仲淳《广笔记》
孙应奎《医方类选》
张景岳《类经》
吴又可《瘟疫论》

跋

自黄帝与六相为《灵》《素》之经，医学遂得其宗。暨汉张仲景著《伤寒》书，本于《内经·热论》，实为医门领要。顾其文高古浅，学者难抉其奥，吾师青谿汪夫子，以五十年心思遍览汉唐宋元明诸家秘本，涵泳于中，发为《伤寒辨注》一书。条分理晰，补阙订讹，自汉迄今，于兹大备，直开后学聋聩，非寻常泛泛可比。先生为平阳望族，嗜古力学，靡间寒暑，其行文不欲依傍门户，洋洋有一泻千里之势。且素行高洁，虽托志仓越，时以利物为念，以是疏于植产而专于著书。如是卷《伤寒论》及《中寒论》《养生君主论》，更纂《广金镜录》《医意不执方》，亦将付梓。居闲雅，好吟咏，吴中高士，如涧上霜林古香，诸君子皆与之游，著有《礼西集》《谦退居集》《青谿集》《君子轩诗》，传诵于世，诚为通儒而通医之士。夫以夫子之才出而应世，固当为清庙明堂之用，以鼓吹休明，乃仅老于田园，为足慨耳。今读是编，确引前贤论辨而于注中，曲悉微旨渊源直见，其所以嘉惠来学，岂浅鲜哉？春愧驽钝，未能升跻堂奥，遑敢妄赞一辞，谨再拜而为之跋。

门人白谷李逢春灿萼氏拜书

卷 之 一

辨伤寒非寒病论

《内经》黄帝问曰：今夫热病者，皆伤寒之类也。岐伯对曰：人之伤于寒也，则为病热，热虽甚，不死。黄帝又问曰：人伤于寒而传为热，何也？岐伯曰：夫寒甚，则生热也。此可见人病伤寒，皆系热证，或疑其所伤非热，要其寒气既传于内，无有不郁而生热者。故人之热病虽多，惟伤寒之热，其热为最。方寒之初感也，扪其人之头额肢体，其肌肤烙手而热如火。及寒之深入也，候其人之口鼻呼吸，其出气熏人，而热如蒸，甚则面红目赤，鼻干唇焦，齿燥舌裂，喜露手足，裸身体，渴欲饮水，溺浊而赤，便焦而黑，凡人身表里上下，无处非热，又何有于寒哉？《内经》中论伤寒，反以《热病》名篇，即此意也。《难经》云：伤寒有五，有中风，有伤寒，有湿温，有热病，有温病。凡风湿温热，皆得谓之伤寒，则知其名虽为寒，其实非真寒也。汉张仲景著《伤寒论》，凡温暑风湿疟痢，时行疫毒之气，多杂其中，其意何也？彼盖以以上等证，皆系热病，人患热病，多传经，故凡传经之热病，经云皆伤寒之类也。其论中所不解者，三阴经真寒证，不由阳经传入，并非《内经》所云热病，亦列于传经热病之中，使后之学者，寒热不明，阴阳错误，其为害可胜道哉？金时刘河间集《伤寒标本》一书，只分汗、下、和解法，置温中之例不论。其于麻、桂等汤中，类加知母、石膏、黄芩等药，更于柴胡、白虎、承气等汤外，复制天水散、凉膈散、甘露饮、解毒汤等，辄投以三黄、三石等苦寒甘辛凉解之药，至仲景所用干姜、乌、附、桂心、吴茱萸等汤剂，并未言及。此岂患病之人，再无阴寒之证者邪？但既曰伤寒皆是热病，当如《内经》中所云也。自丹溪朱氏出，始云仲景论伤寒矣，而未及乎中寒，曰伤曰中，不闻有议。愚今祖丹溪之意，凡仲景中寒之条，混于伤寒中者，悉为标出，另作一书，名曰《中寒论》。其余温暑诸病，虽各因证分别，要其病名，皆曰伤寒，何也？以其病皆热病，皆传经者也。爰集古今诸名家之说，附以管见，为著《伤寒非寒论》，其中间有缺略，当俟后之君子，起而补辑之。

纂注《内经·热论》出《素问》第三十一篇

《内经·热论》一篇，乃伤寒之根本也。张仲景著《伤寒论》，其六经传变，即从此篇之文而推广之。故凡治伤寒者，必先明究《内经·热论》，后读仲景《伤寒》，庶几学有源流，心有主宰。因不揣固陋，为之解释，冀有志于斯道者，一展卷而知所宗焉。

黄帝问曰：今夫热病者，皆伤寒之类也。伤寒本系热病，其余如温暑诸证，亦为热病。观《难经》云伤寒有五，可见推此篇帝问之意，以热病莫大于伤寒，故凡今诸热病者，皆伤寒之类也。王太仆注，竟以温热之病，即由冬时伤寒，至夏至前后所变，是此热病者，其根先伏于隔年之冬，有是理乎？即《伤寒论》中云然，要与此段经旨不合。更推帝于当日，何不曰伤寒所变，或竟曰伤寒所致，而曰伤寒之类，其旨当从愚注可知。马玄台注亦不明，兹不更录。或愈或死，其死皆以六七日之间，其愈皆以十日以上者，何也？不知其解，愿闻其故。岐伯对曰：巨阳者即太阳，诸阳之属也，其脉连于风府。按：《图经》云，风府一穴，在项上入发际一寸，大筋内宛宛中，乃督脉所行之穴，与太阳经无涉。经文中举之者，以太阳一经，夹督脉而行故也。故为诸阳主气也。马注云：足太阳膀胱之脉，自睛明穴而始，上连于督脉之风府穴，从头项至背至足，凡一身手足阳经皆属于此，故穴有一百二十六，真为诸阳经主气也。人之伤于寒也，则为病热，热虽甚不死。此句对上“其愈皆以十日以上”句。其两感于寒而病者，必不免于死。此句对上“其死皆以六七日之间”句。帝曰：愿闻其状。此问伤寒传经病热之状。岐伯曰：伤寒一日，巨阳受之，伤寒之邪，由表传里，太阳为表之表，所以寒邪伤表，第一日太阳先受。《伤寒论》云：尺寸俱浮者，太阳受病也，当一二日发。可见伤寒之发，不可拘拘于日数矣。按：《伤寒论》以下有“其脉上连风府”句。故头项痛，腰脊强。足太阳之脉，从巅入络脑，还出别下项，循肩髆内，挟脊抵腰中，故见头项痛，腰脊强之证。经文中不言热者，以太阳病，有未发热之时也。二日阳明受之，阳明主肉，阳明为表之中，故太阳之邪不解，第二日当传入阳明也。《伤寒论》云：阳明受病，当二三日发。其后诸经，皆兼二日而言。

其脉挟鼻，络于目，故身热目疼而鼻干，不得卧也。身热目疼鼻干，非病热而何？六经经脉之行，详后图中。三日少阳受之，少阳主胆，少阳为表之里，故其传又次之。其脉循胁，络于耳，故胸胁痛而耳聋，详此亦病热之状。三阳经络，皆受其病，而未入于藏者，故可汗而已。按："藏"字，《伤寒论》作"府"字，大妙，后全元起、杨上善皆宗之。李东垣云：此非五脏之脏，乃藏物之藏，不改作腑亦通。马注云：此即指后三阴经，以三阴属五脏，故以"藏"字言。此论欠通。成无己注《伤寒论》云：三阳受邪，为病在表，法当汗解，然三阳亦有便入腑者，入腑则宜下，故云未入于腑者，可汗而已。已，止也，言病热之势衰也。四日太阴受之，太阴为里之表，其有失于汗，而邪不已者，当自少阳而传入于太阴经也。太阴脉布胃中，络于嗌，故腹满而嗌干。成注云：脾经壅而成热也。五日少阴受之，少阴为里之中。少阴脉贯肾，络于肺，系舌本，故口燥舌干而渴。成注云：邪传入里，热气渐深也。六日厥阴受之，厥阴为里之里。厥阴脉循阴器，而络于肝，故烦满而囊缩。病愈深而热愈极，谁谓伤寒为寒证乎？按：《伤寒论》以下，有"此三经皆受病，已入于腑者，可下而已"三句。成注云：三阴在经者，犹宜汗，故云已入于腑者，可下而已也。三阴三阳，五脏六腑皆受病，营卫不行，五脏不通，则死矣。当其时也，阴阳六经皆病，脏腑受热已深，宜用下药，以泄其热。如初时失于汗者，急宜汗下兼施，方免于死。有如当汗不汗，当下不下，经络之邪未解，胃腑之实未去，则营卫之阴阳不行，五脏之气血不通，必不免于死。所谓其死皆以六七日之间者，此也。其不两感于寒者，此承上文而言，循经传入之证，初非两感于寒，要其病热已极，其治稍疏，亦不能免于死。今则以其不两感于寒，而病热轻者言之。七日巨阳病衰，头痛少愈。此言初时巨阳所感之邪，或热不甚，不传入于诸经。即或热甚渐传入于诸经，要其未尽传者，尚在巨阳，至第七日，比之初时之病，其热必衰，而头痛等证，则少愈焉。下诸经病衰注仿此。八日阳明病衰，身热少愈。“愈”字，《伤寒论》改作“歇”字。九日少阳病衰，耳聋微闻。十日太阴病衰，腹减如故，则思饮食。十一日少阴病衰，渴止，不满，舌干已而嚏。少阴脉络于肺，嚏者，肺热得泄，阴阳和畅也。十二日，厥阴病衰，囊纵，少腹微下，大气皆去，病日已矣。大气，谓大热之邪气。至十二日以后，则皆去而病已，所谓其愈皆在十日以上者此也，所谓热虽甚不死者，亦此也。帝曰：治之奈何？此因上文，有死于失治者，故问治之之法也。岐伯曰：治之，各通其脏脉，病日衰已矣。其未满三日者，可汗而已；其满三日者，可泄而已。此言治之之法也。大抵三日以前，邪必在表，故云可汗。三日以后，邪多入里，故云可泄。此正所以各通其脏腑之经脉，而衰已其病热之势也。愚按：伤寒汗下之法，不可拘于日数。王注云，日数虽多，但有表证，脉大浮数，犹宜发汗；日数虽少，即有里证，脉沉细数，便当下之。治伤寒者，须审辨脉证，方得无误。此篇中文，凡言日数，皆不可拘也。帝曰：热病已愈，时有所遗者，何也？谓热未尽去，尚有遗留于脏腑间也。岐伯曰：诸遗者，热甚而强食之，故有所遗也。若此者，皆病已衰，而热有所藏。所藏者，即所遗之热也。因其谷气相薄，两热相合，故有所遗也。两热者，谓所藏之热，与新入谷气之热相侵薄，故相交合也。帝曰：善。治遗奈何？岐伯曰：视其虚实，调其逆从，逆者正治，谓以寒治热也。从者反治，谓以热治热也。可使必已矣。帝曰：病热当何禁之？岐伯曰：病热少愈，食肉则复，谓热病复发如故。多食则遗，谓初时热病不能尽去，盖病遗热轻，而病复热重也。此其禁也。帝曰：其病两感于寒者，其脉应与其病形何如？脉应者，谓三阴三阳经脉之应也。岐伯曰：两感于寒者，病一日，则巨阳与少阴俱病，则头痛巨阳，口干而烦满少阴。按：《伤寒论》云口干烦满而渴。二日，则阳明与太阴俱病，则腹满太阴、身热阳明、不欲食太阴、谵言阳明。三日则少阳与厥阴俱病，则耳聋少阳囊缩而厥厥阴，水浆不入，不知人，六日死。此则其阴阳经脉之相应，表里俱病之互形，有如此。帝曰：五脏已伤，六腑不通，营卫不行，如是之后，三日乃死，何也？此承上文，帝疑两感伤寒，非若单传之病，其死必待六七日之间。而伯言三日之时，病人脏腑营卫，亢热已极，此时宜即死矣。如是之后，必又三日乃死者，何也？岐伯曰：阳明者，十二经脉之长也，其气血盛，故不知人，三日其气乃尽，故死矣。阳明为十二经之长，以上诸经之气血盛，则诸经之病热亦甚，热甚，故不知人。方其初病三日之时，诸经之邪热虽甚，而阳明之元气未尽，故不即死。又三日，则阳明之元气尽，不能胜诸经之邪热，故云必不免于死耳。凡病伤寒而成温者，先夏至日者为病温，后夏至日者为病暑，暑当与汗皆出，勿止。凡热病因时变迁，冬为寒，春为温，夏为暑，秋为疟，各因时气所伤，分立病名。上言病伤寒而成温者，谓热病发于冬，则为伤寒；如发于夏至以前，三春之时，时令已温，故成温病；如过夏至以后，时令大热，故成暑病。总之为温为暑，各有时也。暑病多汗，勿止汗者，谓不可遽用实表之药以止其汗，亦不可反用发表之药以泄其汗，乃清暑解肌之法也。治暑法另具暑门，治温法见后第十三卷论中。

图注《内经》足阴阳六经之脉出《灵枢》第十篇

欲读仲景《伤寒》，又须识《内经》经脉，不识经脉，则六经篇传变之病，无由而起悟也。所以朱奉议著《活人书》，其第一卷，先言足六经脉，惜乎手之六经，并未言及。愚今以足经图注于前，从俗论也，复以手经图注于后，衍经义也。先轩岐而后仲景，则知仲景立论，悉本于《内经》云尔。

【膀胱】足太阳之脉，起于目内眦，上额，交巅。目之内角为内眦，一名大眦。发际前为额。巅，顶也。其支者，从巅至耳上角。支者，如木之有枝。《经络发挥》云：支别，此言脉之旁行者，与正经相别也。耳上角，为足少阳经所行之地，此太阳之支脉，交于少阳之经脉也。其直者，从巅入络脑，还出别下项，循肩髆内，挟脊抵腰中，入循膂，络肾，属膀胱。“别”字疑有误。此言脉之直行者，乃太阳之正经也。络，绕也，犹兜也。还，复也。循，巡也，又依也，沿也。挟，夹。抵，至。属，连属也。脑者，头中之髓，脑外之后为项，肩后成片大骨谓之肩髆，椎骨为脊，尻上横骨为腰，挟脊为膂。盖足太阳正经直行之脉，亦从巅内入络于脑，复出下项，却循肩髆内，挟脊两旁下行，至腰中，复入循膂，内络两肾，下而连属于膀胱也。其支者，从腰中，下挟脊，贯臀，入腘中。臀，尻旁大肉也。膝后曲处为腘，此其支脉之别行者，即接上直行之经，而下行者也。盖上直行之经，从腰中内入，循膂而络于肾，此支脉即从腰中接行，下挟脊，贯臀而入于腘中也。其支者，从髆内左右，别下贯胛，挟脊内，过髀枢，循髀外，从后廉，下合腘中，以下贯踹内，出外踝之后，循京骨，至小指外侧。胛，音甲，《发挥》中改作"胂"，音申。膂内曰胂，夹脊肉也。髀，股也，一云股外为髀，髀之上，捷骨之下，曰髀枢。廉，隅也，边也，后廉，犹言后边也。踹，腨同，一名腓肠，下腿肚也。足跗后两旁圆骨曰踝，外曰外踝。京骨，本经穴名。此又言足太阳一大支之脉，与直行之经，左右相夹而别行者也，其脉亦从肩髆内，左右别行下贯胂，挟脊内，下历尻臀，过髀枢，循髀外后廉，髀枢之里，下而与前支脉之入腘中者相合，复下行贯入腨内，复出外踝之后，循京骨穴，至足小指外侧之端，以交于足少阴经也。

经穴分寸，详见《铜人》《资生针灸》等书，兹不细述，以后诸经仿此。

琥按：足太阳之脉，上下左右分行，共十道。其脉之起，自目内眦，上额，交于巅上者，二道，此为正经，犹树之有根也。其直行者，从巅入络脑，还出下项，挟脊，抵腰中者，二道，此亦为正经，犹树之有本也。其别行者，从正经之巅，至耳上角者，二道，此为第一小支。又从腰中，接正经而下行，贯臀入腘者，二道，此为第二大支。又从正经之髆内，别下贯胂，挟脊，过髀，下合入腘之支脉，复下贯腨，出外踝之后，

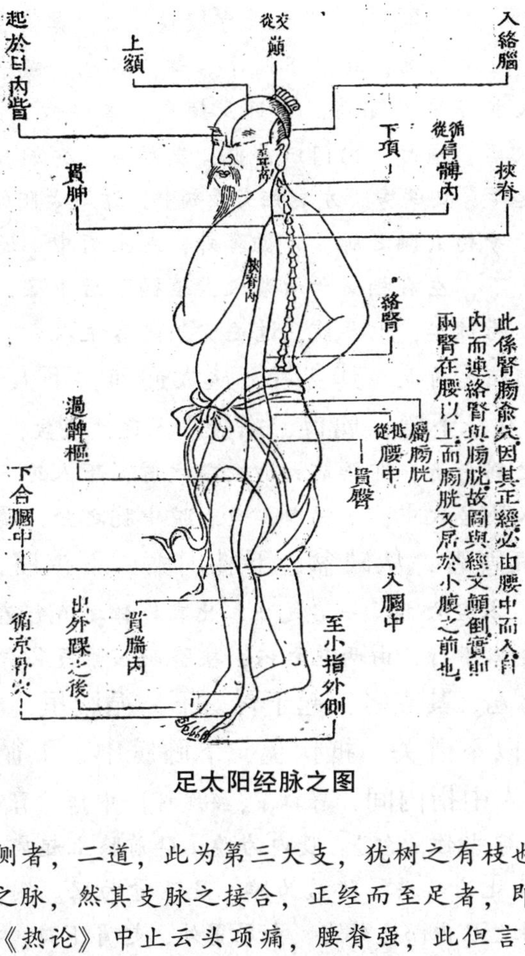

足太阳经脉之图

至小指外侧者，二道，此为第三大支，犹树之有枝也。以上皆太阳所行之脉，然其支脉之接合，正经而至足者，即为正经之脉也。前《热论》中止云头项痛，腰脊强，此但言正经之脉，从头下项，挟脊抵腰故也。愚谓太阳受病，凡所过之经，皆当疼痛不利，此为验证要法。

【胃】足阳明之脉，起于鼻之交頞中，旁约太阳之脉，下循鼻外，入上齿中，还出挟口，环唇，下交承浆，却循颐后下廉，出大迎，循颊车，上耳前，过客主人，循发际，至额颅。“之”字疑误。頞，鼻梁也，一名山根。承浆，任脉穴名，在唇下陷中。却，退也。颔中为颐，腮下是也。又腮下骨为下廉。大迎、颊车，本经穴名。客主人，足少阳经穴名。发际，囟门以前也，发际前为额颅。此言足阳明之脉，起于鼻之两旁，左右相交于頞中，过足太阳经，睛明穴之分，故云旁约太阳之脉，下循鼻外，入上齿中，还出挟两口吻，环绕唇下，左右相交于承浆穴，退循颐后下廉，出本经之大迎穴，循两颊车，上耳前，过足少阳之客主人穴，更上而循发际，至额颅之前也。其支者，从大迎前，下人迎，循喉咙，入缺盆，下膈，属胃，络脾。人迎、缺盆，本经穴名。此言支脉之别行者，即接前大迎穴前之脉，下人迎而行，循喉咙两旁，入缺盆穴中，下膈内，当上脘中脘之分，属于胃而络于脾也。其直者，从缺盆，下乳内廉，下挟脐，入气街中。气街，本经穴名，一名气冲。此言经脉之直行者，从缺盆穴，接上支脉下行，由两乳之内，挟脐而入于气街穴中，乃阳明正经之脉也。其支者，起于胃口下，循腹里，下至气街中而合，以下髀关，抵伏兔，下膝膑中，下循胫外廉，下足跗，入中指内间。胃口下，《发挥》中作“胃下口”。内间，“内”字当作“外”。股内为髀，髀前膝上起肉处为伏兔，伏兔后交纹处为髀关。膝盖为膑，足茎骨为胫。跗，足面也。此又其支脉之从内而达外者，由属胃处，起胃下口，循腹之里，下至气街中，出而与前支脉之入气街者相合，复下行而至髀关、伏兔、膝膑、胫外、足跗等处，入中指外间，至足大指次指之端而终也。其支者，下廉三寸而别，下入中指外间。下廉，本经穴名，一名下巨虚。此言支脉之小者，由下廉穴三寸之下，别行循胫踝之外，下入中指外间，而与前之支脉相合也。

滑氏注下廉云，自膝下三寸，循三里穴之外，别行而下者，非。马玄台《灵枢注》从之，其误甚矣。其支者别跗上，入大指间出其端。此又言其支脉之小者，从足跗上别行，入大指间，循大指之下出其端，以交于足太阴经也。

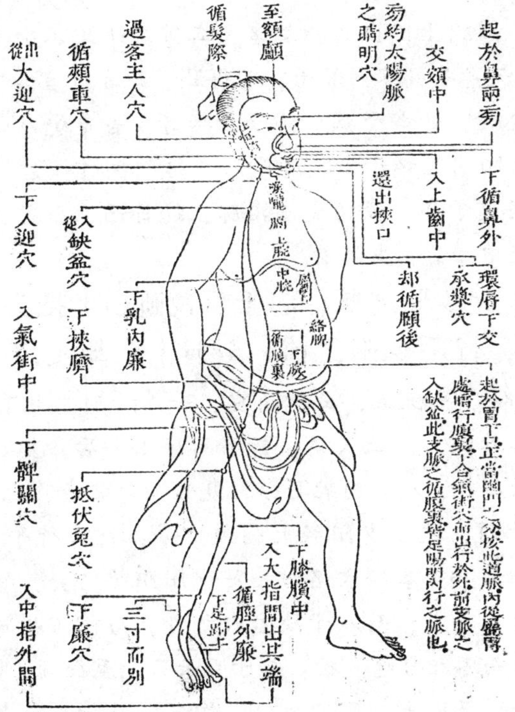

足阳明经脉之图

琥按：足阳明之脉，上下左右分行，共十二道。其脉之起，自鼻交頞云云，出大迎，还上至额颅者，二道，其脉屈曲而行，此为正经，乃脉之根也。其别行者，从大迎前，下人迎云云，入缺盆，而内连胃与脾者，二道，此由外而入内之第一大支脉，是虽支脉，其上下实接正经而行者也。其直行者，从缺盆云云，下入气街中者，二道，此为正经，乃脉之本也。又其别行者，起于胃下口，下合气街而行于外，复下，而入中指内当作外间者，二道，此由内而发外之第二大支脉，乃脉之枝也。又其支者，从大支之下廉穴，三寸而别，亦入于中指外间者，二道。又其支者，别跗上，出大指端者，二道，此又二小支脉也。前《热论》中云身热目疼，鼻干，不得卧，此亦仅言其略。愚谓凡阳明所过之经，皆当受病。前云目疼者，当是绕目作痛，非目中疼也，盖阳明经络于目。滑氏以"络"字作"绕"字解，愚意以阳明经起于鼻，旁约太阳之脉，绕目而上下行，故云络于目也。凡经中字义，当活看。

【胆】足少阳之脉，起于目锐眦，上抵头角，下耳后，循颈，行手少阳之前，至肩上，却交出手少阳之后，入缺盆。目锐眦，目外角也，一名小眦。此言足少阳之脉，起于目外眦，上抵头角，折下而行于耳后，复自耳后，折外上行至两眉头，及目内眦之分，复自眉目之分，上行侧头部，下折而循于颈，过手少阳经天牖穴之分，故云行手少阳之前，至肩上，循肩井，本经穴名。手足少阳阳维之会，故云却交出手少阳之后，下肩，而入于缺盆穴之外，与前阳明脉之入缺盆者，实相近而不相合也。按：起于目云云，至循颈，《发挥》中云，自瞳子髎至风池，凡二十穴，作三折而行。学者细考《铜人》等书侧头部，其经自明。其支者，从耳后，入耳中，出走耳前，至目锐眦后。此其一小支脉之行于头者。其支者，别锐眦，下大迎，合手少阳，抵于䪼，下加颊车，下颈合缺盆，以下胸中，贯膈，络肝，属胆，循胁里，出气街，绕毛际，横入髀厌中。䪼，目下也，手少阳脉下颊至颇，故云合手少阳于颇。胸中，当两乳之间。膈，膜也，居心肺之下。胁，腋下也。曲骨两旁为毛际，捷骨之下为髀厌，即髀枢中也。此又其一大支脉，从目锐眦别行，下而与前脉之入缺盆者相合，入内而联络肝胆，复出气街，而下入髀厌中也。其直者，从缺盆，下腋，循胸，过季胁，下合髀厌中，以下循髀阳，出膝外廉，下外辅骨之前，直下抵绝骨之端，下出外踝之前，循足跗上，入小指次指之间。胁之上际为腋，胁下小肋为季胁，俗名软肋是也。髀之外为髀阳。辅骨，膝下内外侧大骨也。外髁上尖骨曰绝骨，足面为跗。小指次指，即无名指，足之第四指也。此言其直行之经脉，即从前入缺盆之脉而起，下行而与前支脉之入髀厌者相合，复下行，而入于足小指次指之间也。其支者，别跗上，入大指之间，循大指岐骨内出其端，还贯爪甲，出三毛。足大指本节后为岐骨，爪甲后为三毛。此又其一小支脉之行于足者，其脉从跗上别行，循岐骨，出大指之端，还贯入爪甲之后，以交于足厥阴经也。

琥按：足少阳之脉，上下左右分行，共十道。其脉之起，自目外眦，上抵头角云云，循颈至肩上，而下入于缺盆穴之外者，二道，此其脉行之最屈曲者，乃脉之根也。其别行者，从耳后入耳中云云，至目锐眦后者，二道，此为第一小支。又其别行者，从目锐眦下大迎云云，合缺盆，而下胸贯膈，内连肝胆，复出气街云云，入髀厌中者，又二道，此为第二大支，是虽支脉，实接正经而并行者也。其直行者，从缺盆下腋云云，下合髀厌中云云，复下而入小指次指之间者，二道，此为正经，乃脉之本也。又其支者，从跗上别行，入大指间云云，贯爪甲，出三毛者，又二道，此为第三小支之脉也。前《热论》中云胸

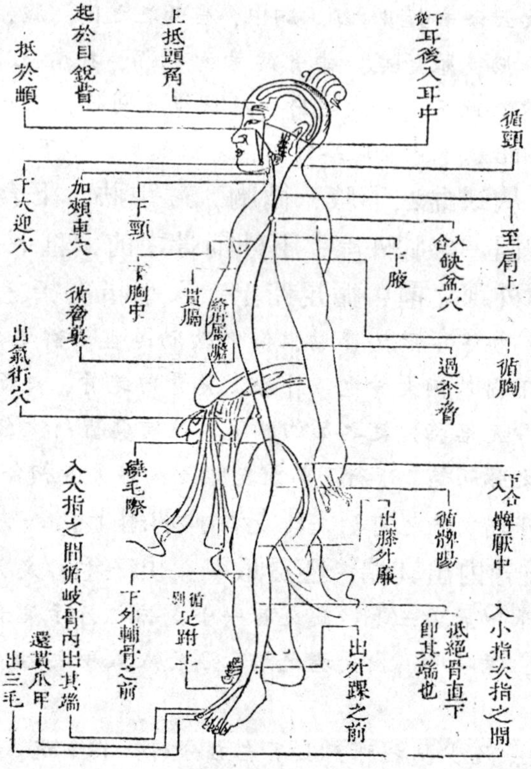

足少阳经脉之图

胁痛而耳聋，此亦仅言其略，医者当以意会之。

【脾】足太阴之脉，起于大指之端，循指内侧白肉际，过核骨后，上内踝前廉，上踹内，循胫骨后，交出厥阴之前，上膝股内前廉，入腹，属脾，络胃，考此处当有“其支者”三字。上膈，挟咽，连舌本，散舌下。核骨，一作覈骨，足大指本节后内侧圆骨。马注承滑氏之误，云是孤拐骨，谬矣。盖孤拐即是踝骨，下文又云上内踝前廉，岂有重出之理。踝骨注见前骨，在内为内踝。踹内、胫骨，注并见前。髀内为股，大腿是也。脐上为腹。咽，所以咽物者，居喉之前。舌本，舌根也。此言足太阴之脉，起于足大指之端，循大指内侧白肉际，过大指本节内侧核骨之后，上内踝前廉，复上腨内，过三阴交，本经穴名。足太阴、厥阴、少阴之交会，正当足胫骨之内侧，腿肚之下，故云循胫骨之后，上行而交出于足厥阴之前也。复自胫骨之上而行，循膝股内前廉，迤逦入腹，上行至本经之腹哀穴，内行以属脾络胃也。盖足之三阴，其正经之脉，止从足走腹，下文云上膈挟咽至舌者，乃支脉也。愚今考正其支者，复自腹哀穴上膈，至乳外上侧之周荣穴，由周荣穴外，曲折向下，至大包穴，皆本经穴名。复自大包而内，《发挥》中作“外”，误，曲折向上，行人迎之里，挟咽，连舌本，散舌下而终也。其支者，复从胃，别上膈，注心中。此又其支脉之行，复从络胃处，别正经而上膈，内注于心之分，以交于手少阴经也。滑氏注云，由腹哀穴别行，再从胃部上膈者，非。

琥按：足太阴之脉，上下左右分行，共六道。其脉之起，自足大指之端云云，入腹，屈曲上行，至腹哀穴，内行而属脾，络胃者，二道，此为正经，乃脉之本也。其支者，由腹哀穴，接正经，而上行至膈云云，散舌下者，又二道，此其二大支脉也。《内经》中系阙文，诸家亦无明注，遂混入正经之中。又其支者，复从胃别上膈，注心中者，二道，此其二小支脉也。前《热论》中云腹满而嗌干，此亦仅举其病热之略耳。

【肾】足少阴之脉，起于小指之下，邪趋足心，出于然谷之下，循内踝之后，别入跟中，以上踹内，出腘内廉，上股内后廉，贯脊，属肾，络膀胱。趋，走也。

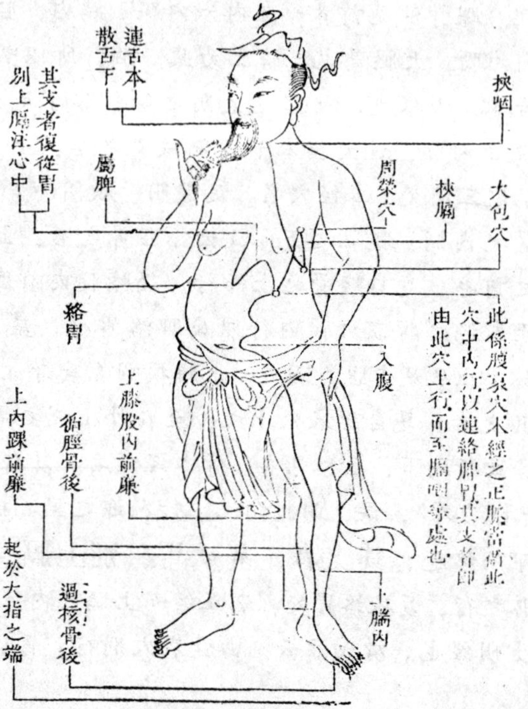

足太阴经脉之图

跟，足跟也。然谷，本经穴名。此言足少阴经之脉，起足小指之下，斜走足心之涌泉穴，转出足内踝前，至本经然谷穴之下，循内踝后，别入足跟中。按：别入跟中，《活人书》竟作别行之一小支脉者，非。还上而循内踝，上出腨腘之内，再上股内后廉，贯脊，会督脉之长强穴，还出于前，循横骨穴而上，至肓俞之所，皆本经穴名。内行而分属两肾，更下脐，过任脉之关元、中极二穴，而络于膀胱也。其直者，从肾上贯肝膈，入肺中，循喉咙，挟舌本。此言其直行之脉，从肓俞穴属肾处，上行历诸穴，至本经之通谷穴，入内贯肝与膈，更入肺中，再上而循喉咙，并足阳明经之人迎穴，挟舌本而终也。其支者，从肺出络心，注胸中。按："心"字，当作心包。若系真心，藏肺之内，乌得云出络也。此其支脉之行，即从入肺处，出络心包，注于膻中，正当心胸之间，以交于手厥阴经也。

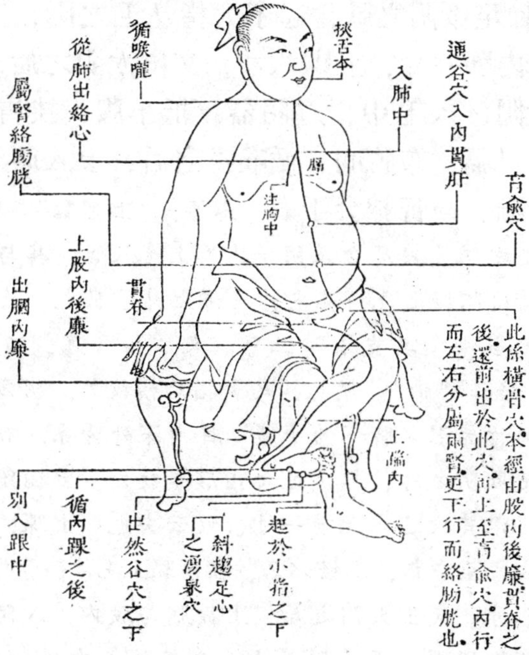

足少阴经脉之图

琥按：足少阴之脉，上下左右分行，共六道。其脉之起，自足小指之下云云，别入足跟云云，上股内后廉，贯脊，还前而出于横骨穴，上至肓俞，内入而属肾，还下脐，而络膀胱者，二道，此为正经，乃脉之本也。然其行多浅深屈曲之处，《活人书》以入跟中者，为另一支别之脉，亦以其屈曲故也。其直者，由属肾处，接正经而上贯肝膈云云，终于舌本者，又二道，此亦正经之脉也。其支者，从肺出络心，注胸中者，又二道，此其内行之小支脉也。前《热论》中云口燥舌干而渴，此亦仅言其病之略耳。又按：少阴之脉，上挟舌本而终。《内经》云口燥者，此因舌本病热而干极，故并口亦燥也。

【肝】足厥阴之脉，起于大指丛毛之际，上循足跗上廉，去内踝一寸，上踝八寸，交出太阴之后，上腘内廉，循股阴，入毛中，过阴器，抵小腹，挟胃，属肝，络胆，上贯膈，布胁肋，循喉咙之后，上入颃颡，连目系，上出额，与督脉会于巅。愚按："上贯膈"以下文，当是另一大支之脉。盖足之三阴，从足上走入腹，其与督脉会于巅者，此借诸阳经之气，其支脉始得上升于巅也。故"属肝络胆"句下，当增"其支者"三字。又"丛"字，当作"聚"。"肋"字，当作"腋"。聚毛，足大指后横纹处。阴器，即前阴也，男女通称为器。脐下为小腹，目内深处为系。颃颡，咽颡也。此言足厥阴之脉，起于足大指后横纹处，上循跗，抵本经之中封穴，以其穴远内踝前一寸，故云去也。上踝，过足太阴经三阴交穴，至中都，本经穴名，在内踝上七寸骱骨中，复上一寸，故云八寸。交出太阴之后，上循腘与股内，入阴毛中，左右相交，环绕阴器，至小腹而上，会任脉之中极、关元诸穴，复外而上循季肋端之章门穴，复上而至期门之所，俱本经穴名。直两乳下，内行而挟胃属肝，还下而络于胆也。其支者，复自期门穴而上贯膈，横布胁复上腋，此借足少阳之气也。复上循喉咙之后，此借手足阳明，又手太阳与督脉之气也。复上入颃颡，此又借足阳明、手太阳之气也。上行于头，循足阳明之里，即借阳明之气。内行连目脉深处，复上出额，行足少阳之里，又借少阳之气。上交于巅，与督脉相会于项中之百会穴而终也。百会，督脉穴名，足太阳脉亦会于此。此可见厥阴支脉之行，必借诸阳经之气，始得上升于头者如此。其支者，从目系，下颊里，环唇内。此言其一小支脉，即从目系处下行，循颊之里而下，左右交环于口唇之内也。其支者，复从肝别贯膈，上注肺。此言交经之支，从期门属肝处，别上贯膈，注肺中，还下行，至中焦之分，以交于手太阴经也。

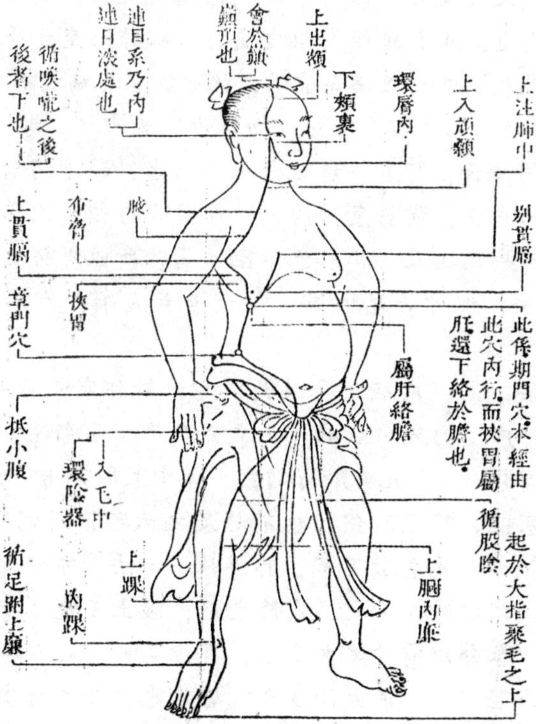

足厥阴经脉之图

琥按：足厥阴之脉，上下左右分行，共八道。其脉之起，自足大指聚毛之上云云，过阴器，至小腹循章门穴，复上至期门穴之里，上而挟胃，下而属肝络胆者，二道，此为正经，乃脉之本也。其支者，自期门穴之里，上贯膈云云，复上而内连目系，上出额，与督脉会于巅者，二道，此其支脉之大者也。上二道支脉，诸家混注入正经之中，予特分出，其说见前。又其支之逆行者，从目系处，下颊里环唇内者，二道，此其支脉之小者也。又其支之交经者，从期门属肝之处，别贯膈，上注于肺者，二道，此由正经发出之支脉，从肺而交于手太阴经者也。前《热论》中云烦满而囊缩，此亦仅言其病之略耳。又按：《热论》云烦满而囊缩，仲景《伤寒论》皆宗之。考《活人书》别引《经义》云：肝者，筋之合也，筋者，聚于阴器，而脉络于舌本，脉弗营，则筋急，筋急，则引舌与卵，故唇青舌卷而卵缩。愚以病热之人，其唇色不至于青，所以世俗之医，相传诊视热病法，但言舌卷卵缩，或云舌卷囊缩，为病热深极之候也。

琥总按：上《内经·热病论》中，辨伤寒止分足六经证。汉张仲景推广《内经·热病》原文，而著《伤寒论》云：从霜降以后至春分以前，凡有触冒霜露，体中寒即病者，谓之伤寒。此是正伤寒病。寒气所伤，总不越足之六经，所以自古迄今，注《伤寒》者，奚啻数百家，其辨脉证治法，亦但详足经，不及手经也。试以时令言之，霜降之时，湿土王也，以后，则寒水用事矣。春分以前，风木王也，再推其前，则冬季之湿土用事矣。就六经言之，足太阳少阴，皆水也，三冬时实主之；足少阳厥阴，皆木也，春分时实主之；足阳明太阴，皆土也，霜降与冬季之时实主之。刘草窗有云：水木土三者，皆不胜寒气所伤，故水遇寒，则涸而冰；木遇寒，则叶落枝枯；土遇寒，则坼而不坚。此所以伤寒之病，在人身止水、木、土三脏三腑受邪，其外见证，亦不过足之三阴三阳，或以次受邪而为传病，或传不以次而为间病，或先后相传，前病不去而为并病，或二阳三阳，一同受邪而为合病，或阴阳脏腑，表里受邪而为两感。凡此者，皆正伤寒之为病也。虽然名为伤寒，而风湿之气亦在其中，要之风湿所伤，总于足六经证见之。其他如春分以后，霜降以前，则暑热燥三气俱多，其间但有非时之寒气着人，今医通谓之伤寒，然其病与冬时之正伤寒大异，其传变亦不但拘拘于足之六经也。有如四月属巳，在天则暑气用事，在人则手厥阴心包络、手少阳三焦二经应之。以四月天气论之，人病无伤寒矣。不知天之六气，巳与亥相冲，亥本北方水，火极则冲动水气而生寒，所以四月时，人亦不免有伤寒之病也。五月属午，在天则热气用事，在人则手少阴心、手太阳小肠二经应之。以五月天气本热，人不免有伤寒之病者，午冲子水而生寒也。六月属未，在天则湿气用事，湿本地气，土中有水，为热所蒸，在人则脾与胃应之。夫脾胃系足经，无烦举也。人于六月中，亦不免有伤寒者，以湿土中本有寒气故也。七月属申，八月属酉，在天则燥气用事。天之六气，申酉相对而冲者，寅卯木也。寅申本相火，主大热之气，木火相煽，故卯亦从酉而成燥，在人则手太阴肺、手阳明大肠二经应之。以七八月天气论之，人病无伤寒矣。不知燥金之气本凉，凉之中，寒气居多，故人于秋时，亦有伤寒病也。刘草窗又云，手经所属，皆金与火，金与火不畏寒，故金遇寒则愈坚。又火体极热，寒不能袭，殊不知火正畏水，寒能胜热。又不知夏秋，非时之暂寒，终不及冬月之严寒，其气与暑热并行，夫暑热同一火气，火又为金之贼。若然，则是春分以后，霜降以前，其间有非时之伤寒，其热邪所传，有连手经亦受病者。故予前言云，不可但拘拘于足之六经也。明洛阳进士孙应奎，手集《医方类选》，自著《伤寒论》云，凡风、寒、暑、湿、热、燥，天之六气，自外而中人五脏六腑，十二经络者，四时之中，皆得谓之伤寒。要是言也，即河间刘守真《伤寒直格》中所云“手足经络，配天地四时”之义。愚以四时之中，六气伤人，各不相侔。其初若不由寒气而得者，皆不得谓之伤寒，谓伤风自是伤风，伤暑自是伤暑是也。其初若由寒气而得者，皆得谓之伤寒，即如夏秋热燥之时，旦晚间偶着雾露清凉之气是也。大抵伤寒一病，在四时之中，不分何时，皆以寒为标，热为本。其人病若标本皆寒者，此系中寒病，非伤寒病也。又正伤寒止传足经，类伤寒间有传手经者，此非予一人之私说，在昔贤已引其端，但无分经辨证，确然之论耳。据前《热论》中云，三阴三阳，五脏六腑，皆受病。夫五脏六腑，皆受热所困而病极矣，则是三阴三阳经者，岂但言足而不言手邪？前人著书，每多引而不发，专待后人启悟，惜乎今时之医，未有明言及手六经病者，予因不得已，而起辟其说，非故欲欺世而盗名也。

历考昔贤论伤寒兼传手六经说

河间刘氏《宣明论》云：伤寒传足经，不传手经，《内经》及仲景论中，未详言耳。且自人身十二经络，分布上下，手足各有三阴三阳，禀天地之气，天枢之上，同天之阳，天枢之下，同地之阴。《至真大论》云：身半以上，其气三矣，天之分也，天气主之；身半以下，其气三矣，地之分也，地气主之。注云：当阴之分，冷病归之；当阳之分，热病归之。有八节邪气所中于人，阳邪为病，传手经；阴邪为病，传足经。其邪自何而入？自风池而入，为脊骨两旁一寸五分，是十二经之俞穴，春夏应阳，秋冬应阴。又云：寒暑温凉，盛衰之用，其在四维，故阳之动，始于温，盛于暑；阴之动，始于凉，盛于寒，春夏秋冬，各差其分。《易》云：水流湿，火就燥。《太阴阳明论》云：阳受风气，阴受湿气。又云：伤于风者，上先受之；伤于湿者，下先受之。注云：阳气炎上，故受风；阴气润下，故受湿。盖同气相合耳，故风热火为阳，寒湿燥为阴。《热论》云：热病者，伤寒之类也。人之伤于寒，则为病热。《刺热论》云：五脏俱有热病，肝热病，左颊先赤；心热病，颜先赤；脾热病，鼻先赤；肺热病，右颊先赤；肾热病，腮先赤。《甲乙·热论》云：有手足太阴热病，有手足少阴热病，有手足厥阴热病。《热论》又云：三阴三阳，五脏六腑皆受病，营卫不行，五脏不通，则死矣，未尝止传足经，不传手经。

云岐子《保命集》云：伤寒三阳头痛，何法刺之？答曰：手之三阳，足之三阳，皆会于头者，谓诸阳之会，其受邪伏留而不去，故曰三阳头痛。视其色脉，知在何经。如脉浮而头痛，过在手足太阳，刺腕骨、京骨；如脉浮而长，过在手足阳明，刺合骨、冲阳；如脉浮而弦，过在手足少阳，刺阳池、丘墟、风府、风池，刺头痛之法也。伤寒邪在三阴，内不得交通，故为腹痛。手足之经，皆会于腹。如脉弦而腹痛，过在足厥阴肝、手太阴肺，刺太冲、太渊；如脉沉而腹痛，过在足少阴肾、手厥阴心包，刺太溪、大陵；如脉沉细而腹痛，过在足太阴脾、手少阴心，刺太白、神门、三阴交，刺腹痛之法也。

海藏老人《此事难知》云：伤寒传至五六日间，渐变神昏不语，或睡中独语一二句，目赤，唇焦舌干，不饮水，稀粥与之，则咽，终日不与，则不思，六脉细数，而不洪大，心下不痞，腹中不满，大小便如常，或传至十日以来，形貌如醉人，医见神昏不已，多用承气汤下之，则误矣，盖不知此热传手少阴心经也。本太阳经伤风，谓风为阳邪，阳邪伤卫，阴血自燥，热蓄膀胱，壬病逆传于丙，丙丁兄妹，由是传心。火上迫而熏肺，所以神昏也，宜栀子黄芩黄连汤。若脉在丙者，导赤散；脉在丁者，泻心汤。朱奉议解云：与食则咽者，邪不在胃也；不与则不思者，以其神昏故也。热邪既不在胃，误与承气汤下之，其死必矣。

陶节庵《琐言》云：伤寒传足，不传手经者，俗医之谬论也。夫人身之气，自平旦会于膻中，朝行手太阴肺经，以次分布诸经，所以一脉愆和，则百脉皆病，理固然也。彼云传足不传手者，何所据乎？盖伤寒者，乃冬时感寒即病之名也。冬乃坎水用事，其气严寒凛冽，在时则足太阳少阴，正司其令，触冒之者，则二经受病。其次则足少阳厥阴，继冬而司春令，而亦受伤，何也？盖风木之令，起于大寒节，正当十二月中，至春分后方行温令，故风寒亦能伤之。足阳明太阴，中土也，与冬时无预，而亦伤之，何也？紫阳朱子曰：土无定位，无成名，无专气，寄王于四季，能终始万物，则四时寒热温凉之气皆能伤之也。况表邪传里，必归于脾胃，而成燥粪，用承气汤以除去之，胃气和矣。手之六经，主于夏秋，故不伤之；足之六经，盖受伤之，方分境界也。若言伤足不伤手则可，以为传足不传手，则不可也。况风寒之中人，先入营卫，昼夜循环，无所不至，岂间断于手经哉？设或不传，气逆作喘，何经而来？如谓不然，何仲景桂枝、麻黄二汤乃心肺药也，请试思之。

张景岳《类经》注云：伤寒传变，止言足经，不言手经，其义本出《素问·热论篇》中。夫人之血气，营运周身，流注不息，岂传遇手经，而邪有不入者哉？且寒之中人，必先皮毛。皮毛者，肺之合，故在外则有寒栗、鼻塞等证，谓不传于肺乎？其入手少阴厥阴也，则有舌苔、拂郁、神昏、错乱等证，谓不传于心主包络乎？其入手阳明也，则有泄泻、秘结等证，谓不传于大肠乎？其入手太阳也，则有癃闭不化等证，谓不传于小肠乎？其入手少阳也，则有上下不通、五官失职、痞满燥实俱全等证，谓不传于三焦乎？然本经之不言手者，何也？盖伤寒者，表邪也。欲求外证，但当察于周身。而周身上下脉络，惟足六经则尽之矣，手经不能遍也。且手经所至，足经无不至者，故但言足经，则其左右前后阴阳诸证，无不可按而得，而手经亦在其中，不必言矣。

琥总按：上诸贤名论，大抵人在四时之中，六气所伤，则手足十二经皆受病。其正伤寒，则但足六经受病耳。至其郁热流传，则手经亦在所不免。若夏秋暑热燥病，其邪宜止伤手经，然亦不免有伤足经者，何也？以其初必受风寒之气而病故也。所以今医总谓之伤寒，然分而言之，在冬月既名为正伤寒，则在三时当名为类伤寒也。其类伤寒，如手之六经，或伤或传，其证每多。故其经络之起止、循行、交会、连属之处，学者所当究心焉。

图注《内经》手阴阳六经之脉出《灵枢》第十篇

【小肠】手太阳之脉，起于小指之端，循手外侧上腕，出踝中，直上循臂骨下廉，出肘内侧两筋之间，上循臑外后廉，出肩解，绕肩胛，交肩上，入缺盆，络心，循咽，下膈，抵胃，属小肠。按："筋"字，《发挥》中作"骨"，极是。试以手按其处，实系两骨而无筋也。臂骨尽处为腕，腕下兑骨为踝，即手腕外侧高起圆骨是也。肘，手臂中节也，肘之上下，皆名为臂。臑，音儒，肩髆下内侧对腋处，高起软白肉也。膂上两角为肩解。肩胛，即肩髆，注见前。此言手太阳之脉，起于小指端，循手外侧，上腕，出手踝中，直上循臂骨下，出肘内侧两骨间，上循臑肉外之后廉，出肩解，绕肩胛，此系后肩。会督脉之大椎穴，左右相交于两肩之上，此系前肩。入缺盆，向腋下内行，当膻中之分，络心，复从络心处，还出循胃系。盖胃系，即咽也。按：此当在咽之下。下膈，行任脉之外，过上中下三脘，皆任脉穴名。抵胃，言至胃尽处，正当脐上二寸之分，而属于小肠也。其支者，从缺盆，循颈，上颊，至目锐眦，却入耳中。此言其支脉之行，从缺盆上行，循颈颊等处，至目外角，却行入耳中，抵听宫而终也。其支者，别颊，上䪼，抵鼻，至目内眦，斜络于颧。

此言交经之支，别从前支脉上颊之处，复上顿，抵鼻，至目内眦之睛明穴，以交于足太阳经也。《发挥》中无“斜络于颧”四字，滑氏不知交经之后，其支脉之余气，复斜行络于两颧，而后止也。

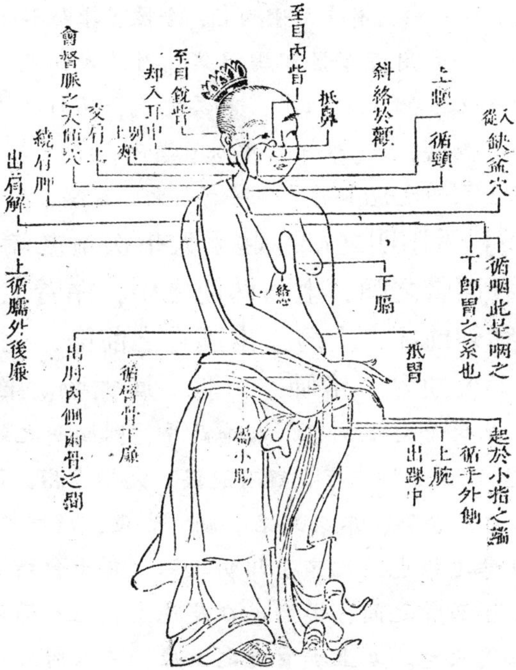

手太阳经脉之图

琥按：手太阳之脉，上下左右分行，共六道。其脉之起，自手小指外侧端，上行腕踝臂肘臑肉等处，上肩，会大椎，复交肩，入缺盆，络心，属小肠者，二道，此其正经之脉也。其支者，即从前入缺盆处，上行循颈与颊，至目外角，却行入耳中者，又二道，此其接正经而上行之二大支脉也。又其支者，从前支脉上頞之处，别行上颇，抵鼻，至目内眦，其余气，则左右斜络于颧者，二道，此其交经之二小支脉也。前《热论》中云项痛脊强，虽不言手太阳经病，然手太阳之脉，绕肩胛，会大椎，盖大椎上连于项，下通乎脊。又肩胛，即肩髆，足太阳之脉，下项循肩髆。可见太阳一经，有手足兼病者，今医多昧而不及察也。

东垣云：仲景用五苓散以泻湿热，乃治太阳病从标入本之药。小肠火为本，膀胱水为本，寒毒之气，从标入本，邪与手经相合，而下至膀胱。《难知》中以五苓散主之。

琥：据上东垣之说，则是伤寒有手太阳经病，可无疑矣。

【大肠】手阳明之脉，起于大指次指之端，循指上廉，出合谷两骨之间，上入两筋之中，循臂上廉，入肘外廉，上臑外前廉，上肩，出髃骨之前廉，上出于柱骨之上会，下入缺盆，络肺，下膈，属大肠。上廉、外廉、前廉义同，总臂外之上侧也。人垂两手，则阳明之经向前，故又云外前廉。“会上”二字，疑有脱误。大指次指，谓手之第二指，名食指也。合谷，本经穴名。髃，音鱼，肩端骨也。柱骨，肩胛上际颈骨之根也。此言手阳明之脉，起于食指端，循次指上廉，出合谷两骨之间，俗名虎口是也。复上入两筋之中，此即本经之阳溪穴也。复上循臂骨之上廉，又入肘外廉，及臑肉之外前廉，复上肩，出肩端两骨间之前廉，更上出柱骨之上，会于大椎，复下前肩而入缺盆，内络肺脏，还出循足阳明经脉。下膈，当天枢之分。天枢，足阳明经穴名，挟脐旁二寸，以属于大肠腑也。其支者，从缺盆，上颈，贯颊，入下齿中，还出挟口，交人中，左之右，右之左，上挟鼻孔。此言其支脉之行，从前入缺盆处，上行于颈，贯于颊，入下齿缝中，还出挟两口吻，相交于人中之分。人中，督脉穴名，在鼻柱下。

左脉往右，右脉往左，上挟鼻孔两旁，以交于足阳明经也。

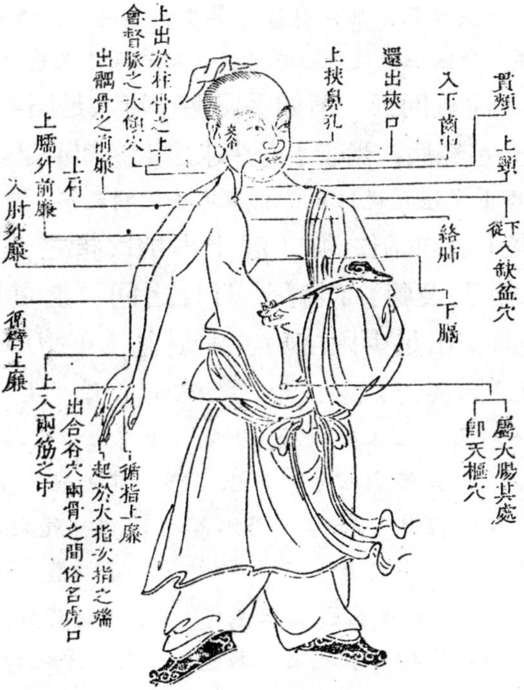

手阳明经脉之图

琥按：手阳明之脉，上下左右分行，共四道。其脉之起，自手第二指内侧端，上行循指出虎口，复上行，循臂入肘，上臑，及肩，出髃骨，复上出天柱骨，会于大椎，下前肩而入缺盆，络肺，循足阳明经，下膈，挟脐旁二寸，而属大肠者，二道，此其正经之脉也。其支者，即从前入缺盆处，别上颈，贯颊，入下齿缝中，复出挟口吻，左右相交于人中，复上挟鼻孔之外而终者，二道，此其交经之支脉也。前《热论》中云身热鼻干，不得卧，身热者，身以前热也。虽不言手阳明经病，然手阳明下入缺盆，络肺，下膈，属大肠者，其脉循足阳明经，亦行于身之前。又其支者，上挟鼻孔，则是身热，鼻干，不得卧，谓非手足阳明二经兼病邪？今医但执足经以求治，是亦昧而不及察也。

东垣答海藏问云：谓如手阳明，流入足阳明，是上流下也。本非足经病，当于手经中求之，是知治足经者非也。

琥：据上东垣之说，则是伤寒有手阳明经病，可无疑矣。

【三焦】手少阳之脉，起于小指次指之端，上出两指之间，循手表腕，出臂外两骨之间，上贯肘，循臑外，上肩而交出足少阳之后，入缺盆，布膻中，散络心包，下膈，循属三焦。两指之“两”，当作“次”。三焦者，滑氏《发挥》云：上焦在心下，下膈，当胃上口，其治在膻中；中焦在胃中脘，当脐上四寸，不上不下，其治在脐旁；下焦当膀胱上口，其治在脐下一寸，乃水谷之道路，气之所终始也。马氏注以三焦为有形之物，云右肾之下，有脂膜如手大，正与膀胱相对者，非。孙东宿著《三焦评》，已明证其误，详《医旨绪余》中。小指次指，手之第四指也。手表，手之外也。膻中，任脉穴名，当两乳之间。循，历也。循属，犹言历属也。此言手少阳之脉，起于手第四指端，上出次指间，循手外腕，出臂外两骨之间，上贯肘，循臑外，上肩，过两肩井，足少阳经穴名。故云出足少阳之后，入缺盆，横布于膻中之分，散绕心包，乃下膈，当胃上口，以属上焦；于中脘，以属中焦；于阴交，以属下焦也。阴交，任脉穴名，在脐下一寸。考胃上口，当在膈之上，滑氏云下膈者，误也。其支者，从膻中，上出缺盆，上项，挟耳后，直上出耳上角，以屈下颊至䪼。此言支脉之行，从前布膻中之处，上出缺盆之外，上项，过大椎，复上，挟耳后，直上至耳上角，折行至两眉头，及目内眦之分，屈曲下颊，还上而至

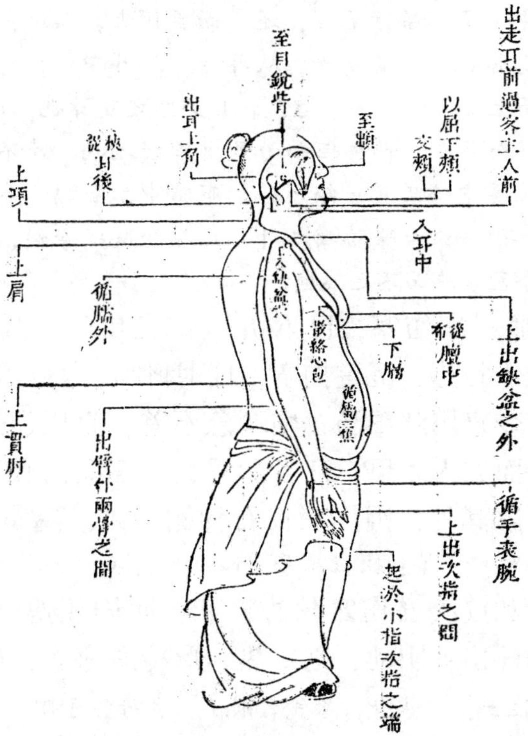

手少阳经脉之图

于颇也。其支者，从耳后，入耳中，出走耳前，过客主人前，交颊，至目锐眦。此言交经之一小支脉，即从前支脉，挟耳后处，入耳中，却出走耳前，过足少阳经客主人穴之前，下交两颊，还上而至目锐眦，以交于足少阳经也。

琥按：手少阳之脉，上下左右分行，共六道。其脉之起，自手第四指端，循手腕臂肘臑肉之外，上肩，入缺盆，布膻中之分，散络心包，下膈而历属上中下三焦者，二道，此其正经之脉也。其支者，即从前布膻中之处，上出缺盆，上项，挟耳而行，出耳上角，屈行下颊，还上而至頔者，二道，此接正经而上行之支脉也。又其支者，从耳后，入耳中，出走耳前，交颊还上，而至目锐眦者，二道，此其交经之支脉也。前《热论》中云胸胁痛而耳聋，世医但知为足少阳经之病，殊不知手少阳之脉，亦入耳中。又其正经之脉，布膻中，下膈，非胸之分而何？则是少阳一证，除胁痛之外，凡耳聋胸痛等候，每多手经受邪者，今医皆昧而不之察也。

《深师》疗伤寒，已八九日，三焦热，其脉滑数，昏愦，身体壮热，沉重拘挛，或时呼呻。毒已攻内，表犹未解，今直用解毒汤，则挛急不差，直用汗药，则毒因加剧，而方无表里。疗者意思，以三黄汤救其内，有所增加以解其外，因用三黄石膏栀子香豉麻黄汤。方详《外台秘要》中。按：上证系手少阳三焦受病，故无汗下之禁。

王叔和撰次《伤寒脉法》云：阴阳相搏，名曰动。阳动，则汗出；阴动，则发热。形冷恶寒者，此三焦伤也。成氏注云：三焦者，原气之别使，主行气于阳。三焦既伤，则阳气不通，而致身冷恶寒。夫身冷恶寒明系表证，由是而知叔和所云三焦伤者，乃手少阳经病也。

琥：据上二家之说，则是伤寒有手少阳经病，可无疑矣。

【肺】手太阴之脉，起于中焦，下络大肠，还循胃口，上膈，属肺，从肺系，横出腋下，下循臑内，行少阴心主之前，下肘中，循臂内上骨下廉，入寸口，上鱼，循鱼际，出大指之端。中焦者，在胃中脘，当脐上四寸之分。胃口，胃下口也，即小肠上口，名曰幽门。马氏注以胃口为胃之上脘，大误。夫肺经之脉，既下络于大肠矣，则是还上而过小肠，循胃口者，非胃下口而何？且也，既循胃口，复上膈，岂有胃之上口，反在膈下之理。肺系，喉咙也。手掌后高骨旁动脉为关，关前动脉为寸口。曰上鱼者，谓掌骨之前，大指本节之后，其肥肉隆起处。形如鱼者，统谓之鱼，鱼际，即其间之穴名也。此言手太阴之脉起于中焦，下行而络于大肠，还上而循胃下口，上膈，连属于肺，即从肺系出外，横行循胸，以出腋下，下循臑内，行少阴心主二经之前。盖人垂两手，则肘臂贴身，大指居前，小指居后。手少阴心经，循小指之内，手厥阴心主，循小指次指出其端。此经之行，循大指内侧，故云行少阴心主之前也。再下而行肘中，循臂内上骨之下廉。今人臂皆两骨相合，垂手则上骨居前。曰下廉者，上骨之内侧也。入寸口，上鱼，循本经之鱼际穴，复循大指内侧，而出其端也。其支者，从腕后，直出次指内廉出其端。此言其支脉之行，从本经手腕后之列缺穴，直达次指内廉出其端，以交于手阳明经也。马注云从列缺穴，已交于手阳明经之合谷穴，即循手阳明经，以达于次指端之商阳穴，又随商阳穴而上行者，非。盖此道支脉，行于次指之内，自出指端，交经之后，方行于次指之内侧也。

琥按：手太阴之脉，上下左右分行，共四道。其脉之本，起于中焦，下络大肠，上属于肺，从肺系外行，横出腋下，下循臑肘与臂，入寸口，上鱼，出大指之端者，二道，此其正经之脉也。其支者，从正经所行手腕之后，别行而出次指之端者，二道，此其交经之脉也。前《热论》中云腹满嗌干，此实系足太阴经受病，殊不知手太阴之脉，下络大肠，还循胃口，肠胃实热，腹必作满。又太阴脉从肺系，肺之系，即喉咙也，喉咙之口，名为嗌，肺气热，则嗌必干。由是而知，腹满嗌干者，每多手太阴经病热之证，今医亦昧而不及察也。

许学士叔微治一舟子病伤寒，发黄，鼻内酸痛，身

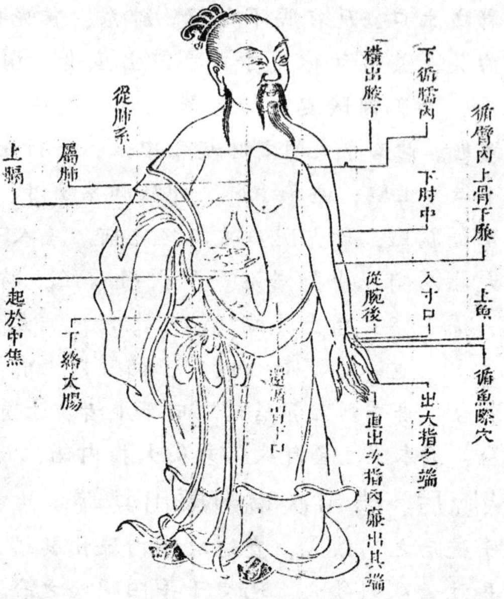

手太阴经脉之图

与目如金，小便赤而数，大便如经。或欲行茵陈五苓，许曰非其治也。小便和，大便如常，则知病不在脏腑。今眼睛疼，鼻颇痛，是病在清道中。清道者，华盖，肺之经也。若下大黄，则必腹胀为逆，因用瓜蒂散，先食水，次搐之，鼻中黄水尽，乃愈。

琥：据上许学士案，则是伤寒有手太阴经证，可无疑矣。

【心】手少阴之脉，起于心中，出属心系，下膈，络小肠。心系，滑氏注云有二，一则由肺叶而下，曲折向后，并脊膂，贯脊髓，与肾相通者。愚以此是肾之系，凡四脏皆系于心也。一则与肺相通，上入肺两大叶间者。此方为心之系，盖心与肺同一系，而肺之系，实上接于喉也。此言手少阴之脉起于心中，上出属心之系，外行循任脉之外，下膈，当脐上二寸之分，以络于小肠也。其支者，从心系，上挟咽，系目系。此言其支脉之行，即从心系而上，由喉之后，挟咽两旁，再上而系于目之内系也。其直者，复从心系，却上肺，下出腋下，循臑内后廉，行手太阴心主之后，下肘内，循臂内后廉，抵掌后锐骨之端，入掌内后廉，循小指之内出其端。锐骨之“锐”，省文作“兑”，即手踝骨也。此言其直行之经脉，复从心系，直上至肺之分，出循腋下，由本经之极泉穴，下行循臑内后廉，行手太阴心主二经之后，下肘臂内之后廉，至掌后兑骨之端，入掌内廉，循小指内出其端，以交于手太阳经也。

琥按：手少阴之脉，上下左右分行，共六道。其脉之起，自心中，出属心系，下膈，络小肠者，二道，此为脉之根也。其支者，即从前属心系处，上挟咽，系目系者，二道，此为脉之枝也。其直者，复从心系，却上肺，出腋下，下循臑肘臂掌之内，循小指内出其端者，二道，此为脉之本也。前《热论》中云口燥舌干而渴，世医只知此为足少阴经之病，殊不知舌乃心之苗，舌干者，手少阴经，必为热所乘，医人亦昧而不知察也。

王海藏治一人患伤寒，得汗数日，忽身热自汗，脉弦数，心不得宁，真劳复也。王诊之曰：劳心之所致，神之所舍，未复其初，而又劳伤其神，营卫失度。当补其子，益其脾，解发其劳，庶几得愈。授以补脾汤，佐以小柴胡汤而解。或者曰：虚则补其母，今则补其子，何也？王曰：子不知虚劳之异乎？《千金》云心劳甚者，补脾气以益之，脾王，则感之于心矣。此与荀子所谓未

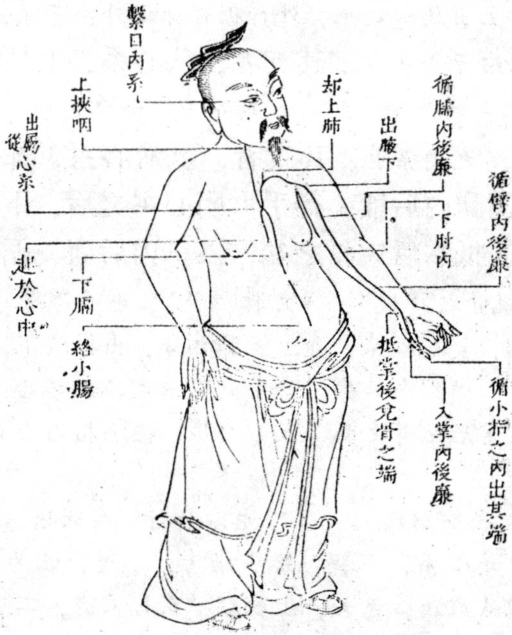

手少阴经脉之图

有子富而父贫者同义。按：海藏以补脾汤，佐以小柴胡，而解身热自汗，则知其虚热仍在经中，故不专治脏也。

琥：据上海藏案，则知伤寒有手少阴经病，可无疑矣。

【心主】手厥阴心包络之脉，起于胸中，出属心包络，下膈，历络三焦。心包，一名手心主。滑氏注云：以用而言，手厥阴相火，代君火行事，故为心之主也。以脏象而言，其脏在心漫脂之外，有细筋膜如丝，与心肺相连，故云心之包络也。三焦注见前。此言手厥阴心包络之脉，起于胸中，出属心下之包络，由是下膈，当胃上脘，以络上焦；于中脘，以络中焦；及脐下一寸，以络下焦，故云历络也。考上焦，当在心下膈上，其治在膻中。滑氏注云当胃上口，误，今改胃上脘，方与“下膈”句无背。盖上脘在膈之下，上焦之用虽在膈上，实通乎膈之下也。其支者，循胸中，出胁，下腋三寸，上抵腋下，循臑内，行太阴少阴之间，入肘中，下臂，行两筋之间，入掌中，循中指出其端。此言支脉之行，从前属心包之处，上循胸，横出胁下腋三寸，还上行至腋下，循臑肉之内，下行以界乎太阴少阴二经之中间，入肘中，下臂，行臂两筋之间，入掌中，循中指出其端而终也。其支者，别掌中，循小指次指出其端。此言其交经之支，即从前入掌中处，别行循小指次指，出其端，以交于手少阳经也。

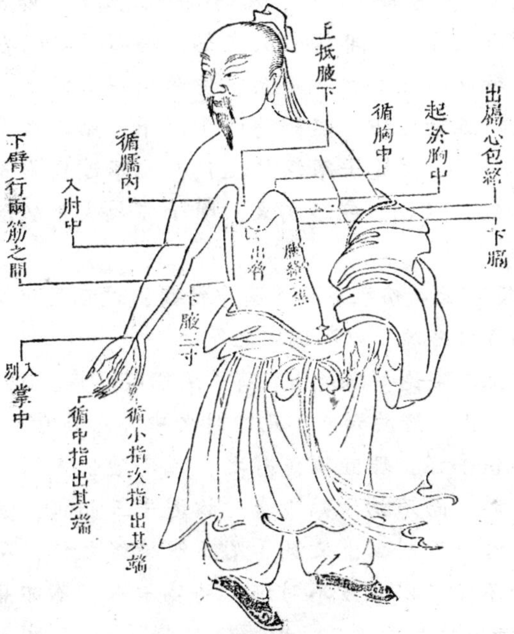

手厥阴经脉之图

琥按：手厥阴之脉，上下左右分行，共六道。其脉之本，起于胸中，出属心包，下膈，历络三焦者，二道。或云此止从中一道之脉，要其出属心包之处，必自左右而分属也，此为正经之脉也。其支者，循胸，出胁，上腋，下臑肘臂掌之中，循中指出其端者，二道，是虽支脉，实接正经而行于手者也。又其支者，从掌中别行，循小指次指出其端者，二道，此为交经之二小支脉也。前《热论》中云烦满囊缩，夫囊缩，固足厥阴经病矣，其烦与满，非手厥阴经病邪？盖手厥阴之脉，循胸下膈，今烦满为胸膈间病，乃三焦经络受伤，医者皆昧而不及察也。

吴院判云：《伤寒论》中，凡泻心汤共五首，以其汤有冷热之不同。故云岐子云，非泻心火之热，泻心下之痞也。殊不知伤寒之痞，皆胸膈热邪之气有余，仲景用泻心汤者，乃泻心包之热也。按：五汤之中，热药莫过于附子，然以大黄二两，黄芩、黄连各一两，纯是苦寒泻热之剂，此不过借附子之辛，以散心包之邪结。且也，包络属火，附子亦属火，从治之法，莫妙于此。

《保命集》云：伤寒下后，胸中结痞，过在足少阴肾手厥阴包络，刺两经之井原，以泻胸中之气。

琥：据上二条论，则是伤寒有手厥阴经之病，可无疑矣。

琥总按：上手经共六条。凡四时之中，人伤于寒而病热者，亦不少。热伤手经，理宜审证疗之，但今治伤寒家，无不以手六经证为迂阔，而不切于病情者。故遇手三阳证，混于足三阳证而不知，遇手三阴证，又混于足三阴传经之证，及混于胃腑实热之证而不觉，以至方不对证，药多杀人，不亦痛夫！窃考《素问》中，以伤寒为热病，因著《热病篇》，又著《刺热篇》。此篇中全文，凡用针家，不可不察。其略云：心热病者，刺手少阴太阳；肺热病者，刺手太阴阳明。又云：热病始手臂痛者，刺手阳明太阴。又云：热病甚者，为五十九刺。《甲乙经》云：所谓五十九刺者，两手外内侧各三，凡十二痏，五指间各一，凡八痏，足亦如是。则是刺热病之法，岂但刺足经，而不及手经者邪？俗医不讲刺法，但求汤药，因置手经而不论。殊不知治热病而不知手经，止用药之法，每多缺略，乌可以为医而司人之命。故孙真人《习业篇》云：凡欲为太医，必须谙《甲乙》《素问》《黄帝针经》《明堂流注》、十二经、三部九候精熟，如此方为太医。不尔，犹无目夜游，动致颠殒。朱奉议亦云：凡治伤寒先识经络，不识经络，触涂冥行。今夫业医者，欲知伤寒传变奇证，总不越手足十二经、五脏六腑、阴阳虚实之中，盍于此卷书一究心焉。

卷之二

纂注伤寒例此系仲景原文

四时八节，二十四气，七十二候决病法。

立春正月节，斗指艮。艮者，土木之气，主湿与风，位居东北，不配脏腑。

雨水正月中，指寅。寅为少阳相火之气，主热，配三焦。此《直格》中之说。愚谓寅为阳木，主风，配胆，位居于东，以其中有丙火之气，故又主热。

惊蛰二月节，指甲。甲属木，主风配胆，又兼土化，主湿。

春分二月中，指卯。卯为阳明燥金之气，配大肠。此亦《直格》中之说。愚谓卯为阴木，主风配肝，位居正东，因其与酉金相冲，故例从阳明，兼主燥气。

清明三月节，指乙。乙属木，主风配肝，又兼金化，主燥。

谷雨三月中，指辰。辰为太阳寒水之气，配小肠。此亦《直格》中之说。愚谓辰为阳土，主湿，配胃，以其中兼癸水之气，故又主寒。

琥按：以上春三月人病伤寒，当由风湿热三气居多。况乎地之初气，厥阴风木，虽起于大寒节，至立春、雨水、惊蛰，正当其令。其二之气，少阴君火，又当春分、清明、谷雨之时。则是春月之病，虽因于寒，纯是风热，其间有病燥者，此系兼化之气，人于二三月时或有之。又人于正月初，为湿土之交，二月节，遇湿土之化，三月中，当湿土之令，病湿者亦自不少。可见为风为热，为燥为湿，多由寒气中来，岂得但认以为寒而误治之哉？今夫以一日之间，旦晚每多异气，如能洞悉气宜，则医之为道，庶不远矣。

立夏四月节，斗指巽。巽属木，主风，位居东南，不配脏腑。

小满四月中，指巳。巳为厥阴风木之气，配包络。此《直格》中之说。愚谓巳为阳火，主热，配小肠，位居于南，以其与亥水相冲，亥中有甲木之气，故亦主风。

芒种五月节，指丙。丙属火，主热，配小肠，又兼水化，主寒。

夏至五月中，指午。午属火，主暑气，配心。

小暑六月节，指丁。丁属火，主暑气，配心，又兼木化，主风。

大暑六月中，指未。未为太阴湿土之气，配肺。此亦《直格》中之说。愚谓未为阴土，主湿配脾。

琥按：以上夏三月人病伤寒，当由暑热风湿之气居多。惟五月节斗指丙，丙从辛化而生寒，其病者终以寒为标，热为本。至于地之二气，少阴君火，终于立夏四月节，其时之病，多风热。三之气，太阴湿土，正当小满、芒种、夏至、小暑之时，其时之病，多风热暑湿。四之气，少阳相火又起于大暑六月中，故其时之病纯是湿热，但以寒为名也。

立秋七月节，斗指坤。坤属土，主湿气，位居西南，不配脏腑。

处暑七月中，指申。申为少阳相火之气，主大热，配胆。此《直格》中之说。愚谓申为阳金，主燥，配大肠，位居于西，以其与寅相冲，寅中有丙火之气，故主大热。

白露八月节，指庚。庚属金，主燥气，配大肠。

秋分八月中，指酉。酉为阳明燥金之气，配胃。此亦《直格》中之说。愚以酉为阴金，主燥，配肺，位居正西。

寒露九月节，指辛。辛属金，主燥气，配肺，又兼水化，主寒。

霜降九月中，指戌。戌为太阳寒水之气，配膀胱。此亦《直格》中之说。愚以戌为阳土，主湿，配胃，以其与辰相冲，辰中有癸水之气，故又主寒。

琥按：以上秋三月人病伤寒，当由燥热湿三气居多。惟九月中寒气已甚，然其病亦兼燥气与湿。至于地之四气，少阳相火，正当立秋、处暑、白露之时，五之气阳明燥金，又当秋分、寒露、霜降之令，乃知秋病多燥热，如认以为寒，误矣。

立冬十月节，斗指乾。乾属金，主燥气，位居西北，不配脏腑。

小雪十月中，指亥。亥为厥阴风木之气，配肝。此《直格》中之说。愚以亥为阳水，主寒，配膀胱，以其中有甲木之气，故又主风。

大雪十一月节，指壬。壬属水，主寒气，配膀胱，又兼木化，主风。

冬至十一月中，指子。子为少阴君火之气，主暑，配肾。此亦《直格》中之说。愚以子为阴水，主寒配肾，以其冲动午火，故又主暑气。

小寒十二月节，指癸。癸属水，主寒气，配肾，又从火化，故主热。

大寒十二月中，指丑。丑属土，主湿气，配脾。

琥按：以上冬三月人病伤寒，当由风寒之气居多。然地之五气，阳明燥金，终于立冬十月节，其病多燥，燥亦风热，从木火也。惟地之终气，太阳寒水，正当小雪、大雪、冬至、小寒之时，其时为正伤寒。然细推小雪十月中，斗指亥，其兼气主风；大雪十一月节，指壬，其化气亦主风；冬至十一月中，其冲气主暑；小寒十二月节，其化气又主热，乃知其时之病，又兼风热。至大寒十二月中，厥阴风木之气复起，况斗柄又指丑，丑为湿土，人病风湿在所不免。以是知冬月之正伤寒，亦不专于寒也。

二十四气节有十二，中气有十二，五日为一候，气亦同合，有七十二候，决病生死，此须洞解之也。按：以上正文，今仲景全书中，列于《阴阳大论》云云前，《伤寒准绳》中，序之于皆当按斗历占之之下。诸家注《伤寒论》，遂删此段正文，殊为脱略。愚今纂注之于《伤寒例》首，从全书也。

琥总按：上时、节、气、候决病法，此仲景《伤寒论》一部纲领，以故为例之首。至王叔和反以脉法列于前者，此撰次之僭也。推前人立法之意，以伤寒一证，寒邪之气自外而伤于人，则人在气交之中，同是受寒，当分四时之不同。盖春之寒，必兼温气而至；夏之寒，必兼暑气而至；秋之寒，必兼燥气而至；长夏四季之寒，必兼湿气而至。惟冬之寒为正寒，正寒之气，其时病者，不能即解，寒不解则热愈深。三时之寒为暴寒，暴寒之气，其时病者易于解散。寒易散，故其热有重有轻。大抵病兼异气，必因乎时，药有异宜，亦因乎时。即如一人，于冬月患病，其初伤大寒之气，既病一二日后，寒气忽解。天道大温，则病人之气，亦随时而异。用药之道，不无少差。所以伤寒之称，一名时气。知时知气，斯医之为道，可判然于胸中矣。

《阴阳大论》云：春气温和，夏气暑热，秋气清凉，冬气冷冽，此则四时正气之序也。按：《内经》有《阴阳应象大论》，其中无春夏秋冬四语，想此是仲景自立之论，而叔和又参以己意之辞。《内经》本论中语云：天有四时五行，以生长收藏，以生寒暑燥湿风。愚以仲景所云温和者，即是风气，其令为春而主生；云暑热者，即是暑气，其令为夏而主长；云清凉者，即是燥气，其令为秋而主收；云冷冽者，即是寒气，其令为冬而主藏。其不言湿气者，已具于四季之中，而生长收藏之道备焉，故云四时正气之序。此论仲景实本《内经》之意，所以王氏直序为《阴阳大论》云云也。

冬时严寒，万类深藏，君子固密，则不伤于寒，触冒之者，乃名伤寒耳。此承上文而言。冬气冷冽而为寒，则其令主藏，养生君子，亦宜效万物而深藏固密者，居处周密也。处不周密，则触冒严寒之气，所以谓之伤寒。其伤于四时之气，皆能为病。春风、夏暑、秋燥、冬寒，此谓四时之气。成注以秋气为湿，误矣。愚以湿气，即具于长夏及四季之中，此言四时之气，皆能为病，不独冬时之有伤寒也。

以伤寒为毒者，以其最成杀厉之气也。喻嘉言云：入一“毒”字，便开过端。殊不知伤寒之人，寒盛于外，热深于内，发而为斑黄、为吐衄、为狐惑、为口舌糜烂、为肺痿呕脓、为发颐肿溃，非毒而何？最，聚也。杀厉者，寒气肃杀暴厉，谓伤寒之毒，纯是杀厉之气聚成也。中而即病者，名曰伤寒。病，疾之甚也，言有寒疾而甚者，名曰伤寒。所以仲景辨伤寒，凡六经之证，皆曰病也。下文云不即病者，言有寒疾而不甚也。王安道以不即病者，过时而发于春夏，方其受寒之时，其人不觉有疾，误矣。

不即病者，寒毒藏于肌肤，至春变为温病，至夏变为暑病。《内经·热论》云：凡病伤寒而成温者，先夏至日者为病温，后夏至日者为病暑。又《生气通天论》《阴阳应象论》皆云：冬伤于寒，春必病温。推《内经》之意，以寒自伤于冬，至春则寒气转而为温，至夏则温气又转而为暑，所以同是外来之邪，不得仍以正伤寒名之也。且考《内经》上文云：春伤于风，邪气留连，乃为洞泄。则是冬时所伤寒邪之气，亦必着人肤腠肌肉之间，留连成疾，积久不愈，至春令大温，遂变而成温病。《内经》中不言留连者，乃省文也。其云至夏变为暑病，此与经旨相悖。更考《内经》下文云：夏伤于暑，秋必痎疟。是疟者，不即病之暑，其即病者，乃夏时自伤之暑也。引经断论，黄帝、岐伯皆云暑自夏伤，至仲景独云暑由寒变。若云可变，将秋时之疟，亦由冬寒变成，有是理乎？所以方中行起而削之，喻嘉言起而非之也。

暑病者，热极，重于温也。夏暑之气，重于春温。若人感其气而成病，则不论温暑，各有轻重，不可拘也。

是以辛苦之人，春夏多温热病者，皆由冬时触寒所致，非时行之气也。此承上文君子固密不伤于寒而言。是以辛苦之人，因冬时不能固密，春夏多温热病，且言其病非时行之气，皆由触寒所致。《内经》未闻有冬伤于寒，夏必病热之语，斯言如出之仲景，为可削矣。

凡时行者，春时应暖而反大寒，夏时应热而反大凉，秋时应凉而反大热，冬时应寒而反大温，此非其时而有其气。是以一岁之中，长幼之病多相似者，此则时行之气也。大寒，《补亡论》作“大凉”，金克木也。大凉，《外台秘要》中作“大冷”，水克火也。秋时大热，火克金也。冬时大温，每与湿气并行，土克水也。凡此者，皆贼邪之气，故云非其时而有其气。非时之气，感受必同，所以一岁之中，凡四时之病，长幼多相似也。愚谓以上时行之气，不过是四时热病，皆伤寒之类。春时应暖而反大寒，人因其暖，不料其寒，则为春伤寒；既伤之后，暖气仍回，同温病也。夏时应热而反大凉，人因其热，不觉其凉，凉中即有寒气，则为夏伤寒；既伤之后，热气仍回，同暑病也。秋时应凉而反大热，人亦因其热，不御其凉，则为秋伤寒；既伤之后，凉郁其热，同燥病也。冬时应寒而反大温，人又因其温，反忘其寒，则为冬伤寒；既伤之后，寒包其温，非真寒也。巢元方以一岁之中，病无长幼，率多相似，为天行病。且以春温寒疫之证指之，即天行温疫病，俗又从疾，通名瘟疫。昔医如朱奉议、孙真人、许学士、庞安时、常器之辈，皆相承其说，不觉其非。至吴又可始作《温疫论》二卷，言天地间，别有一种异气触人，乃名温疫。又喻嘉言复作《尚论篇》，详论温疫以破大惑，乃知仲景所言，不过四时所行不正之气，即《内经》云伤寒之类是也。

夫欲候知四时正气为病，及时行疫气之法，皆当按斗历占之。四时正气，即上第三节云四时之气也。时行疫气，即上节云时行之气也。成注既言时行之气，又言温与疫者，误也。温即冬时应寒而反大温之温，下文云冬温是也。况此节正文无“温”字，若言是春温，误之误矣。疫即三时反寒反凉之气，下文云寒疫是也。按：此温疫并非大瘟大疫，予于上文已明言之。占，测也，候也。成注云，占前斗建，审其时候之寒温，察其邪气之轻重，言当按斗柄所指之节气而测候之也。之，指下文伤寒冬温寒疫等证而言。又按：成注云占前斗建，可见四时八节决病法，当在《阴阳大论》之前。

九月霜降节后，宜渐寒向冬大寒，至正月雨水节后，宜解也。所以谓之雨水者，以冰雪解而为雨水故也。至惊蛰二月节后，气渐和暖，向夏大热，至秋便凉。成注云：此为四时之正气。

从霜降以后，至春分以前，凡有触冒霜露，体中寒即病者，谓之伤寒也。体中寒，《伤寒缵论》作“体虚中寒”，甚通。夫寒为冬月之正气，正气何能伤人，其为寒中者，因其人体气先虚故也。“中”字作“伤”字解，莫认作中寒之中。盖中寒是冷证，伤寒是热证，不可混也。

九月十月，寒气尚微，为病则轻。十一月十二月，寒冽已严，为病则重。正月二月，寒渐将解，为病亦轻。此以冬时不调，适有伤寒之人，即为病也。按：此节仲景书系正文，成氏例改作注，故诸家纂仲景书者屡屡削之。成注云：此为四时正气，中而即病者也。

其冬有非节之暖者，名曰冬温。冬温之毒与伤寒大异，冬温复有先后，更相重沓，亦有轻重，为治不同，证如后章。成注云此为时行之气，即前第九节云冬时应寒而反大温者是也。冬温虽与伤寒异，然亦不过是伤寒之类，寒有寒毒，则温有温毒，一句便了。其云复有先后更相重沓者，明系叔和杂入之语，故喻嘉言注云此与仲景之文无涉也。喻氏复云，证如后章，其意盖指篇后温疟、风温、温毒、温疫为言。此无识之最者也，愚因删去使无增后学之疑。

从立春节后，其中无暴大寒，又不冰雪，而有人壮热为病者，此属春时阳气，发于外，冬时伏寒变为温病。诸家本皆无“外”字，觉辞意不贯，今从《准绳·伤寒例》增入。成注云：此为温病也。王宇泰云：此是外邪唤出内邪，乃冬伤于寒所致。

从春分以后，至秋分节前，天有暴寒者，皆为时行寒疫也。此亦时行之气，即前第九节云春时反寒，夏时反凉者是也。然不曰春寒夏凉病，而曰寒疫者，此是外寒之气，郁其温热故也。按：前第九节又云秋时反热，此与冬温病相似。其不曰秋热病，而亦曰寒疫者，可见秋时之气，亦寒郁其热也。愚以此等病，即是伤寒之类，俗云四时伤寒是也。成注云：此是疫气。夫冬温独非疫邪，大抵时行之反气，皆是疫，何也？气与时反，人不及备，所以病无长幼，率多相似，如徭役之役，字从殳者，乃省文也。此非若正气之伤人，必待体虚而后中也。

三月四月，或有暴寒，其时阳气尚弱，为寒所折，病热犹轻。五月六月，阳气已盛，为寒所折，病热则重。七月八月，阳气已衰，为寒所折，病热亦微，其病与温及暑病相似，但治有殊耳。成注云：是数者，以明前斗历之法，占其随时气候，发病寒热轻重不同。愚按：“是数者”三字，此总结上文伤寒、冬温、温病、寒疫等证之辞。愚又按：前第十节云，按斗历而占四时正气为病，则是冬月伤寒，春月伤风，夏月伤暑与湿，秋月伤燥，皆正气也。正气为病，不但伤寒，兹则但言伤寒及时行之气。可见仲景之论，非全书矣。又按：本节云寒疫轻重，以三四五六七八月，阳气盛衰立论，其言亦不可拘。即如十月为纯阴，阳气已敛，斯时为寒所折，其病竟不发热者邪？倘其人病中寒，或不发热，若是伤寒，吾恐其病热，比之五六月时其势更盛，难言轻矣。王宇泰云：要在辨其病源寒热温三者之异，则用药冷热之品味判然。此指通章之伤寒、温病、热病而言，盖暑病即热病也。

十五日得一气，于四时之中，一时有六气，四六名为二十四气也。成注云：节气十二，中气十二，共二十四气。

然气候亦有应至而不至，或有未应至而至者，或有至而太过者，皆成病气也。成注云：疑漏“或有至而不去”一句。愚以“至而不去”，即在“应至而不至”之中，盖谓新气应至而旧气不去也。夫旧气不去，即是新气应至而不至，是二言何以相别邪？当如《内经》云气至而反始明，今即就成注所引《金匮》中言证之。冬至之后，甲子夜半，少阳起，少阳之时，阳始生，天得温和。其言以得甲子，而天未温和者，此为应至而不至也；其言以未得甲子，天得温和者，此为未应至而至也；其言以得甲子，而天温如盛夏五六月时者，此为至而太过也；其言以得甲子，而天大寒不解者，此为至而不去，即至而反是也。《金匮》中不言反者，以冬至之交，温气尚微，寒气得令，故虽少阳始生，当温而寒。难以言反，只得以“不去”二字代之，终不若“反”字之义更明。按：《内经》云至而不至，来气不及也。愚谓至而不去，即在来气不及之中；未至而至，来气有余也。愚谓至而太过，即在来气有余之中。又云至而和，则平；至而甚，即太过则病。至而反者病，至而不至者病，未至而至者病，故曰皆成病气也。

但天地动静，阴阳鼓击者，各正一气耳。天之体主动，为阳；地之形主静，为阴。虽有动静之分，然阴阳之气，鼓击于四时而不息者，寒热温凉，各正一气也。

是以彼春之暖，为夏之暑；彼秋之忿，为冬之怒。成注云：春暖为夏暑，从生而至长也；秋忿为冬怒，从肃而至杀也。

是故冬至之后，一阳爻升，一阴爻降也；夏至之后，一阳气下，一阴气上也。冬至十一月中，斗建子，阳生于子。冬至之后，一阳之气始生，六阴之气渐敛。成注云：于卦为复，言阴气已极，阳气得复也。爻者，交也，乃阴阳之气相交易之义。夏至五月中，斗建午，阴生于午。夏至之后，一阴之气始生，六阳之气渐敛。成注云：于卦为姤，言阳气已极，阴气得遇也。《内经》云：冬至四十五日，阳气微上，阴气微下；夏至四十五日，阴气微上，阳气微下。成注引以相证极是。愚按：冬至以前为纯阴，纯阴者，六阴俱升也。然已交子月，得中气，一阳之气初升，则一阴之气先降，故不曰六而曰一也。午为一阴，言阴气至子月而极，故先降，夏至仿此。

斯则冬夏二至，阴阳合也；春秋二分，阴阳离也。成注云：阳生于子，阴生于午，是阴阳相接，故曰合。阳退于酉，秋分八月中斗建酉；阴退于卯，春分二月中斗建卯，是阴阳相背，故曰离。《内经》曰：气至之谓至，气分之谓分，至则气同，分则气异。即离合之义也。愚按：上正文云，春秋二分，为阴阳离。成注云，是阴阳相背，故曰离。夫阴阳岂有离背之理？但历家以冬夏二至，为日至南至北；春秋二分，为日离南离北。日循黄道而行，至春秋分，日行中天，缠于赤道。当黄赤二道之交，其时昼夜等分，不寒不暑，阴阳和平，二气相交而各半。言六阴六阳之气，于地之上下，各分其三，而无偏也。若然，则是“离”字之义当作“丽”，乃阴阳各施其半，两相附丽之意。此即周子所云，阴根阳，阳根阴，五气布四时行之谓欤。

阴阳交易，人变病焉。天地阴阳之气，既相交错，而春夏秋冬，四时于焉更易，斯人气亦随之而变迁，苟不得其养，则诸病生焉。

此君子春夏养阳，秋冬养阴，顺天地之刚柔也。成注引《内经》云：春夏养阳，以凉以寒；秋冬养阴，以温以热。所以然者，从其根故也。

小人触冒，必婴暴疹。须知毒烈之气，留在何经，而发何病，详而取之。婴，加也，又触也。疹与疢同，疹者，善嗜为病。可见小人不若君子之善于调养，既感外来之邪，兼之饮食不节，而成暴病。夫病既曰暴，须知其触冒四时风寒暑湿（当作“燥”）之气，必然毒烈，此即四时之伤寒也。其有病不甚暴，邪气留连，而不愈者，当详取其毒烈之气，留在何经，而发何病也。

是以春伤于风，夏必飧泄；夏伤于暑，秋必痎疟；秋伤于湿，湿在夏季之月，与暑气同行。按：此“湿”字，当作“燥”。冬必咳嗽；冬伤于寒，春必病温。此必然之道，可不审明之。春三月风气用事，春伤于风，风气通于肝，肝邪有余，来侮脾土，留连至夏，暑湿之气相并，当为飧泄之证。飧泄者，水谷不化而完出也。夏三月暑气用事，夏伤于暑，暑当与汗皆出，勿止。若夏伤暑而汗不出，留连至秋，清凉之气，搏其暑热，当为痎疟之证。痎疟者，寒热往来之久疟也。秋三月燥气用事，秋伤于燥，燥亦火之余气，火乘肺金，留连至冬，复与外寒相触，当为咳嗽之证。冬三月寒气用事，冬伤于寒，寒气通于肾，肾失闭藏之令，内郁所伤之寒，久而成热，留连至春，更遇外来之温气，引出内郁之热邪，因而成温病也。

是则触冒四时之正气，留连致疾，势所必然。医者所当详审而责治之也。

伤寒之病，逐日浅深，以施方治。今世人伤寒，或始不早治，或治不对病，或日数久淹，困乃告医。医人又不依《外台秘要》中作“知”。次第而治之，则不中病，皆宜临时消息制方，无不效也。今搜采仲景旧论，录其证候，诊脉声色，对病真方，有神验者，拟防世急也。又土地温凉高下不同，物性刚柔，餐居亦异。是故黄帝与四方之问，岐伯举四治之能，以训后贤，开其未悟者，临病之工，宜须两审也。此二节于上下文不相贯。《外台秘要》中系王叔和之论。《外台》序诸论伤寒凡八家，以仲景为第一家，则序《阴阳大论》云云也。其第二家，则序王叔和曰伤寒之病，逐日浅深云云也。又曰夫表和里病，下之而愈，汗之则死，里和表病，汗之而愈，下之则死云云。至安危之变，岂可诡哉？此亦序王叔和之论也。愚按：唐时王焘著《外台方论》，实节取上古诸家之说，其因《伤寒例》杂入叔和之语居多，故特序曰王叔和云云也。夫叔和当日，既云搜采仲景旧论真方，其于撰次《伤寒论》时，何不曰此系仲景论，此为仲景方也？标题不明，间附己意，以致玉石难分，深为可恨。

凡伤于寒，则为病热，热虽甚，不死。此承上文春伤于风之节而言。推仲景之意，以四时之气，皆能伤人，其留连不愈者，已为飧泄、痎疟、咳嗽、温病矣；其有病暴而不留连者，即为四时伤寒之病。故特举一“凡”字该之。若但论冬月之伤寒，则不曰凡矣。或问于春何以云寒？殊不知春风中寒气偏多，所以仲景辨太阳病先言中风条也。夏月暑气大行，早晚间时有雷雨阴湿之寒，所以洁古论中暑，为静而得之。其证头疼、身热、无汗，亦伤寒也。秋月燥气固胜，早晚间每多雾露清凉之气。五行家以秋属金，金体本凉而其气亦同寒也。至冬月寒水用事，不待更解。凡此四时之中，皆有伤寒之病，其实非寒而皆为热。成注引《内经》云，风寒客于人，使人毫毛毕直，皮肤闭而为热，是伤寒为热病也。又引《针经》云，热多者易已，是热虽甚，不死也。

若两感于寒而病者，必死。两感病见下文，其义已注前第一卷《热论》中。

尺寸俱浮者，太阳受病也，当一二日发。以其脉上连风府，故头项痛腰脊强。尺寸俱长者，阳明受病也，当二三日发。以其脉挟鼻，络于目，故身热目疼，鼻干，不得卧。尺寸俱弦者，少阳受病也，当三四日发。以其脉循胁络于耳，故胸胁痛而耳聋。

此三经皆受病未入于腑者，可汗而已。尺寸俱沉细者，太阴受病也，当四五日发，以其脉布胃中，络于嗌，故腹满而嗌干。尺寸俱沉者，少阴受病也，当五六日发，以其脉贯肾，络于肺，系舌本，故口燥舌干而渴。尺寸俱微缓者，厥阴受病也，当六七日发，以其脉循阴器，络于肝，故烦满而囊缩。

此三经皆受病，已入于腑，可下而已。以上论六经受病，与《内经·热论》中文，大同小异。《热论》云一日二日，上却云一二日、二三日，其论更觉圆活。又《热论》云脏，上却云腑。《热论》无“此三经皆受病，已入于腑，可下而已”三句，上却从而补之，非仲景孰能引经作论，如此其切当邪！第其于每经之首，必先言脉者，此与经旨大悖。夫伤寒以识证为先，而辨脉次之。识证者何？如病人头项痛，腰脊强，即知其为太阳病也；目疼鼻干，即知其为阳明病也；胸胁痛耳聋，即知其为少阳病也。既识其证，则某病见某证，当显某脉，不宜某脉；某脉则吉，某脉则凶，此为最要之诀。今则云尺寸俱浮者，太阳受病也。夫浮脉，岂可以定太阳病邪？抑太阳病，岂止一浮脉邪？愚即就仲景论浮脉一二条言之，有云阳明病，脉浮无汗而喘者，发汗则愈，宜麻黄汤；又云太阴病，脉浮者，可发汗，宜桂枝汤；又云少阴中风，脉阳微阴浮者为欲愈；厥阴中风，脉微浮为欲愈，不浮为未愈。惟少阳病无浮脉，然其云三阳合病，脉必浮大，上关上。则少阳亦在其中，以是而知阴阳六经，皆有浮脉也。更即就仲景论太阳病脉一二条言之，一云太阳病，发热汗出恶风，脉缓者为中风；又云太阳病，或已发热，或未发热，必恶寒体痛呕逆，脉阴阳俱紧者，名曰伤寒；又云伤寒一日，太阳受之，脉若静者为不传，颇欲吐，若烦躁，脉数急者，为传也；又云太阳病，发热恶寒，热多寒少，脉微弱者，此无阳也，不可发汗；又云太阳病，身黄脉沉结，少腹硬，小便不利者，为无血也云云；又云太阳病下之，其脉促，不结胸者，此为欲解也；又云脉紧者为咽痛，脉弦者必两胁拘急，脉细数者头痛未止，脉沉者必欲呕，脉沉滑者协热利。凡此者，皆太阳之脉也，举一太阳以概其余。是上文言尺寸俱长、俱弦、俱沉细、俱沉、俱微缓，与受病之经，皆不相合。吾恐叔和在当日虽善切脉，苟不问病家所苦，但据尺寸以测受病之经，不无误矣。识者谓《伤寒例》中，凡言脉处，皆叔和所增入，即如以《平脉辨脉法》，反作第一卷，列于《伤寒例》前，亦此意也。近医程子郊倩议叔和云：彼见经文上无有脉法，遂恣意杜撰，不知热病之脉，经文已于后篇《评热论》补出“脉躁疾”三字矣。又云：热病为阳，其加三阴经以沉微细缓之脉，则是阳病见阴脉者死矣。经文何以云热虽甚不死？此等处关系岂小，且与《平脉论》自相背谬。喻氏《尚论》及此，独置而不言，何其恕也。

若两感于寒者，一日太阳受之，即与少阴俱病，则头痛，口干烦满而渴；二日阳明受之，即与太阴俱病，则腹满身热，不欲食，谵语；三日少阳受之，即与厥阴俱病，则耳聋囊缩而厥，水浆不入，不知人者，六日死。若三阴三阳，五脏六腑，皆受病，则营卫不行，腑脏不通，则死矣。成注云：阴阳俱病，表里俱伤者，为两感。故其受病，则阴阳两证俱见，其传经亦阴阳两经俱传也。六日死，义详见前第一卷《热论》中。愚按：上单传之病，先太阴而后少阴，此则先少阴而后太阴，何也？王宇泰云逆传之说，犹未尽善，盖太阳与少阴，阳明与太阴，少阳与厥阴，脏腑相合，阴道从阳，譬之妯娌，但以夫年为次，不以己齿为序也。

其不两感于寒，更不传经，不加异气者，至七日，太阳病衰，头痛少愈也；八日，阳明病衰，身热少歇也；九日，少阳病衰，耳聋微闻也；十日，太阴病衰，腹减如故，则思饮食；十一日，少阴病衰，渴止，舌干已而嚏也；十二日，厥阴病衰，囊纵，少腹微下，大气皆去，病人精神爽慧也。上注俱见前第一卷《热论》中。按：《内经·热论》无更“不传经，不加异气”二句，喻嘉言云八字系叔和增入。推叔和之意，欲为下文更感异气，变为温疟、风温、温毒、温疫等证章本。因添此八个字，大乱仲景原论遗旨，愚因删之。

若过十三日以上不间，尺寸陷者，大危。病少差，为间，此承上文而言。伤寒过十三日，诸经之病热，犹然不差，其脉尺寸沉陷者，成注云：正气内衰，邪气独胜，故云大危。

此一节乃仲景以证合脉，脉证相参之大法也。愚按：叔和参论仲景伤寒处，辄以脉验证，如最前节云尺寸俱浮、尺寸俱长、俱弦等脉，而云此是太阳阳明少阳等病。又如下节云脉阴阳俱盛，重感于寒，变为温疟。又云阳脉浮滑，阴脉濡弱，更遇于风变为风温等四病，反以脉为主，而病由脉定。以至后世之医，每每自矜神诊，专以不问病源为奇，其乖错可胜道哉！纵使叔和精于诊法，不宜作此等论，以误后之学者。

若更感异气，变为他病者，当根据后坏证病而治之。若脉阴阳俱盛，重感于寒者，变为温疟。阳脉浮滑，阴脉濡弱者，更遇于风，变为风温。阳脉洪数，阴脉实大者，更遇温热，变为温毒，温毒为病最重也。阳脉濡弱，阴脉弦紧者，更遇温气，变为温疫，以此冬伤于寒，发为温病，脉之变证，方治如说。按：仲景言坏病止二条，有太阳病不解之坏病，有本太阳病不解，转入少阳之坏病。皆以发汗、吐下、温针，病仍不解，为医所坏，故云坏病。然仲景于两条之下，皆云观其脉证，知犯何逆，随证治之，岂有更感异气，变为温疟、风温、温毒、温疫等病，亦与坏病同一治法者邪？况仲景论中，但言治坏病之法，无治坏病之方，叔和偏以此四种温病，皆因冬伤于寒所发。且云脉之变证，方治当如其所言，依坏病之法而治之。庶起叔和于今日，而求仲景治坏病之方，彼将何所指也？又按：上四种温病，喻氏《尚论篇》已辨其妄，且此系叔和杜撰之文，愚因起而删之，免致后学于脉上寻此四病，又欲于仲景坏病条，求治温之方，徒增疑惑耳。

凡人有疾，不时即治，隐忍异差，以成痼疾。小儿女子，益以滋甚，时气不和，便当早言，寻其邪由，及在腠理，以时治之，罕有不愈者。患人忍之，数日乃说，邪气入脏，则难可制。此为家有患，备虑之要。

凡作汤药，不可避晨夜，觉病须臾，即宜便治，不等早晚，则易愈矣。若或差迟，病即传变，虽欲除治，必难为力。服药不如方法，纵意违师，不须治之。上二节，喻氏云此巴人下里之音，因从删例。

凡伤寒之病，多从风寒得之。始表中风寒，入里则不消矣，未有温覆而当，不消散者，不在证治。温覆而当，则在表之风寒已散，不至传入于里，不须再议汤药，故云不在证治。拟欲攻之，犹当先解表，乃可下之。若表已解，而内不消，非大满，犹生寒热，则病不除。上言非大满，犹生寒热，是表虽解而未尽解也。若但下之，则病不除。愚意云，此是大柴胡汤证。成注云非大满，是邪未收敛成实，下之则里虚而邪复不除，犹生寒热，斯言误矣。若表已解，而内不消，大满大实坚，有燥屎，自可除下之，虽四五日，不能为祸也。上言四五日不能为祸，因医人于四五日之伤寒，每不敢轻用下药。要之下证悉具，即用下药，实无所害。非云证属可下，复可迟至四五日也。愚意云，此是大承气汤证无疑。若不宜下，而便攻之，内虚热入，协热遂利，烦躁诸变，不可胜数，轻者困笃，重者必死矣。以上系仲景语，以下叔和之论居多。

夫阳盛阴虚《外台秘要》中作表和里病，汗之则死，下之则愈。《外台》作下之而愈，汗之则死。阳虚阴盛又作里和表病，汗之则又作而愈，下之则死。按：此节《外台》中系王叔和之论，考其原论云表里，何等径捷快畅。表病宜汗，里病宜下，汗下合法者愈，相反者死。自改作阴阳虚盛，致令后人，千言万语，注释不明。识者云此是成无己以表为阳，以里为阴，改其正文，以见己之善注，然亦无从征也。据坊本云阳盛阴虚，此是热邪郁于里，乃里实之证，非真阴虚也。若果阴虚，岂可轻言下乎？阳虚阴盛，此是寒邪束于表，乃表实之证，非真阳虚也。若果阳虚，岂可轻言汗乎？又阳盛，当作热甚看，里热甚，故宜下；阴盛，当作寒甚看，表寒甚，故宜汗。

夫如是，则神丹安可以误发，甘遂何可以妄攻！神丹、甘遂，想叔和时汗下之药，世医之所通用，故遂举而作汗下之论耳。按：《千金方》有神丹丸，见发汗第六第一方。虚实《外台》作表里之治，相背千里，吉凶之机，应若影响，岂容易哉！

况桂枝下咽，阳盛《外台》作表和则毙；承气入胃，阴盛又作里平以亡。此承上文，复申言阳盛之病。里热已极，如误投桂枝汤，乃辛热发表之药，反济其里热之火，其人焉得不毙。然叔和何不曰麻黄下咽，而必曰桂枝也。愚以仲景论桂枝证，皆系发热汗出，其阳明胃家实之证，亦身热汗自出。则是上言阳盛者，乃承气汤证也，当用承气。误投桂枝，此以阳明汗多实热之条，错认作太阳汗出发热之候，所以承气、桂枝，彼此多两相误服也。若麻黄汤，乃太阳经无汗之的药，与阳明濈然汗出之证，两不相侔，不待智者，自能分辨，曷由而致误也。又阴盛之病，表寒外束，发热如火，医人反认以为里实热甚，误投承气，焉得不亡。成注引《金匮》云，不当下而强与下之者，令人开肠洞泄，便溺不禁而死。是以阴盛为里寒之阴证，误矣。

死生之要，在乎须臾，视身之尽，不暇计日，此阴阳《外台》作表里虚实之交错，其候至微，发汗吐下之相反，其祸至速。而医术浅狭，懵然不知病源，为治乃误，使病者殒殁，自谓其分。至今冤魂塞于冥路，死尸盈于旷野，仁者鉴此，岂不痛欤！

凡两感病俱作，治有先后，发表攻里，本自不同，而执迷妄意者，乃云神丹、甘遂，合而饮之，且解其表，又除其里。言巧似是，其理实违。夫智者之举错也，常审以慎，愚者之动作也，必果而速。安危之变，岂可诡哉！世上之士，但务彼翕习之荣，而莫见此倾危之败。惟明者居然能护其本，近取诸身，夫何远之有焉？上二节辞义冗杂，大半可删。

凡发汗温暖汤药其方，虽言日三服，若病剧不解，当促其间，可半日中尽三服。若与病相阻，即便有所觉。病重者，一日一夜，当晬时观之。如服一剂，病证犹在，故当复作本汤服之。至有不肯汗出，服三剂乃解。若汗不出者，死病也。此一节辞义，仲景已明注在桂枝汤下，不宜于例中言之。

凡得时气病，至五六日，而渴欲饮水，饮不能多，不当与也。何者？以腹中热尚少，不能消之，便更与人作病也。至七八日，大渴欲饮水者，犹当依证与之。与之常令不足，勿极意也，言能饮一斗，与五升。若饮而腹满，小便不利，若喘若哕，不可与之。忽然大汗出，是为自愈也。凡得病，反能饮水，此为欲愈之病。其不晓病者，但闻病饮水自愈，小渴者乃强与饮之，因成其祸，不可复数。按：上言时气病，即四时伤寒，皆是热病。

热病属火，仲景用水法者，以水寒能胜火热故也。

凡得病，厥脉动数，服汤药更迟，脉浮大减小，初躁后静，此皆愈证也。更，平声。厥，其也。凡得病之人，其脉动数者，或浮大者，服汤药后，其人脉更迟，或减小。又人于初病时，则躁乱，服汤药后得安静。凡此者，皆是向愈之证。

凡治温病，可刺五十九穴。人身之穴，三百六十有五，其三十穴，灸之有害，七十九穴，刺之为灾，并中髓也。按：上云温病，即《内经》云热病，皆系伤寒之类。刺热病之法，详《素问·刺热论》，又《灵枢·热病论》中。愚以二篇经义，悉心参阅，合成刺热病法，在后第十四卷中。凡治伤寒家，不可不知此法。盖以热邪之气，注入经络，一时汤药不能取效，非针则无以泄其热。况仲景亦有刺风池、风府、期门等法，学医者所当究心。上言刺法，略举其端，令人无可下手处，此必是仲景刺热遗论，叔和偶撰入此。

脉四损，三日死。平人四息，病人脉一至，名曰四损。脉五损，一日死。平人五息，病人脉一至，名曰五损。脉六损，一时死。平人六息，病人脉一至，名曰六损。愚按：伤寒系热病，热病缘何有损脉？此明系叔和增入，删之可也。

脉盛身寒，得之伤寒；脉虚身热，得之伤暑。考《素问·刺志论》云：气盛身寒，得之伤寒；气虚身热，得之伤暑。推《内经》之意，以人形气盛者，身宜常温，而今反寒者，盖得之伤寒也。此伤寒，必是初起之寒，乃太阳病，未发热之时也，否则“身寒”二字，不可为准。抑人形气虚者，身宜常清，而今反热者，盖得之伤暑也。此伤暑，必是受夏月清凉之气，其人反无汗而身发热也，否则“身热”二字，亦不可为准。愚按：此二句辞义，与上下文不相贯，叔和竟自我作古，以“气”字改“脉”字。成注亦随文作解云：伤寒者，脉盛而身寒；伤暑者，脉虚而身热。自改“脉”字后，则撰者注者，遂相习于非，而违经作解。使后之学者，察脉辨证，每见脉盛者，身未必寒而多热，脉虚者，身未必热而反凉，至有以身寒之中寒为伤寒，身热之伤寒为伤暑。世医执此二语，其错误将无穷矣。况伤寒暑病，仲景于《伤寒例》前，言之已明，何得更入死脉类中，徒起疑端耳。

脉阴阳俱盛，大汗出不解者，死。汗出后宜解，不解者，脉仍盛也。

脉阴阳俱虚，热不止者，死。是为正气已虚，不胜邪热故也。

脉至乍疏乍数者，死。成注云：此天真营卫之气，断绝也。

脉至如转索者，其日死。成注云：此为紧急而不软，是中无胃气，故不出其日而死。

谵言妄语，身微热，脉浮大，手足温者，生。逆冷身不热，手足不温也，脉沉细者不浮大也，不过一日死矣。是为脉证相反，故死。

此以前，是伤寒热病证候也。此指前七节之脉而言，以其中有不言是何病之脉，故复从而申明之也。或云此总结《伤寒例》通篇之意，成氏无注，诚为缺义。

琥按：上仲景《伤寒例》，其中杂入叔和之论颇多。金时成无已随文混注，不为分别。至明万历间，歙人方中行，著《伤寒条辨》，以其例非仲景书而削之。近今时有西昌喻嘉言云此例乃叔和所作，遂从而驳正其失。复有程子郊倩，更起而嫚骂之，其毁讪前人，失之太过。愚家有宋板《伤寒论》，其例首，有四时八节气候决病法，此实出仲景手述，非叔和所能道及。今读方、喻、程三家之书，知尊仲景矣，独略仲景决病法而不载，何昧昧也。愚以《伤寒例》原系仲景之书，其中有与《内经》相悖处，大都是叔和所撰。然叔和之言，亦有可采处，学者须悉心体认，则前人之得失迥然自出，予非故为是毁誉之端也。所可笑者，今医活人之技，万分不及古人，而指摘古人更甚。噫！抑何不自量之甚欤。

附昔贤《伤寒例》

华元化云：夫伤寒始得，一日在皮，当摩膏火灸即愈。若不解者，至二日在肤，可法针，服解肌散，发汗，汗出即愈。若不解者，至三日，在肌，复发汗，则愈。若不解者，止，勿复发汗也。至四日，在胸，宜服藜芦丸，微吐则愈。若更困，藜芦丸不能吐者，服小豆瓜蒂散，吐之则愈。视病，尚未醒，醒者，复一法针之。五日在腹，六日入胃，入胃，则可下也。若热毒在胃外，未入于胃，而先下之者，其热乘虚便入胃，则烂胃也。然热入胃病，要当复下去之，不得留于胃中也。胃若实热，致此为病，三死一生，此辈皆多不愈，胃虚，热入烂胃也。其热微者，赤斑出；剧者，黑斑出。赤斑出者，五死一生；黑斑出者，十死一生。病者过日，不以时下之，热不得泄，亦胃烂斑出。

琥按：伤寒之邪，自外而着于经络，入于胃腑，故始得在皮，继在肤，继在肌，更进而在胸。在腹以入于胃，入胃不解，则热不得泄，胃烂而死者多矣。据元化此论，虽不言阴阳六经，然其意实与仲景例相合。其言在皮肤，在肌者，此即仲景三阳经，未入于腑之病也。其言在胸腹，与入胃者，此即仲景三阴经，已入于腑之病也。摩膏法，惜今不传。针法及吐法，伤寒科又不讲。俗医所议者，止汗、下与和解三法而已。汗下得宜，犹可以为上工。至有汗下和解，错治不效，轻投温补，以治中寒法治伤寒，其为害人，不知几许，盍于上例一致思之。或问云：元化摩膏火炙法，此以热药治寒证也，子何以伤寒为热病邪？予答云：经言发表不远热，仲景治太阳病一二日，用麻黄、桂枝二汤以发之，亦甘温辛热之剂。至邪已入里，叔和即相戒云桂枝下咽，阳盛即毙。明乎此，则治伤寒之法，可无误矣。

巢元方云：伤寒者，起自风寒，入于腠理，与精气交争，营卫痞隔，周行不通。病一日至二日，气在孔窍皮肤之间，故病者头痛恶寒，腰背强重，此邪气在表，洗浴发汗即愈。病三日以上，气浮在上部，胸心填塞，故头痛，胸中满闷，当吐之，则愈。病五日以上，气深《千金》作沉，结在脏，故腹胀身重，骨节烦疼，当下之则愈。在脏“脏”字，当作“腑”字解。仲景云已入腑者，可下而已，其义相通。或疑骨节烦疼，当是太阳表证未罢，恐不宜下。殊不知上云腹胀，此为胃腑实热已极，热气自内蒸发于外，所以骨节烦疼。巢氏用下法，至当无疑。

琥按：上巢氏治伤寒，不过用汗吐下三法，乃知其病，总系实热之证，与仲景汗下例，同出一义。

刘守真云：伤寒表证，当汗而不可下；里证，当下而不可汗；半在表，半在里，则当和解，不可发汗吐下，在上则通之，在下则泄之。伤寒无汗，表病里和者，则麻黄汤汗之，或天水散之类亦佳。表不解，半入于里，半尚在表者，小柴胡汤和解之，或天水、凉膈散甚良。表里热势俱甚者，大柴胡汤微下之；更甚者，大承气汤下之。表热多，里热少者，天水一、凉膈半和解之；里热多，表热少，未可下者，凉膈天水，一半调之；势更甚者，小承气汤下之。表证解，但有里证者，大承气汤下之。凡此诸可下者，通宜三一承气汤下之。发汗不解，下后，前后别无异证者，通宜凉膈散调之，以退其热，两感仿此而已。伤风自汗，表病里和者，桂枝汤解肌；半在表，半在里，白虎汤和解之；病在里者，大承气汤下之。

琥按：上守真氏论治伤寒法，所取仲景汗下和解之方，自麻黄、桂枝二汤外，不过是大小柴胡、大小承气及白虎汤。又复自制天水散、凉膈散、三一承气汤，大都是甘寒苦寒辛凉之剂，此以伤寒之病，表里俱热，以寒治热，固其宜也。但上文云伤寒表证无汗，用麻黄汤之时，复云或天水散之类亦佳，斯言不可为例。夫天水散乃甘寒之药，纵用葱豉之苦辛，煎汤调服，但能清阳明气分肌肉间热，何能散太阳经皮表之寒气邪？经云发表不远热，麻桂之辛热，亦伤寒初起时必用之药。若谓寒气所郁，发热过甚，竟以滑石一味为君，而欲清之，遂谓表病之能愈，吾不信矣。至于邪已入里，热势甚，而用三一承气；或表里俱热，而用天水、凉膈，斯为治热病之要法，学者所当参合而用其方也。

张子和云：凡人冒风、时气、温病、伤寒，三日以里，头痛身热，恶寒，可用通圣散、益元散，入生姜、豉、葱，煎一大碗，去滓，稍热。先以多一半投之，良久，用钗子于咽喉中，探引吐了。次用少半，亦稍热投之，更用葱醋酸辣汤投之，衣被盖覆，汗出则愈矣。如遇世乱，《内经》曰：岁火太过，炎暑流行，火气太盛，肺金受邪，上应荧惑。大而明现，用辛凉之剂解之，则万举万全也。若遇治世人安，可用升麻汤、葛根汤、败毒散，辛温之剂解之，亦加葱根白、豆豉，上涌而表汗。《内经》曰：因其轻而扬之。扬者，发扬也，谓吐汗，以发扬寒热之邪也。世乱者，谓疫气传染，人病卒暴而死之时也。治世人安，谓人病不卒暴而痊安者多。又云伤寒、温疫、时气、冒风、中暑，俱四时不正之气也，人若初感之，皆头痛恶寒身热，及寒热往来，腰脊强，是太阳经受病也。《内经》曰，可先治内，而后治外。先用生姜、葱白、豆豉，煎双解散，上涌，及汗出则解。如不解者，至五六日或不大便，喘满谵语，实热，两手脉沉，可用调胃、大、小承气汤下之，此先治外，而后治内也。先治内后治外，谓先涌之是治内，吐时汗出即是治外；先治外后治内，谓汗后不解，方用下药。

伤寒七八日，发黄有斑，潮热腹满者，或痰实作止。虽诸承气汤下过者，仲景云寸口脉浮滑者，可用瓜蒂散吐之。启玄子云上盛不已，吐而夺之是也。

琥按：上吐汗之法，极是。但云投以葱醋酸辣汤，不可为。则虽经云酸者令人上涌，然其性能收敛外寒，汤中之醋，不宜用也。又上云温疫、时气、冒风、中暑，总以伤寒贯之。可见热病所该者，广其名虽异，而治法颇同矣。

王海藏云：冬伤于寒，春必温病。盖因房室劳伤与辛苦之人，腠理开泄，少阴不藏，肾水涸竭，而得之。无水则春木无以发生，故为温病。至长夏之时，时强木长，因绝水之源，无以滋化，故为大热病也。伤寒之源如此。春为温病，夏为热病，长夏为大热病，其变亦随乎时而已。邪之所感，浅者，其病轻而易治；深者，其病重而难治；尤深者，其病死而不治。

琥按：上海藏之论，是三秋时无伤寒矣，盖古人言不尽意。上文既云变随乎时，则秋令多燥热，秋之伤寒，当为燥热病；至深秋时，则同正伤寒矣。至于治法，则随其邪之浅深，热之轻重，或汗，或吐，或和解及下，在学者通变用之而已。

陶节庵云：伤寒者，冬月寒邪，伤于足太阳经，即时病者，为正伤寒。其证便有头疼、发热、恶寒、脉浮紧而无汗，治宜发表，自然热退身凉。若传阳明经，便有目痛、鼻干、不眠、脉微洪之证，治宜解肌。若传至少阳经，便有胸胁痛而耳聋、寒热、呕而口苦、脉弦数之证，治宜和解表里。若表证皆除，传进三阴，反见怕热、揭去衣被、燥渴谵语、潮热斑黄狂乱、大便不通、脉沉实而有力，治宜急下，大便通而其热愈矣。若伤风者，初起头疼发热、恶寒、脉浮缓、自汗、鼻塞声重，此名伤风，亦是太阳病起。若传至各经，依前伤寒条下治之。其春夏秋三时，虽有恶寒身热，微头疼，即为感冒，非时暴寒之轻，非比冬时正伤寒为重也。

琥按：上节庵论伤寒三阳经证，传入三阴，大便不通，治宜急下。据仲景法，凡云急下者，皆用大承气汤。夫三阴有太少厥之不同，而治法总以一汤下之者，何也？盖仲景云三阴证，已入于腑者，可下而已。其时病人肠胃实热已极，阴经近里，热气蒸郁三阴之经，当见腹满、嗌干、口舌燥渴、烦满囊缩等证。但用承气汤，下其肠胃中之实，而阴经之热自解。所以阴经有三，用药治之止一法也。至于仲景论太阳中风（中与伤同一义），与伤寒无异，但以脉缓自汗为别。陶氏云鼻塞声重，此即丹溪所云伤风属肺，戴院使云新咳嗽者是也。其证饮食如故，大小便如常，乃另是一种病，乌得入于太阳经例。见证不明，徒遗世诮。

琥总按：上昔贤论《伤寒例》，大都宗《内经·热病》之旨，且其义与仲景《伤寒例》互相发明。故其治法，或汗、或吐、或下、或和解、或针刺，无殊疗也。读仲景书者，可不玩索而旁通之？

卷之三

辨太阳病脉证并治法上此系仲景原文。

王安道云：仲景之书，叔和所增入者，《辨脉》《平脉》与《可汗》《可下》等诸篇而已，其六经篇，非叔和所能赞辞也。缘注《太阳上篇》，仍遵仲景之旧云尔。

太阳之为病，脉浮，头项强痛而恶寒。

此言太阳之为病，是总下文中风伤寒而立论也。按：黄仲理云，太阳之为病，脉浮，头项强痛而恶风寒。“寒”字上又增一“风”字，乃知“恶寒”二字，不但指伤寒而言，连中风之候，亦在其中。太阳之经主表，故成注云：此是太阳表病。

太阳病，发热，汗出，恶风，脉缓者，名为中风。

太阳病，即上文云脉浮，头项强痛是也。篇中凡言太阳病，皆仿此。夫太阳表病，有营卫之分。成注云：风则伤卫，寒则伤营。风为阳邪，故病即发热。汗出恶风者，人受风邪所伤，则皮腠疏，气不能卫固其外故也。方氏《条辨》云：风性柔和，故脉见缓。或云脉缓，当作浮缓看，浮是太阳病脉，缓是中风脉。下文云紧脉，亦当仿此。愚以上言中风，非东垣所云中腑、中脏、中血脉之谓。盖“中”字与“伤”字同义，仲景论中不直云伤风者，恐后学不察，以咳嗽鼻塞声重之伤风，混同立论，故以“中”字别之也。

太阳病，或已发热，或未发热，必恶寒，体痛呕逆，脉阴阳俱紧者，名曰伤寒。

风伤卫之证，上文已言之矣，此特举寒伤营之证而发明之。经云：人伤于寒，则为病热。仲景云或未发热者，成注以寒为阴邪，不能即热，郁而方变热也。伤寒恶寒，势所必至体痛者，寒伤营，营主血，血为寒气所凝，故作痛。呕逆者，胃口亦受寒气所郁，而作呕也。《脉经》云：寸口为阳，尺中为阴。伤寒之脉，尺与寸俱紧者，成注云寒性劲急故也。愚按：此条论，于未发热下，当增“无汗”二字，然云恶寒体痛，则无汗之意，即在其中。又按：体痛，《尚论篇》误注作“体重”，且云仲景恐人见恶寒体重呕逆，又未发热，误认为直中阴经之证，故早揭此语于辨证之先。独不思仲景论太阳病，开口便云头项强痛，何至与阴经错误。喻氏之言，何懵懂之至邪！

伤寒一日，太阳受之，脉若静者，为不传。颇欲吐，若躁烦，脉数急者，为传也。

此言伤寒，乃兼上中风之证而言。下言二三日，伤寒亦仿此。脉静者，谓浮紧者不甚紧，浮缓者不甚缓也。以外来风寒之邪，约略言之，则一日太阳，二日阳明，三日少阳。成注云：阳明胃经受邪，则喜吐，颇欲吐者，言不但干呕作逆，直欲大吐，乃病进之兆也。躁烦者，热郁之极。脉数者，一息五六至之谓，急疾也。言太阳病，欲传入阳明，不惟脉紧者，数而急疾，即缓脉，亦变而为数且疾也。

伤寒二三日，阳明少阳证不见者，为不传也。

《条辨》云：上言不传，乃是太阳病向愈之候。此言不传，当兼太阳病不解之候。成注亦云：知邪不传，止在太阳经中，此是不解之意。

附后例太阳病，发热而渴，不恶寒者，为温病。

此条是阳明病温，而亦列于《太阳篇》者，以初病起，即头项强痛故也。然此条既系温病，不可与风寒同治，因另立治温法，在后第十三卷中。

若发汗已，身灼热者，名曰风温。风温为病，脉阴阳俱浮，自汗出，身重，多眠睡，鼻息必鼾，语言难出。若被下者，小便不利，直视失溲。若被火者，微发黄色，剧则如惊痫，时瘛疭。若火熏之，一逆尚引日，再逆促命期。

“小便不利”四字，当在“若被下者”四字之上，否则既云不利，又曰失溲，悖矣。此即上条温病误发其汗，变作风温，是为一逆；复误下，或误火，是为再逆。程氏《后条辨》云：凡风温身重多眠，语言难出，小便不利，直视失溲，发黄惊痫瘛疭等，此皆温病中之坏病，亦宜入治温论。正文与注详见后第十三卷中。

病有发热恶寒者，发于阳也；无热恶寒者，发于阴也。发于阳者，七日愈；发于阴者，六日愈。以阳数七，阴数六故也。

凡病有身发热，而外作恶寒之状者，此风寒之邪，伤于阳经而发，乃伤寒病也。有身无热，而外作恶寒之状者，此风寒之邪，直中阴经而发，为中寒病也。阳数奇，故愈约以七日，七者，少阳之数也。阴数偶，故愈约以六日，六者，老阴之数也。成注以火成数七，水成数六，为解亦通。愚按：《条辨》云无热恶寒者，乃伤寒或未发热之时。《尚论篇》云，寒邪初受，未郁成热。要之此言，终是太阳病。仲景云一二日发者，乌得云病发于阴。若以寒伤营，营为阴作解，牵强极矣。张氏《缵论》云此条以有热无热，证阳病阴病之大端，乃阴阳寒热关头，学者所当体认。上论宜入前第二卷《伤寒例》中。

太阳病，头痛至七日以上自愈者，以行其经尽故也。若欲作再经者，针足阳明，使经不传，则愈。

欲作再经，《准绳》作“欲再传经”，犹言再传一经也。太阳者，巨阳也。《内经》云：七日巨阳病衰，头痛少愈。行其经尽者，谓寒邪之行，只在太阳一经。至七日，则太阳之邪，不外泄，即内入，故曰尽也。凡诸经之邪，必至七日，为行经尽而自愈之时。如阳明病身热，二日受者，八日愈；少阳病耳聋，三日受者，九日愈，皆七日以上也。欲作再经者，谓太阳病邪之初，郁热不散，欲再传经，当是阳明受之。非若成注云伤寒自一日至六日，传三阳三阴经尽，至七日，当愈不愈，则太阳之邪，再传入阳明也。仲景立此条，是设一截病法，云太阳病愈，必至七日以上；太阳病传，止在二三日间。医者宜及此时，针足阳明，迎而夺之，以泄其热，则病邪之气已衰，纵使有经而不至于传，则其病自愈。《条辨》云：夺其传路而遏之。遏之之意，犹未善解。针足阳明穴，详后第十四卷《刺热法》中。愚按：成氏此条注谬甚。《尚论篇》承其谬，云太阳之邪，传至厥阴，六经尽矣，至七日当愈，设不愈，则七日再传太阳，八日再传阳明，岂非谬中之谬邪？考马玄台《内经注》云，自太阳至厥阴，犹人由户升堂入室。厥阴复出传于太阳，奈有少阴、太阴、少阳、阳明以隔之，岂有遽出而传太阳之理。此斥再传之非，实为千载定论。

太阳病欲解时，从巳至未上。

太阳者，盛阳也。成注云：巳午未，太阳气王，故乘其时而病解。《后条辨》云：太阳病欲解，必藉令未土，土者，阴阳之冲气也。缘病之发也，非虚发，必阴阳之乖气，有乘吾之经气者。病之解也不徒解，必阴阳之冲气，有王吾之经气者。愚谓四时之气，如春温、夏热、秋燥、冬寒，皆遇土令而后得解。六经之解，各以三时太阳从巳至未，未，土也；阳明从申至戌，戌，土也；少阳从寅至辰，辰，亦土也；太阴从亥至丑，少阴从子至寅，厥阴从丑至卯，三阴之解，亦以土也，此为至当不易之理。成注总解云：阳行速，阴行缓，阳生于昼，阴生于夜。三阳经解时，从寅至戌，以阳道常饶也；三阴经解时，从亥至卯，以阴道常乏也。按：此论亦有理。

风家，表解而不了了者，十二日愈。

成注云：中风家，发汗解后，未全快畅，此即是不了了。必俟十二日，六经行尽之时，余邪悉去，不治自愈。

病人身大热，反欲得近衣者，热在皮肤，寒在骨髓也；身大寒，反不欲近衣者，寒在皮肤，热在骨髓也。

身大热者，足太阳病已，发热之时也。欲得近衣，是表恶风寒也。热在皮肤，是寒郁而肌表蒸热也。寒在骨髓，是风寒之气，束人肌骨间也。凡人病外伤风寒，则遍身骨节入髓疼痛，而作恶寒之状，扪其皮肤，则大热烙手，此系太阳表证，故列入《太阳上篇》。身大寒者，谓病传三阴，邪已入腑，表无热也。不欲近衣，是内热发烦躁也。寒在皮肤，谓内热亢甚，肌表反作冷也。热在骨髓，是为郁热在里，深入脏腑间也。凡人病外伤风寒，表之不散，传入于腑，胃腑实热，久不得泄，扬手掷足，大作烦躁之状，扪其肢体间，厥逆冰手，此非太阳病例，仲景举此对代而言之耳。愚以病人身热欲得近衣者，仲景法，宜用麻黄汤以汗之；身寒不欲近衣者，宜用大柴胡汤，或三承气汤以下之。按：成注以皮肤骨髓，有浅深内外表里之分。《后条辨》不察其误，谓病人身大热，反欲得近衣者，是沉阴内锢，而虚阳外浮，皮肤表热是假，骨髓里寒是真。悖谬极矣。身寒不欲近衣，注与上同义，兹不尽述。或云此条非仲景论，系叔和所增入者，详其文义，与阳盛阴虚，汗之则死云云，又桂枝下咽，阳盛则毙云云，同构此危疑之辞，以惊惑人耳。例宜从删。

太阳中风，阳浮而阴弱，阳浮者，热自发，阴弱者，汗自出。啬啬恶寒，淅淅恶风，翕翕发热，鼻鸣干呕者，桂枝汤主之。

历举上十二条，但论太阳中风、伤寒、温病等脉证。此条特举治法而申言之也。中风脉缓，阳浮阴弱者，脉缓之义也。诊脉之法，有浮中沉三候，浮取之为阳，沉取之为阴，阳以候卫，阴以候营。阳脉浮，则卫气虚，而皮腠空疏，风易透之，风性本热，故不待闭郁而热自发也。阴脉弱，则营血虚而津液漏泄，热复蒸之，热气迫血，故不待覆盖而汗自出也。成注云：啬啬者，不足也，恶寒之貌。淅淅者，洒淅也，恶风之貌。盖人病外感之证，未有恶风而不兼恶寒，恶寒而不兼恶风者，不可拘拘于伤风但恶风也。翕翕者，言如合羽所覆，热发在表故也。鼻鸣者，肺开窍于鼻，又主皮毛，皮毛失护，风热壅而气喘作声也。干呕者，诸阳受气于胸中，太阳之真气不能外布，故胸中逆塞而欲作呕也。与桂枝汤者，成注云和营卫而散风邪也。愚按：成氏注太阳中风云，风并于卫，则卫实而营虚。又引经云，太阳病发热汗出者，此为营弱卫强。其言强实者，乃风邪之气入于卫中，既强且实也。如卫中之气果系强实，何由而外恶风寒邪？予故于阳脉浮下，竟注作卫气虚也，营血果系虚弱矣。然此不过因其自汗出，汗为血液，故曰虚耳。如营中之血果虚，则仲景与桂枝汤后，不当复云温覆，以出其汗矣。大抵外感之病以驱邪为主，风寒之邪入于营卫，营卫中真气总系虚弱，但一时为邪所入，必先用发散药，攻去其邪，待邪气去尽，方可以虚弱立论。成注所言不甚明畅，因多削去，以方、喻、程三家之注，及鄙意以补之。

桂枝汤方

桂枝三两，去皮　芍药三两　甘草二两，炙　生姜三两，切　大枣十二枚，擘

上五味，㕮咀，以水七升，微火煮取三升，去滓，适寒温，服一升。服已须臾，歠热稀粥一升余，以助药力。温覆令一时许，遍身漐漐微似有汗者，益佳，不可令如水流漓，病必不除。若一服，汗出病差，停后服，不必尽剂。若不汗，更服依前法。又不汗，后服小促役其间，半日许，令三服尽。若病重者，一日一夜服，周时观之。服一剂尽，病证犹在者，更作服。若汗不出者，乃服至二三剂。禁生冷、粘滑、肉面、五辛、酒酪、臭恶等物。小促役，言催促煮药之人也。宋版作“少从容”，此系传写之误。

成氏《明理论》云：经曰桂枝本为解肌，若其人脉浮紧，发热汗不出者，不可与也云云。盖桂枝汤本专主太阳中风，其于腠理致密，营卫邪实，津液禁固，寒邪所胜者，则桂枝汤不能发散。必也皮肤疏凑，又自汗，风邪干于卫气者，乃可投之也。仲景以解肌为轻，以发汗为重，是以发汗吐下后，身疼不休者，津液内耗也，虽有表邪而止，可解肌，故须桂枝汤少和之也。桂味辛热，用之为君。桂犹圭也，宣导诸药，为之先聘，是谓辛甘发散为阳之意。盖发散风邪，必以辛为主，故桂枝所以为君也。芍药味苦酸微寒，甘草味甘平，用以为臣佐者，《内经》所谓风淫所胜，平以辛佐以苦，以甘缓之，以酸收之，是以芍药为臣，而甘草为佐也。生姜味辛温，大枣味甘温，二物为使者，《内经》所谓风淫于内，以甘缓之，以辛散之，是用以

为使也。姜枣之味辛甘，固能发散，而此又不特专于发散，以脾主为胃行其津液，姜枣之用，专行脾之津液而和营卫者也。麻黄汤不用姜枣者，谓专于发汗，则不待行化而津液得通矣。

琥按：上成论如此明畅，则仲景立桂枝汤方，似乎一味不可增损，宜乎后人用之，无不效矣。予每见今医执此方，而准投于冬月太阳病一二日有汗之伤风，及服之，非徒无益，反有害者，何也？愚以太阳伤风证，未必尽人皆真正营弱者。《内台方议》云，使其人禀质素壮，气血有余，壮热不止，脉却阳浮而阴盛，其外证仍自汗恶风，本方中当用赤芍药，以泻营中之邪实也。世传仲景桂枝汤方内用白芍药者，乃补营兼实卫之剂，在病人必体虚不任风寒，其脉浮缓微弱，其热翕翕然不甚，其汗时出，无有止时，方可竟投桂枝。否则风邪始盛于表，而用白芍药之酸以收之，大枣、炙甘草之甘温以补之，吾恐虽有桂枝之辛热，生姜之辛温，其风寒之邪，何能尽由此二味而发散邪？当日仲景设立此方，必为正气虚而表邪微者用耳。今之治伤寒者，必欲祖而行之，其误多矣。

琥又按：中风发热，甚至鼻鸣干呕者，此邪热也。邪热之气，不能杀谷，言不能胜谷气也。仲景于桂枝汤方后云，服已，须臾，歠热稀粥一升余。必其人外虽病头项强痛，发热自汗恶风寒，内则饮食如故，胸膈未尝痞满，故令其歠热稀粥，且禁其勿食肉面等物也。予每见今人病风寒，必先挟食者多，故非惟不敢歠热稀粥，并不敢投桂枝汤，恐炙甘草、大枣之甘温，反作胀满故也。后学如读书不明理，见证审脉不亲切，执一桂枝汤方，以治太阳中风证，差错不少，慎之慎之。

琥又按：仲景于桂枝汤方下云，温覆令微汗，若一服汗出，不必尽剂，若不汗，更作服，又不汗，服至二三剂。此是发汗药也。成氏《明理论》又引经云，桂枝本为解肌，若脉浮紧，发热汗不出者，不可与之。又似止汗之药，何也？愚谓太阳伤风，乃表虚为风寒所袭，其自汗必有时而出，有时又止，出不能透，所以发热不休。仲景用桂枝汤者，以辛甘发散肌表之风邪，使邪去则表密而汗自止，热自休，乃发中有止之义。

太阳病，头痛，发热，汗出，恶风者，桂枝汤主之。

此言太阳病，同是头痛发热，只要认其证，必汗出恶风，乃为中风，方可投桂枝汤也。

太阳病，项背强几几，反汗出恶风者，桂枝加葛根汤主之。

几，音殊。几几者，鸟飞羽短伸颈之貌。太阳病项背强矣，复几几然颈不得舒。颈之经属阳明，项背与颈几几然，其状当无汗矣。今反汗出恶风，仲景法，太阳病汗出恶风者，桂枝汤主之。今因其几几然，故加葛根于桂枝汤中，以兼祛阳明经之风也。成氏不解此义，而云药味与桂枝汤同，且疑其有麻黄，为误甚矣。愚按：此条当是太阳阳明中风证，上桂枝句云云，当作桂枝汤加葛根主之，其义始明。

桂枝加葛根汤方此方自原论中第十卷采附于此

葛根四两　芍药二两　甘草二两，炙　生姜三两，切　大枣十二枚，擘　桂枝二两，去皮

上六味，以水一斗，先煮葛根减二升，去上沫，内诸药，煮取三升，去滓，温服一升。覆取微似汗，不须歠粥，余如桂枝汤法。

琥按：上方乃桂枝汤中加葛根一味药也。夫桂枝汤，仲景用以治太阳中风，汗出恶风之证。今者项背强，又复几几然而颈拘缩。夫几几者，本为寒甚，寒甚者，当无汗，今则反汗出

而恶风，此系太阳伤风证。因多然拘缩之状，故于桂枝汤中，加葛根为君，以祛风邪，解肌表。

太阳病，下之后，其气上冲者，可与桂枝汤方，用前法。若不上冲者，不可与之。

此条是误下，未至大坏之证。成注云：太阳属表，而反下之，则虚其里，阳邪乘虚入里，气当下陷。今者虽下而不至大坏，里气未虚，仍然上冲，是犹之前条桂枝汤证，风壅气逆，欲作干呕之状也。故云可与桂枝汤方，用前法。若不上冲者，里气虚馁，阳邪入里，不复在表，故云不可与桂枝汤方也。按：《条辨》及《尚论篇》注云可与桂枝汤方，用前下药法，合表里而两解之，如桂枝加大黄汤之类是也。此言于义未合，学者宜从成注为是。

附后例太阳病，三日，已发汗，若吐、若下、若温针仍不解者，此为坏病，桂枝不中与也。观其脉证，知犯何逆，随证治之。

此条是坏病，正文与注见后第十二卷《救逆论》中。仲景论于此条之下，接桂枝本为解肌云云。愚考桂枝证有杂入《太阳中篇》麻黄、青龙汤内者，因采附于下，以便学者记习。要于仲景原文，不敢前后倒乱也。

附例太阳病，外证未解，脉浮弱者，当以汗解，宜桂枝汤。

外证未解，谓头痛、项强、恶寒等证犹在也。脉浮弱者，即阳浮阴弱之谓。辨证据脉，则不论日久，犹当以微汗解肌，故云宜桂枝汤也。

太阳病下之微喘者，表未解故也，桂枝加厚朴杏仁汤主之。

下后气夺于下，呼吸不续而喘者，是为虚喘。今曰微喘，此虽因误下，里气未夺，反上逆，而与表邪交错于胸中，故与桂枝汤以解表，加厚朴、杏仁，以下胸中之逆气也。《尚论篇》以喘为真气亏乏，复加厚朴、杏仁，以泄气利喘，误矣。杏仁之“人”，与“仁”同，《外台》《千金》皆从“人”。

太阳病，外证未解者，不可下也；下之为逆，欲解外者，宜桂枝汤主之。

外证未解者，谓表证未全解也。王宇泰云：但有一毫头痛恶寒，即为在表。表证未解，虽有可下之证，不可下也，下之为逆。逆者，为病在外，而反攻其内，于治法为不顺也。若下之而外证仍未解者，仍当解外，故云宜桂枝汤主之也。

太阳病，先发汗不解，而复下之，脉浮者，不愈。浮为在外，而反下之，故令不愈。今脉浮，故知在外，当须解外，则愈。宜桂枝汤主之。

先发汗不解而复下之，是粗工死守汗下之法，不知脉理故也。汗后脉浮者，为不愈，以脉浮为邪在外，医人反下其内，故令病不愈也。今止据脉浮，知邪在外，不论既汗且下，须当以桂枝汤解其外邪，则自愈。愚按：上文云先发汗，当是太阳病脉浮紧无汗，先用麻黄汤以发之，紧脉去而浮脉存，汗虽出而表不解，所以不论误下，但据脉浮，当须改用桂枝汤以解其肌也。

病常自汗出者，此为营气和，营气和者，外不谐，以卫气不共营气和谐故尔。以营行脉中，卫行脉外。复发其汗，营卫和，则愈。宜桂枝汤。

此明中风病，所以卫受风邪，营反汗出之理。病常自汗出者，谓时时汗自出也。伤寒无汗为营气伤，今既有汗，则营气无伤而得和矣。营气虽和于内，而外不与卫气相谐，以卫中有客邪之气，所以不共营气和谐故尔。营行脉中，为卫之守；卫行脉外，为营之护，未有卫病而营不病者。故汗亦营中之液，非但卫疏而后出也。病虽常汗，治当复发其汗，使卫中客邪之气去，斯营与卫自相和谐，则愈。故云宜桂枝汤。

病人脏无他病，时发热，自汗出而不愈者，此卫气不和也。先其时发汗则愈，宜桂枝汤主之。

脏无他病者，谓里和能食，二便如常也。时发热，自汗出者，谓有时发热，有时不甚热，有时汗出，有时汗不出也。卫气不和，即前条云不共营气和谐之意，故自汗时出，而久不得愈。先其时者，谓及其发热自汗之时，用桂枝汤以透发其汗，则愈。苟失其时，则风邪入里，病热必深，桂枝汤非所宜矣。

伤寒不大便六七日，头痛有热者，与承气汤。其小便清者，知不在里，仍在表也，当须发汗。若头痛者，必衄。宜桂枝汤。

六七日不大便，明系在里有热，故虽头痛，必是阳明热蒸，此可与承气汤。若其人小便清者，知热不在里，仍在表也，虽不大便六七日，当须发其汗，以解其在表之热。若头痛不已者，为风寒之邪上壅，热甚于经，势必至衄，须乘其未衄之时，宜用桂枝汤以汗解之。或问：此条乃伤寒头痛有热，当须发汗，何以不用麻黄汤？予曰：若麻黄汤证，当见身疼痛矣。且也麻黄汤证，表热显然，虽不大便六七日，何至欲与承气汤。大抵桂枝证，有与承气证相似者。故仲景云，桂枝下咽，阳盛则毙；承气入胃，阴盛以亡也。二药错误，立至死亡，所以验小便实为仲景妙法。

伤寒发汗，解半日许，复烦，脉浮数者，可更发汗，宜桂枝汤主之。

伤寒发汗者，谓太阳伤寒。服麻黄汤，发汗，身凉为已解。至半日许，复烦者，身复发烦热也。脉浮数者，脉转浮数也。《尚论篇》云：此明系汗后表疏，邪风袭入所致。虽仲景法，脉浮而数者，可发汗，宜麻黄汤。然此条病，已曾用过麻黄汤发汗矣，故当更方以发其汗，宜桂枝汤以主之也。

太阳病，发热汗出者，此为营弱卫强，故使汗出。欲救邪风者，宜桂枝汤主之。

营弱卫强者，即前太阳中风桂枝汤证注云，卫实而营虚之意。《后条辨》云：何以云弱，正气夺则虚，故云弱也；何以云强，邪气盛则实，故云强也。营中之阴，既正虚而不守，卫外之阳，复邪实而失护，故使汗出而发热也。欲救卫间之邪风者，成注云与桂枝汤，以解散风邪，调和营卫。

桂枝本为解肌，若其人脉浮紧，发热，汗不出者，不可与也。常须识此，勿令误也。

肌者，肤肉之间也。风邪伤卫，卫行脉外，正当肤肉之间，方用桂枝汤以救解之。若其人脉浮而紧，发热汗不出者，此系太阳伤寒。寒伤营，乃麻黄汤证。桂枝汤中有芍药，收敛寒邪，是药与病相反，不可与也。医者常须识认此证，勿令病家错误服之。

若酒客病，不可与桂枝汤，得汤则呕，以酒客不喜甘故也。

成注云：酒客内热，其于无病时，热气熏蒸肤腠间，固多汗矣。及其病风寒之邪，脉必浮缓，而汗出可知。医人不可据脉验证，执一桂枝汤与之。其得汤，必作呕而吐出，何也？以酒客既伤于酒，又挟外邪，胸中必满而逆，若食甘则愈满，故不喜也。即一酒客病，则凡太阳中风而挟食者，桂枝亦在所当禁，可类推矣。

喘家作桂枝汤，加厚朴杏子佳。

佳，坊本作“仁”。此云喘家者，乃太阳中风证，自汗而增喘也。喘为风甚气壅，故作桂枝汤，必加厚朴、杏仁，以泄利逆气。

凡服桂枝汤吐者，其后必吐脓血也。

桂枝之性本热，服汤之人，如系酒客之类，得之而吐者，以其人胸膈中素有湿热，更服桂枝汤，则两热相搏，郁蒸既久，津液销败而为脓血，此为肺胃受伤。盖风寒之来，先伤肺，服汤之误，复败胃故也。愚按：此条证，仲景无治法。《补亡论》常器之云可服《类要》芍药地黄汤。郭白云云见脓血而后可服。

太阳病发汗，遂漏不止，其人恶风，小便难，四肢微急，难以屈伸者，桂枝加附子汤主之。

此条乃风寒之邪，始从太阳，直中少阴，其人肌表空疏，卫外之阳本虚，无热可郁，误投麻黄汤，大发其汗。成注云：亡阳脱液，系真寒之证。正文与注并汤详见《中寒论》中。

太阳病，下之后，脉促胸满者，桂枝去芍药汤主之。若微恶寒者，去芍药方中加附子汤主之。

此条太阳病，与上条太阳病，同是真寒之证，医人不察，漫以桂枝加大黄汤，或以调胃承气汤下之后。成注云：阳气已虚，故见脉促胸满，微恶寒，此亦真寒证。正文与注并汤详见《中寒论》中。

太阳病，得之八九日，如疟状，发热恶寒，热多寒少，其人不呕，清便欲自可，一日二三度发，脉微缓者，为欲愈也。脉微而恶寒者，此阴阳俱虚，不可更发汗、更下、更吐也。面色反有热色者，未欲解也，以其不能得小汗出，身必痒，宜桂枝麻黄各半汤。

太阳病，得之八九日者，盖言太阳经头项强痛，发热恶寒之证，虽日久而犹在也。但其时热多寒少，渐渐变乱，故云如疟状也。赵嗣真云：此是首一节，为自初至今之证，下文皆拟病防变之辞，当分作三截看。其人不呕，清便欲自可者，言风寒之邪，不传于里，里气和而不作热也。一日二三度发者，言寒热如疟之来而频数，邪气浅而欲衰，脉亦微缓，此是向愈之证，不须治也。若其人脉气微矣，则知里热不甚，又复恶寒。此恶寒者，乃四肢及肌表间微觉怕冷。盖病已八九日，非比初时发热恶寒之甚，则知表邪亦微，此为阴阳俱虚，表里无证，故知不可更发汗，及更吐下也。此段论，仲景本无方治。《活人》释疑云宜温之。《缵论》云宜小建中汤，加黄芪不在温经之例。若其人面反有热色者，乃阳邪之气外薄，故面作赤色。虽八九日而表证尚在，未欲解也。阴寒之邪，束其阳热，以故不得小汗，营卫不和，身必作痒。成注云：与桂枝麻黄各半汤，小发其汗以除表邪。

桂枝麻黄各半汤方此方自原论中第十卷采附于此

桂枝一两十六铢，去皮　芍药　生姜切　甘草炙　麻黄各一两，去节　大枣四枚，擘　杏仁二十四个，汤浸，去皮尖及双仁者

上七味，以水五升，先煮麻黄一二沸，去上沫，内诸药，煮取一升八合，去滓，温服六合。

琥按：上方乃治太阳病得之八九日，而病仍在太阳，因作如疟等状。《内台方议》云，如疟状者，乃先发表不尽，风寒之邪，留滞于经，不能即出，故面反有热色，身必作痒。用麻黄、

桂枝之复方减其剂，以取小汗，是总风寒而两解之也。或问：伤寒八九日如疟状，发热恶寒，热多寒少，其人不呕，则是病人前已作呕过矣，方其呕时，焉知非少阳柴胡证？纵其人尚有太阳头项强痛之候，焉知其不与少阳合病邪？若然，则吾子于何证辨之？予曰：于寒热时辨之。少阳之寒热，必先寒而后热，或热已而复寒。方其寒之来也，必手足厥冷，面色青白，背上粟起，大作战栗。及其热之来也，必头面手足四肢胸背蒸蒸然，无处非热，或微汗出，甚则欲揭去衣被，热来则寒往，热往则寒又来，此方是少阳经病。今则于发热之时随则恶寒，又热多于寒，其寒不甚，其人面上于恶寒时，反作赤热之色，故知其为太阳病无疑。《尚论篇》以寒热往来作注，大谬之极。医人倘遇此证，于方药中宜权变取用，亦不可拘拘然但执一麻桂各半汤以投之也。

附后例 太阳病，初服桂枝汤，反烦不解者，先刺风池风府，却与桂枝汤则愈。

服桂枝汤，反增烦热，此系风邪甚，而汤药之力不能以即解也。故宜另用刺法。刺法与穴图俱见后第十四卷中。

服桂枝汤，大汗出，脉洪大者，与桂枝汤如前法。若形如疟，日再发者，汗出必解，宜桂枝二麻黄一汤。

服桂枝汤汗大出者，此出汗不得其法，所以中风之脉，本浮缓而反得洪大。可见病不除而风热愈盛，必再与桂枝汤如前法服之，温覆令一时许，遍身漐漐，微似有汗，则病自差也。若其人病不差，其形如疟者，大都是热多寒少之证，以其脉见洪大故也。日再发者，邪气浅而欲散之候。愚按：此条是外寒束其风热，乃营卫俱伤之证，但风邪多而寒气少耳，法当微发其汗，汗出必解。故成注云与桂枝二麻黄一汤，以解散营卫之邪。

桂枝二麻黄一汤此方自原论中第十卷采附于此，与前方药味相同，但分两各别耳

桂枝一两十七铢，去皮　芍药一两六铢　麻黄十六铢，去节　生姜一两六铢，切　杏仁十六个，去皮尖　甘草一两二铢，炙　大枣五枚，擘

上七味，以水五升，先煮麻黄一二沸，去上沫，内诸药，煮取二升，去滓，温服一升，日再。

琥按：上方乃治太阳病服桂枝汤大汗出后，其形如疟之证。《内台方议》云是原发汗不尽，余邪在经所致。然既大汗出矣，何以犹有余邪？盖取汗之法，不可令如水流漓，是不惟中风之候不除，更袭以外寒之气。故以桂枝汤为主，略加麻黄、杏仁，以散轻寒也。

服桂枝汤，大汗出后，大烦渴不解，脉洪大者，白虎加人参汤主之。

参，本作"蓡"，今从俗。成注云：大汗出，脉洪大不渴，邪气犹在表也，可更与桂枝汤。兹则更增大烦渴不解，是为风寒之邪，尽郁而为燥热，热邪传里，表里皆热，故改用白虎汤，以解表里之烦热，更加人参以生津止渴也。方见后第六卷《阳明篇》中。愚按：此条当是太阳证罢，转属阳明之证。因上条大汗出后，脉洪大，虽与桂枝汤，已有传入阳明之势。此增烦渴，的系白虎证，而非太阳病矣。其不入《阳明篇》者，以其服桂枝汤后之变证，且与上条脉证相同，但加烦渴，用药霄壤。前贤著书，欲使后学悉心体认，即此二条中，一为详辨，则用药制方之道，实非苟焉而已。

太阳病，发热恶寒，热多寒少，脉微弱者，此无阳也，不可发汗，宜桂枝二越婢一汤。

发汗之“发”，一作“更”。太阳病发热恶寒，热多寒少，前已注明。但前用麻黄桂枝各半汤，以面有热色，身必发痒，脉犹微缓而未弱也，故云宜小汗之。此则微而更加弱焉，故云不可发汗。“此无阳也”句，成注缺解。《尚论篇》云“无阳”二字，乃仲景亡津液之通称。盖“无”当作“亡”，惟亡阳，故脉微弱而不可发汗。然病犹在太阳，发热恶寒之证不除，仍当取桂枝之二以散风邪，越婢之一以治郁热。越婢云者，取石膏之辛凉，以化胃家之郁热，则热化津生而脾气发越，得以行其胃液，故《外台方》以“婢”改名“脾”也。

桂枝二越婢一汤方

桂枝去皮　芍药　甘草各十八铢　生姜一两三钱，切　大枣四枚，擘　麻黄十八铢，去节　石膏二十四铢，碎，绵裹

上七味，㕮咀，以水五升，先煮麻黄一二沸，去上沫，内诸药，煮取二升，去滓，温服一升。本方当裁为越婢汤、桂枝汤合饮一升，今合为一方，桂枝二，越婢一。

成注云：胃为十二经之主，脾治水谷为卑藏，若婢。《内经》曰：脾主为胃行其津液。是汤所以谓之越婢者，以发越脾气，通行津液。《外台方》一名越脾汤，即此义也。《内台方议》问云：汤名越婢，其义何取？答曰：婢，即脾也，岁久传写之误。经注虽云脾为卑藏，卑者若婢，此非成无己之语，乃后人穿凿强注之耳。所谓越婢汤者，以石膏、麻黄、甘草，发越脾之正气，以通行津液，且散虚邪之留，滞于经而不去者。此因脉微弱无阳，而不敢大汗者之所设也。

琥按：上条论既云此无阳也，不可发汗，而汤中复用麻黄，

殊觉不解。又按：《内台方议》云，此方即上麻黄、桂枝之合方，减杏仁加石膏，谓杏仁能发汗，石膏能去虚热。愚谓彼议石膏之去热故加之，犹可，议杏仁之发汗故去之，则非。夫麻黄之发汗，岂不更甚于杏仁，而独留之乎？吾恐即用二分之桂枝，终是发汗之剂，若云和解，吾不信矣。或云石膏解肌，又能制麻黄而发越脾气，且不使之汗出，亦非正解。愚反复思之，而知"不可发汗"四字，当是不可大发汗，因其人脉微弱无阳，而津液少耳。此方比上小发汗之方更轻。

服桂枝汤，或下之，仍头项强痛，翕翕发热，无汗，心下满微痛，小便不利者，桂枝去桂，加茯苓白术汤主之。

头痛项强，发热无汗，此因误服桂枝，而在表之寒犹未解也。心下满痛，小便不利，此复因误下，而寒邪入里，水停心下，不可认作结胸证也。斯时而欲发表，则表无寒邪可发，故不惟不用麻黄汤，止用桂枝汤，而亦去桂也。斯时而欲下里，则里无实热可下，故不用陷胸、承气，止加茯苓、白术，以利小便、燥停饮也。成注云与桂枝汤以解外，夫桂枝汤既去桂矣，复云解外，误甚误甚。愚以"或下之"三字，当在"发热无汗"之下。既下之后，则头痛发热之候，必去表而入于里矣。此条病愚于初时观之，满拟再汗再下，及细思之，心下满微痛，小便不利，此为停饮之证无疑。故张兼善云：此非桂枝证，乃属饮家也。夫头项强痛，既经汗下而不解，心下满而微痛，小便不利，此为水饮内蓄，邪不在表，故云去桂枝，加茯苓、白术。若得小便利，水饮行，腹满减而热自除，则头项强痛悉愈矣。《内台方议》问云：心下满微痛，此乃结胸欲成，何缘作停饮治之？答曰：余证皆似结胸，但取小便不利者，知非结胸，乃停饮也。故此条证，仲景止作停饮治之。

桂枝去桂加茯苓白术汤方此方自原论中第十卷采附于此

于桂枝汤方内去桂枝，加茯苓白术各三两

余依前法煎服。小便利，则愈。

琥按：上汤后云小便利则愈，乃知其为停饮之证无疑。

伤寒脉浮，自汗出，小便数，心烦，微恶寒，脚挛急，反与桂枝汤，欲攻其表，此误也，得之便厥。咽中干，烦躁，吐逆者，作甘草干姜汤与之，以复其阳。若厥愈足温者，更作芍药甘草汤与之，其脚即伸。若胃气不和，谵语者，少与调胃承气汤。若重发汗，复加烧针者，四逆汤主之。

此条系真寒证，误与桂枝汤，攻其表而损其阳，阴阳气血俱虚。故作甘草干姜汤，以复其阳气；更作芍药甘草汤，以益其阴血。少与调胃承气汤者，此反治法也；以四逆汤主之，此为正治之法。正文与注见《中寒论》中。

甘草干姜汤方、芍药甘草汤方俱见《中寒论》中。

调胃承气方见后第六卷《阳明篇》中。

四逆汤方见《中寒论》中。

问曰：证象阳旦，按法治之，而增剧厥逆，咽中干，两胫拘急而谵语。师曰：言夜半，手足当温，两脚当伸，后如师言。何以知此？答曰：寸口脉浮而大，浮则为风，大则为虚，风则生微热，虚则两胫挛。病证象桂枝，因加附子参其间，增桂，令汗出。附子温经，亡阳故也。厥逆，咽中干，烦躁，阳明内结，谵语烦乱，更饮甘草干姜汤。夜半，阳气还，两足当热，胫尚微拘急，重与芍药甘草汤，尔乃胫伸。以承气汤微溏，则止其谵语，故知病可愈。

此条亦系真寒证，以其证似阳旦，故误与桂枝汤。阳旦者，即桂枝汤之别名也。咽中干，烦躁谵语烦乱，乃阴极似阳之证，故以附子干姜等汤剂治之。正文与注俱见《中寒论》中。

卷之四

辨太阳病脉证并治法中此系仲景原文

太阳病，项背强几几，无汗恶风，葛根汤主之。

太阳病，项背强几几，前于反汗出条下已注明。今则无汗恶风，此原系太阳中风表实之证，欲传入阳明也。《内台方议》云：项背强几几，然恶风，乃有风在表而不得散。只因无汗是兼有寒邪，故于桂枝加葛根汤方中，更加麻黄，而改名曰葛根汤方也。

葛根汤方

葛根四两　麻黄三两，去节　桂枝二两，去皮　芍药二两，切　甘草二两，炙　生姜三两，切　大枣十二枚，擘

上七味，㕮咀，以水一斗，先煮麻黄葛根，减二升，去沫，内诸药，煮取三升，去滓，温服一升。覆取微似汗，不须歠粥，余如桂枝法将息及禁忌。

成注云：《本草》言轻可去实，麻黄、葛根之属是也。此以中风表实，故加二物于桂枝汤中也。愚谓伤风恶风，此亦太阳伤风证，因无汗故加麻黄；因几几然拘强，故用葛根为君。

或问：予仲景法太阳病无汗者，为伤寒表实，何以不竟用麻黄汤？愚谓伤寒表实，必恶寒而喘，此则不喘，知非麻黄证，故汤中不用杏仁。且仲景云几几无汗恶风，明系是中风表实证，

故于桂枝汤中加麻黄、葛根也。或又问云：同是太阳无汗，何以别其为中风表实？且伤寒亦有恶风者，不必拘拘于伤风始恶风也。愚意以伤寒表实，是绝无汗，故恶寒发热而加喘；中风表实，是欲汗出而不得，故项背强几几然而恶风。以是而别，其为中风表实也。

太阳与阳明合病者，必自下利，葛根汤主之。

伤寒有合病，有并病。成注云，本太阳病不解，并于阳明者，谓之并病。其合病者，喻氏《尚论篇》云，两经之证，各见一半，如日月之合朔，故云合也。太阳与阳明合病者，太阳恶寒、发热、头项强痛等证，与阳明热渴、目疼、鼻干等证，同时均发，无有先后也。阳邪之气交合，而病甚于表，表邪既甚，则里气决不相和。太阳之里为膀胱，其腑主水；阳明之里为胃，其腑主谷。二腑之气不和，则水谷虽运化而不分清，所以必自下利也。治法与葛根汤，以发散二经中合病之表邪，而利自止。按：成注云，里气不和，下而不上者，当病利。仲景法，用葛根汤者，乃发中有升举之义。又按：成注云，寒邪气甚，客于二阳，二阳方外实而不主里，则里气虚，故必下利。愚以里气虚即为不和，不可作真虚看。《内台方议》云此条病用此方，乃内外均解之剂。葛根性甘平，能祛风，行于阳明之经，用之为君；麻黄为臣，辅之发汗，解太阳之表；桂枝、芍药为佐，通行于营卫之间；甘草、大枣之甘，生姜之辛，以通脾胃之津液，为使，是为内外均解。愚以芍药，虽为今医治下利之药，得桂枝既外行于营，甘草虽能和中，姜枣虽健脾胃、行津液，要之于此汤中用之，不过是辛甘发散之剂，初非治下利之药也。或问：成注云寒邪气甚，客于二阳，《内台方》又云葛根性甘平，能祛风行于阳明之经，究竟此条合病是风是寒？愚以此条病，系风寒两伤之证。《尚论篇》以此条病主寒，下条病主风，且以上葛根汤，即桂枝汤内加葛根，不用麻黄者，是为大失仲景之旨。《内台方》疑问云：经云，下利不可发汗，发汗则胀满。今此下利，又发汗者，何也？答曰：少阴病下利清谷者，为里虚，若更发汗，则脾虚而胀。今此太阳证未罢，或有头痛恶风寒，证尚在表，其脉尚带浮，便传入阳明，有口渴身热等证，必自下利也，必须此方微发汗而散表邪，中有葛根，以除阳明之邪也。若是诸证发热，兼有里而脉浮者，此方最善。愚按：上云传入阳明，此与并病无异。《内台》为合病作解，其言亦误。

太阳与阳明合病，不下利，但呕者，葛根加半夏汤主之。

此条合病，亦风寒两伤之证，风寒之邪交合，而病甚于表。表病，则里气亦不和。成注云：里气上逆而不下者，但呕而不下利。愚以其人胸中必有停饮故也。仲景法，与葛根汤，以发散二经之邪，加半夏以下气散饮。按：《条辨》云此条病以见太阳阳明中风之不同，与上条伤寒下利之证，互相发明。寒为阴，阴气主下降，故下利；风为阳，阳气主上逆，故作呕。殊不知伤寒之证，郁热于里，胸中兀兀欲吐而作呕者甚多，非比中寒之证而云必自下利也。又中风之证，木来侮土，胃气下注，肠鸣而作利者亦不少，未必皆风气上壅而作呕逆也。盖上条乃病人肠中有食积，故下利其不治，下利者以风寒方甚于表也。此条乃病人胸中有停饮，故作呕，其兼治作呕者，以半夏同一辛散，且无碍于风寒，故加之也。

葛根加半夏汤方

葛根四两　麻黄三两，去节，汤泡去黄汁，焙干，秤　生姜三两，切　甘草二两，炙　芍药二两　桂枝二两，去皮

大枣十二枚，擘　半夏半升，洗

上八味，以水一斗，先煮葛根麻黄，减二升，去白沫，内诸药，煮取三升，去滓，温服一升，覆取微似汗。

琥按：上条病证与治法，诸家之注，亦不过随文作解。《活人书》但制小其剂，而于汤中药味不敢增损。愚以上条病，既云呕矣，其人胸中能免满逆之证乎？汤中半夏固宜加矣，而甘草、大枣之甘，能不相碍乎？愚注仲景书，发明仲景方，究不敢执之以治病者，正为此耳。或云方中止甘草二两，大枣十二枚，已有生姜三两，复加半夏半升，于呕家又何碍？斯言实合仲景用药之旨。

太阳病，桂枝证，医反下之，利遂不止，脉促者，表未解也；喘而汗出者，葛根黄连黄芩汤主之。

本太阳桂枝证，医人不投桂枝汤，反用药下之。成注云：虚其肠胃，为热所乘，遂利不止。按：此亦非肠胃真虚证，乃胃有邪热，下通于肠而作泄也。脉促者，《脉经》云：脉来数时，一止复来曰促，此为阳独盛之脉也。脉促见阳，知表未解。但此言表，乃阳明经病，非犹太阳桂枝之表证也。喘而汗出者，亦阳明胃腑，里热气逆所致。此非太阳风甚气壅之喘，亦非桂枝汤证之汗出也，故与葛根黄连黄芩汤，以解阳明表邪，清胃腑里热。

葛根黄芩黄连汤方

葛根半斤　甘草二两，炙　黄芩二两　黄连三两

上四味，以水八升，先煮葛根，减二升，内诸药，煮取二升，去滓，分温再服。

琥按：成注引经云，甘发散为阳，表未解者，散以葛根、

甘草之甘。愚以葛根味甘而带辛，成氏不言辛者，乃缺义也。又云苦以坚里，里气弱者，坚以黄芩、黄连之苦。愚以肠胃协热，阳邪亢盛则阴气自弱，芩连虽非补药，其力能抑阳而扶阴，阴气得扶，则利自止，喘自息。成氏云苦以坚里者，乃固其人肠胃中阴气之谓也。琥又按：《内台方议》此汤云，用葛根为君，以通阳明之津而散表邪；黄连为臣，黄芩为佐，以通里气之热，降火清金而下逆气。此即解成注云喘而汗出者，乃因喘而汗出，即里热气逆所致故也。又云甘草为使，以缓其中而调和诸药。总而论之，此方亦能治阳明大热下利者，又能治嗜酒之人热喘者，取用无穷也。

琥按：上方乃治阳明病内外挟热，表里均解之剂。其入《太阳篇》者，是因桂枝证误下之所致也。或问：利既不止，何以不用五苓等药？愚以下焦蓄水，小便不利，此太阳腑病也，方可用五苓等利水之药。今阳明病，肠胃协热而利，大肠为手阳明，胃为足阳明，阳明本燥化，燥金之性，喜寒恶热，故汤中用芩连，不过顺其性以救肠胃之热。故《尚论篇》亦云：不治利而利自止也。

太阳病，头痛发热，身疼腰痛，骨节疼痛，恶风，无汗而喘者，麻黄汤主之。

此太阳伤寒也。成注云寒则伤营，头痛身疼腰痛，以致牵连骨节疼痛者，太阳经营血不利也。《内经》曰风寒客于人，使人毫毛毕直，皮肤闭而为热者，寒在表也。愚以寒邪在表，皮肤闭而为热，则其人当无汗，而恶风寒。今但言恶风者，乃缺文也。喘者，气逆也。肺属气，外主皮毛。今者毫毛伤寒气而毕直，皮表发热，汗不得泄，则肺叶必张举而作喘。仲景用麻黄汤者，专以发太阳经无汗之伤寒也。

麻黄汤方

麻黄三两，去节　桂枝二两，去皮　甘草一两，炙　杏仁七十个，泡，去皮尖

上四味，以水九升，先煮麻黄减二升，去上沫，内诸药，煮取二升半，去滓，温服八合。覆取微似汗，不须歠粥，余如桂枝法将息。

成氏《明理论》云：《本草》言轻可去实，即麻黄、葛根之属。实为寒邪在表，皮腠坚实。《圣济经》曰，汗不出而腠密，邪气胜而表实，轻剂所以扬之。麻黄味甘苦，用以为君者，以麻黄为轻剂，而专主发散也。桂枝为臣者，以风邪在表，而肤理疏者，必以桂枝解其肌。今寒邪在经，表实而腠密，非桂枝所能独散，必专麻黄以发汗，而桂枝所以为臣也。《内经》曰寒淫于内，治以甘热，佐以辛苦者，兹是类欤。甘草味甘平，杏仁味甘苦温，用以为佐使者，《内经》曰，肝苦急，急食甘以缓之。肝者，营之主也。伤寒营胜卫固，血脉不流，必用味甘之物以缓之，故以甘草、杏仁为之佐使。且桂枝汤主中风，风则伤卫，风邪并于卫，则卫实而营弱。仲景所谓汗出恶风者，此为营弱卫强，故桂枝汤佐以芍药，用和营也。麻黄汤主伤寒，寒则伤营，寒邪并于营，则营实而卫虚，《内经》所谓气之所并为血虚，血之所并为气虚者是矣。故麻黄汤佐以杏仁，用利气也。

琥按：上成氏论云，寒邪并于营，则营实而卫虚。若然，则是仲景所云无汗恶风者。推其意盖云，营实故无汗，卫虚故恶风。但不知中风之证，为卫实矣，何由而仲景桂枝汤证，仍然恶风而复恶寒邪？由是而知成注言实者，乃邪气之实也。或问云：成注言实，皆由邪气之实，则是成注言虚，当是正气之

虚。即其引《内经》之言以证寒伤营云，血之所并为气虚，其说非真虚邪？余曰：不然。伤寒无汗，营中之邪固实，虽云恶风，要之卫中之气，亦不可以言虚。如果系真虚，岂堪麻桂之发散乎？学者读仲景书至此，须当以意会之。或又问：仲景法无汗不可服桂枝。今麻黄汤内复用桂枝者，何也？余答云：按仲景法，无汗不得服桂枝汤，以其中有芍药、姜、枣也。夫伤寒无汗为表实，表实者，津液内固而不外泄，故禁用芍药以收敛津液。且使寒邪不得外散，津液既不得泄，更用姜枣以升生脾胃中之津液，尤为无为。其用生姜固无害，若大枣则过于温补，恐非表实之证所宜。今麻黄汤内用桂枝者，以寒伤营，桂枝亦营中药，能通血脉而发散寒邪，兼佐麻黄而泻营卫中之邪实。盖风寒在表，营卫俱实，肌肤燎热，头疼项强，腰脊痛，骨节不利，恶寒无汗者，必须用之。其汤中用杏仁者，以利喘也；用甘草者，和营卫也。且以邪之所凑，其气必虚，炙甘草有补虚之义。大抵古人用疏利之药，必少兼补药，有如调胃承气汤中，亦用炙甘草，即此意也。仲景此方，乃冬月正伤寒，太阳经发表的药，后学如辨证精切，何难遵而用之。

琥按：方后云不须歠粥，成注无解。《条辨》云麻黄发汗，有专功之能，故不须歠粥之助。愚以寒伤于外，热郁于内，邪热气逆而发喘，其人本不能食，若强以稀粥与之，《缵论》所云反增其剧也，斯仲景不须歠粥之意欤。

太阳与阳明合病，喘而胸满者，不可下，宜麻黄汤主之。

此条合病，乃太阳伤寒之证全具，止胸满一候属阳明也，非此前葛根汤之合病，为阳明病全具之证。胸乃阳明之部分，以阳明之支脉下膈，其直者下乳内，其经皆由于胸故也。成注云：心下满，腹满，皆为实，当下之。此为胸满，非里实，故不可下。仲景法止从太阳例无汗而喘之证治之，故云宜麻黄汤也。或问：阳明病已见胸满之候，何以不兼治阳明？余曰：病因喘而致胸满，胸前者，虽为阳明之部分，其实乃肺之室也。喘而胸满，则肺气必实而胀，所以李东璧《本草》云麻黄汤虽太阳发汗重剂，实为发散肺经火郁之药。彼盖以喘而胸满为肺有火邪实热之证，汤中有麻黄、杏仁，专于泄肺利气，肺气泄利，则喘逆自平，又何有于阳明之胸满邪？此论实发成氏未发之意。

太阳病十日以去，脉浮细而嗜卧者，外已解也。设胸满胁痛者，与小柴胡汤。脉但浮者，与麻黄汤。

成注云：十日以去，向解之时也。脉虽浮而细，是脉已静矣。嗜卧者，邪退神恬而欲卧，故知表已解也。设不尽解，而其人胸满胁痛。此胸满，非比前阳明合病之胸满，盖少阳之支脉，下胸中循胁，其直者，又循胸过季胁。则是此脉浮细，邪又在半表半里，其嗜卧为胆热而神昏，另宜与小柴胡汤，以和解之。若脉但浮而不细者，虽过十日，邪还在表，谓太阳头痛、发热、无汗等证犹在也。仲景法，仍与麻黄汤以发其汗。可见伤寒发汗，不可拘拘于一二日间也。小柴胡汤见后第七卷《少阳篇》中。

附例太阳病脉浮紧，无汗，发热，身疼痛，八九日不解，表证仍在，此当发其汗。服药已，微除，其人发烦目瞑，剧者必衄，衄乃解，所以然者，阳气重故也，麻黄汤主之。

自此以下四条，俱从大小青龙汤后移附于此。成注云：脉浮紧无汗，发热身疼痛，此太阳伤寒也。虽至八九日，从未服发汗药，则病不解，太阳表证仍在，尚当发其汗。其服发汗药已，而微除者，此必因医人不敢用麻黄汤，药力轻而不能胜太阳经之寒邪也。经云伤寒者热病之类，病至八九日后，寒邪不能尽除，其人必作郁热而发烦目瞑也。发烦者，为肺热，皮毛发热，汗不得泄，肺气忿郁而发烦也。目瞑者，为肝热，寒邪变热，营血为热所搏，肝失藏血之令，故目瞑也。剧者，郁热甚而病剧也。热甚气蒸，载血妄行，而上出于鼻曰衄，得衄则邪热之气，亦随经而解散，俗名红汗者是也。其所以致衄者，以阳经热邪之气重故也，此阳气当兼阳明之气而言。阳明多气多血，太阳病不解，其热气并入阳明之经，必致衄而解也。如其人不作衄，为太阳表证仍在，故云麻黄汤主之，非谓已致衄而犹宜用麻黄汤也。按：张兼善云，“麻黄汤主之”五字，合当用于“当发其汗”之下。

太阳病脉浮紧，发热，身无汗，自衄者愈。

此太阳伤寒，不因服药而衄血自来，其病比上条稍轻。得衄，则郁热随经解散，寒邪之气，不为少留，故云病愈。盖汗者，血之液，衄犹汗也，所以此条病，不更主以麻黄汤也。

脉浮者，病在表，可发汗，宜麻黄汤。

观上二条证，若似乎麻黄汤之用，必待紧脉而后宜矣。亦知太阳无汗证具，但见浮脉，则病犹在表也。乘其在表，为可发汗之时，故云宜麻黄汤。

脉浮而数者，可发汗宜麻黄汤。

又太阳无汗证具，即见脉浮而数者，亦可发汗。盖数为郁热已甚，乃太阳病欲传里之时也。以其尚有浮脉，邪不离表，乘其未传，犹为可发汗之时，故亦云宜麻黄汤也。

伤寒脉浮紧，不发汗因致衄者，麻黄汤主之。

成注云：伤寒脉浮紧，邪在表也，当与麻黄汤发汗。若不发汗则邪无从出，郁热壅甚于经，因而致衄，仲景法仍用麻黄汤主之。愚按：此条致衄，必点滴而不成流，故虽衄，而太阳伤寒之表证，必仍然不解，所以用麻黄汤主之也。《活人书》云，衄后脉浮者，宜麻黄汤，衄后脉已微者，不可行麻黄汤，宜黄芩芍药汤。盖衄后脉浮者，表未解也，衄后脉微者，表已解也。于此可见仲景用麻黄汤于衄后之大旨。

太阳中风，脉浮紧，发热恶寒，身疼痛，不汗出而烦躁者，大青龙汤主之。若脉微弱，汗出恶风者，不可服，服之则厥逆，筋惕肉瞤，此为逆也，大青龙汤主之。

坊本有此一句，今从删。成注云：此中风见寒脉也。发热恶寒者，太阳表病也。脉浮紧，身疼痛，为伤寒；不汗出，为中风。盖不汗出者，是汗欲出而不得出，非其人直无汗也。风寒两伤，则郁热愈甚，所以汗不出，而加烦扰躁闷也。仲景法，用大青龙汤主之。大青龙者，桂枝、麻黄之合方也。以不汗出，故去芍药，恐其味酸而收敛津液也。因烦躁，故加石膏，取其甘寒而清解郁热也。要之此汤，亦有不可轻用之戒。若病人脉微弱，而非浮紧，汗出恶风，而非不汗出者，切不可服。服之，则其人必见四肢厥逆，其筋则惕惕然而跳，肉必瞤瞤然而动。以病本汗出，复大发其汗，汗多亡阳，津液枯少，故见厥逆，筋惕肉瞤也。如此者，乃为大逆之候。愚按：末后“大青龙汤主之”句，黄仲理改作真武汤，方、喻二氏皆宗之，大误。盖此条病，仲景本无救逆之法，末后六字，乃复语也。今从《准绳》例削去，使无增后学之疑。

大青龙汤方

麻黄六两，去节　桂枝二两，去皮　甘草二两，炙　杏

仁四十个，去皮尖　生姜三两，切　大枣十二枚，擘　石膏如鸡子大，碎

上七味，以水九升，先煮麻黄，减二升，去上沫，内诸药，煮取三升，去滓，温服一升，取微似汗。汗出多者，温粉粉之。一服汗者，停后服，汗多亡阳，遂一作逆虚恶风，烦躁不得眠也。

成氏《明理论》云：青龙，东方甲乙木神也，应春而主肝，专发生之令。为敷荣之主，万物出甲，开甲则有两岐，肝有两叶以应之。谓之青龙者，以发散营卫两伤之邪，是应肝木之体耳。桂枝汤主中风，麻黄汤主伤寒，发散之纯者也。及乎大青龙汤虽为发汗之剂，而所主又不一。必也中风脉浮紧，为中风见寒脉；伤寒脉浮缓，为伤寒见风脉，是风寒两伤也。风兼寒，寒兼风，虽欲与桂枝汤解肌以祛风，而不能已其寒，或欲以麻黄汤发汗以散寒，而不能去其风，兹仲景所以特处大青龙汤以两解之也。麻黄味甘温，桂枝味辛热，寒则伤营，必以甘发之，风则伤卫，必以辛散之。此风寒两伤，营卫俱病，故以甘辛相合而为发散之剂。表虚肤腠疏者，则以桂枝为主，此为表实腠理密，则以麻黄为主，是先麻黄为君，后桂枝为臣也。甘草味甘平，杏仁味甘苦，苦甘为助，佐麻黄以发表。大枣味甘温，生姜味辛温，辛甘相合，佐桂枝以解肌。风，阳邪也；寒，阴邪也。风则伤阳，寒则伤阴，营卫阴阳为风寒两伤，则非轻剂所能独散也，必须轻重之剂以同散之，乃得阴阳之邪俱已，营卫之气俱和。是以石膏为使，味甘辛微寒，质重而又专达肌表者也。大青龙汤发汗之重剂，用之稍过，则有亡阳之失。经曰：若脉微弱，汗出恶风者，不可服，服之，则厥逆筋惕肉瞤，此为逆也。又曰：一服汗者，停后服，若复服，汗多亡阳遂

虚，恶风烦躁不得眠也。用者宜详审之。

琥按：上成氏论云，风阳邪也，寒阴邪也，风则伤阳，寒则伤阴。此阴阳即指人身营卫而言，非谓伤风是阳热之证，伤寒是阴寒之证也。恐后学不明，特为析辨。

琥又按：上大青龙证，既云脉浮紧，发热恶寒，身疼痛，又不汗出，仍是太阳伤寒，但加烦躁耳，何以谓之中风？及读《金镜内台方》，见黄伯荣曾议云，此一证中，全在“不汗出”一“不”字内藏机。且此“不”字，是微有汗而不能得出，因生烦躁，非若伤寒之全无汗也。以此“不”字，方是伤风，此乃古人智深识妙之处。或问云：仲景制此方，以治伤风伤寒二证合病，其不用芍药者何也？愚以其证汗不得出，且兼烦躁，故方中去芍药，加石膏。以石膏之味辛凉，能解肌疗烦，若用芍药，恐过于收敛，风寒之邪不散。仲景以风寒两伤之病，即以桂枝、麻黄二汤，合为一方，而独减芍药者，此制方之妙用也。或又问：成氏云，大青龙汤发汗之重剂，病人同是服此汤而汗多亡阳，一则厥逆筋惕肉瞤，一则恶风烦躁不得眠，二者之寒热迥然不同。何也？余答云：一则病人脉微弱，汗出恶风，是阳气本虚也，故服之则厥逆，而虚冷之证生焉；一则病人脉浮紧，发热汗不出而烦躁，是邪热本甚也，故服之则正气虽虚而邪热未除。且也，厥逆之逆为重，以其人本不当服而误服之也；烦躁不得眠为犹轻，以其人本当服而过服之也。明乎此，乃知仲景此汤，必欲审证而投之矣。

方氏《条辨》注解大青龙汤义云：青乃木色，龙乃木神，木主春，春热而烦躁，雷雨解而致和焉。人之汗以天地之雨名之，龙与云雨，至发烦躁之汗，而营卫以和。龙之所以为汤，神汤之用也。愚按：此言实发成氏未发之义。

吴院判云：仲景用此汤，以发烦躁之汗，譬若亢热已极，一雨而凉，其理可见。若不晓此理，见其躁热，投以寒凉之药，其害岂胜言哉。

节庵陶氏议用大青龙汤法云：热盛而烦，手足自温，脉浮而紧，此伤风见寒脉也；不烦少热，四肢微厥，脉浮而缓，此伤寒见风脉也。二者为营卫俱病，法宜大青龙汤，但此汤险峻，须风寒俱甚，又加烦躁，乃可与之。不如桂枝麻黄各半汤为稳，尤不若九味羌活汤，加石膏、知母、枳壳也。

琥按：上陶氏云大青龙不若桂枝麻黄各半汤为稳，此论实本许学士之说，犹为近理。其云尤不若以九味羌活汤，加石膏、知母、枳壳，此论悖谬之极。盖此汤不分经络，错杂异常，且知母过于苦寒，恐非风寒初入所宜加也。陶氏一生之误，不过一用药杂乱，不对证耳。杀车槌方，焉可宗乎？

伤寒脉浮缓，身不疼，但重，乍有轻时，无少阴证者，大青龙汤发之。

成注云：此伤寒见风脉也。伤寒者身疼，此以风胜，故身不疼。中寒者身重，此以兼风，故乍有轻时。无少阴证者，以身重一候，似少阴欲寐之证，今则身但重而不欲寐，忽然又有身轻转动之时，故知其无少阴证，仍然病在太阳，而风寒之邪甚于表也。故仲景法，宜大青龙汤以发之。按：《内台方》疑问云，何为伤寒见风脉？如无汗恶寒，乃伤寒证，脉当浮紧，今反浮缓者，乃伤风脉也，故曰伤寒见风脉。若然，则是上文云伤寒，可见无汗恶寒之义，已该括其中。又问云：风寒二证皆见，若不烦躁者，此大青龙汤可用乎？答云：既无烦躁，可除石膏勿用也。若然，则是上证无烦躁，汤中可除石膏。学者毋拘拘于仲景原方，而云一味不可增损也。

伤寒表不解，心下有水气，干呕，发热而咳，或渴，或利，或噎，或小便不利，少腹满，或喘者，小青龙汤主之。

表不解者，谓太阳病在表之风寒正盛也。心下有水气，谓水饮停积心胸之间，因病气逆不得宁也。水与风寒之邪，相搏而病，气不得宁故。曰干呕者，水犯于胃，气逆而作呕也，又干呕为太阳病桂枝汤之常候。曰发热而咳者，上云表不解则发热，咳则水犯于肺，气逆而作声也。以上云云，系小青龙汤之主证。其兼证，则或为渴，成注云：渴者，水蓄则津液不行，气燥而渴也。或为利者，成注云：水下行，渍入肠间，则为利也。或噎者，成注引经云：水得寒气，冷必相搏，其人即䭇，䭇与噎同，犹言咽也，此亦胃中水寒而气作逆也。或小便不利，少腹满者，成注云：水蓄下焦不行，故小便不利，形肿而少腹满也。或喘者，愚以喘为太阳病麻黄汤之常候，此则内更挟水，斯气上逆于肺，因作喘也。与小青龙汤者，成注云：发汗兼散水也。水气内渍，则所传不一，故《尚论篇》云：或上，或下，或中，或热，或冷，但有一二证，即水逆之应也。仲景法，总以小青龙汤为主，宜随证增损以解化之。

小青龙汤方

麻黄三两，去节　芍药三两　五味子半升　干姜三两　甘草三两，炙　细辛三两　桂枝三两，去皮　半夏半升，汤洗

上八味，以水一斗，先煮麻黄减二升，去上沫，内诸药，煮取三升，去滓，温服一升。

成氏《明理论》云：青龙，象肝木之两岐，而主风寒两伤之疾，固已。伤寒表不解，则麻黄汤可以发；中风表不解，则桂枝汤可以散。惟其表不解，而又加之心下有水气，则非二汤

所能发散，乃须小青龙汤，始可祛除表里之邪气尔。麻黄味甘辛温，为发散之主。表不解应发散之，则以麻黄为君。桂枝味辛热，甘草味甘平，甘辛为阳，佐麻黄表散之用，二者所以为臣。芍药味酸微寒，五味子味酸温，二者所以为佐者。寒伤肺，咳逆而喘，则肺气逆。《内经》曰，肺欲收，急食酸以收之。故用芍药、五味子为佐，以收逆气。干姜、细辛味辛热，半夏味辛微温，三者所以为使者。心下有水，津液不行，则肾气燥。《内经》曰，肾苦燥，急食辛以润之。是以干姜、细辛、半夏为使，以散寒水而润肾燥。逆气收，寒水散，津液通行，汗出而解矣。

琥按：成氏引《内经》云肾苦燥一段，殊非紧要语。《条辨》中因削之云，水寒之相搏，干姜、细辛、半夏所以散之，反觉其注简而易明。

琥又按：《内台方议》云，小青龙者，以其能发越风寒，分利水气，犹龙之超越乎天地之间。是亦妙解。《条辨》中以小青龙汤散水寒，犹龙之翻波逐浪而归海，不比大青龙汤之发汗，犹龙之兴云致雨而升天。曰大曰小，古人命名之义，截然晓畅。

加减法：若微利者，去麻黄，加荛花如鸡子，熬令赤色；成注云：下利者不可攻其表，汗出必胀满。麻黄专为表散，非下利所宜，故去之。荛花味苦寒，下十二水，水去利则止，故加之。若渴者，去半夏，加栝蒌根三两；成注云：半夏味辛温，燥津液者也，去之则津液易复。栝蒌根味苦微寒，润枯燥者也，加之则津液通行，为渴所宜。若噎者，去麻黄，加附子一枚，炮；成注云：病人有寒，复发汗，胃中冷，必吐蛔。噎为胃气虚冷，麻黄发汗，非胃气虚冷所宜，故去之。附子辛热，热则温其气，辛则散其寒，而噎者，为当祛散冷寒之气也。若小便不利，少腹满，去麻黄，加茯苓四两；成注云：凡邪客于体，在外者可汗之，在下者可泄之。水蓄下焦，渗泄可也，发汗则非所当，故去麻黄。而茯苓味甘淡，专行津液。《内经》曰，热淫于内，以淡渗之。渗溺行水，甘淡所宜，故加茯苓。若喘者，去麻黄，加杏仁半升，去皮尖。成注云：喘为气逆，麻黄发阳，去之则气易顺；杏仁味甘苦温，加之以泄逆气。《金匮要略》曰：其人形肿者，故不内麻黄，乃内杏子仁，以麻黄发其阳故也。喘逆形肿，水气标本之疾。

琥按：上小青龙汤证，云伤寒表不解，是兼中风而言。夫干呕发热，谓非太阳中风证邪。其为咳、为渴、为噎、为利、为小便不利、少腹满，此诚水气内渍，所传之证不一也。然其中冷热之候顿殊，加减药味，不可少差，恐杀人亦甚速耳。其或为喘者，喘为太阳伤寒表不解发热之急候，何以反去麻黄？盖麻黄能发风寒外甚之喘，此则水饮上侵于肺，而气壅作逆，故易以杏仁，味苦甘而气温，能泄利肺气，兼散水饮，有专功也。《内台方议》云，其人脉浮者，不去麻黄，但脉沉者，宜去麻黄。以是知以上加减法亦不可执。

琥又按：上条云伤寒表不解发热，其人风寒之邪正盛，止因咳呕气逆，而汤中既用芍药之酸以收之，复用五味子半升以敛之。今医稍知药性者，例不敢用。仲景于当日独用之者，何也？或云五味子宜用南产黄色者，取其味辛多而酸少也，斯言亦近乎理。或问云：心下有水气矣，何以不直曰呕，而曰干呕？余答云：水者，有形之物，其性趋下。其上升者，但气耳，故曰干呕、曰咳、曰噎、曰喘者，皆上升之气也。然其水仍下流，而或为利，或为小便不利、少腹满矣。又或渴者，为热水之证；或噎者，为寒水之证。要之伤寒发噎，亦有胃中水热气逆而作者，不可但信以为寒也。仲景法加炮附子，其论又不可拘。

伤寒心下有水气，咳而微喘，发热不渴，服汤已，渴者，此寒去欲解也，小青龙汤主之。

“小青龙汤主之”句，《补亡论》移在“发热不渴”句下。考成注中已明，但正文未校正。此条伤寒，比上条证，风寒稍轻，故但咳而不至干呕，虽喘而气亦微也。发热不渴者，表证未罢，内虽挟水，津液未至凝塞，气不甚燥，故不渴也。与小青龙汤以发表散水。服汤已而渴者，此水与风寒之邪俱去，而津液亡，故作渴，乃伤寒病欲解之时也。《尚论篇》云仍用小青龙汤，以助其欲解之势，误矣。愚按：上条云渴，是未服汤而渴，乃津液不行而作渴也；此条云渴，是服汤已而渴，乃津液既亡而作渴也。渴既不同，岂可仍用上药？《缵论》亦云，水去而渴，与水逆而渴不同。是虽渴而不必服药，但当静俟津回可也。

重出例太阳病，外证未解，脉浮弱者，当以汗解，宜桂枝汤。

太阳病，下之微喘者，表未解故也，桂枝加厚朴杏仁汤主之。

太阳病，外证未解者，不可下也，下之为逆，欲解外者，宜桂枝汤主之。

太阳病，先发汗不解，而复下之，脉浮者，不愈，云云至当须解外则愈，宜桂枝汤主之。

以上四条证正文与注见前桂枝汤方下。

太阳病，脉浮紧，无汗发热，身疼痛，八九日不解，云云至阳气重故也，麻黄汤主之。

太阳病，脉浮紧，发热身无汗，自衄者，愈。

以上二条证正文与注见前麻黄汤方下。

二阳并病，太阳初得病时，发其汗，汗先出不彻，因转属阳明。续自微汗出，不恶寒。若太阳病证不罢者，不可下，下之为逆。如此，可小发汗。设面色缘缘正赤者，阳气怫郁在表，当解之熏之。若发汗不彻，不足言，阳气怫郁，不得越，当汗不汗，其人躁烦，不知痛处，乍在腹中，乍在四肢，按之不可得，其人短气，但坐，以汗出不彻故也，更发汗则愈。何以知汗出不彻？以脉涩故知也。

风寒之邪，始入一经，复传一经，两经相并而同病者，谓之并病。今者太阳与阳明并病，太阳经初得病之时，发其汗，汗先出不彻。不彻者，不透也，惟不彻因转属阳明而成并病。续自微汗出，不恶寒，若似乎太阳经证已罢，传入阳明之腑，为可下矣。殊不知汗出尚微，虽不恶寒，太阳之邪犹未尽解。故云若太阳病证不罢者，不可下，下之为逆，谓下之不以理也。如此者，可小发其汗，谓先解其表也。设其人面色缘缘正赤者，成注云：阳明之经循面，面正赤，则阳明之邪亦在于经，二阳相并，其气怫郁，邪甚于表也。此不但小发汗，当用熏解之法，以大发之。况此发汗不彻之证，其人阳气怫郁，不得宣越，不足言也。不足言者，犹言势所必至，不须说也。直是当汗不汗，成注所云，邪无从出，壅甚于经，其人不但面赤，内作郁热，而且躁且烦也。邪循经行，痛无常处，故乍在腹中，乍在四肢，按之不可得也。短气者，邪热壅而气促急也。但坐者，不得卧也。此系太阳阳明二经之汗不彻故也。更发汗则愈者，谓太阳初得病时，发汗之方，不宜再用，当更方以兼发阳明经汗，则愈。盖此条病，始终是一汗出不彻之证。何以知之？以脉涩故知之也。夫汗出不彻，营气不得条达则胀涩。《条辨》以涩脉作血虚解，大误。愚按：此条虽系二阳并病，其实太阳证居多。始则太阳经汗先出不彻，因转属阳明，成并病，此作首一段看。虽续得微汗不恶寒，然太阳证不因微汗而罢，故仍可小发汗，此又作一段看。设其人面色缘缘正赤，此兼阳明邪热郁甚于表，当解之熏之，此又作一段看。有此者，终是初得病时，发汗不彻之误，以至因循而当汗不汗，其人阳气怫郁，而面赤犹不足言也，当见躁烦短气，浑身上下痛无定着。此虽与阳明并病，而太阳之邪不少衰也，故云更发汗则愈，此又作一段看。夫此等病医人遇之，大都不知其人系汗出不彻之证，何也？盖始焉发其汗，汗已先出。何以知其不彻，所以末后又云脉涩，以决其汗不彻，而当更发汗也。夫曰可小发汗，曰当解之熏之，法则云然，实则未曾用发汗药者也，若曾用药发其汗，则无面赤躁烦等变证矣。惟初得病时，发其汗与末后更发汗，此是用药以发其汗。然仲景不言汤者，其汤显而易见，故不言也。庞安时云宜麻黄汤。愚以太阳初得病时固宜用也，但曾汗出而不彻，麻黄汤不宜用也。《尚论篇》于此条更桂枝加葛根汤，甚合仲景之法。

脉浮数者，法当汗出而愈。若下之，身重心悸者，不可发汗，当自汗出乃解。所以然者，尺中脉微。此里虚，须表里实，津液自和，便自汗出愈。

成注引经曰：诸脉浮数，当发热而洒淅恶寒，言邪气在表也，法当汗出而愈无疑矣。若误下之，则身重心悸。身重者，《后条辨》云：下后，则津液下夺，而机关不利，故身重也。津液下夺不能上奉，则心悸而动。《尚论篇》云：纵脉仍浮数，不可复发其汗，但宜静调，俟其自汗出乃解耳。所以然者，以脉虽浮数，而尺中则微。夫脉浮数，为表实；尺中微，为里虚。

里虚者，下后津液不足而阴虚也。须待其津液回，斯里气实，为表里俱实，虽不用药以发其汗，便当自汗出而愈矣。

脉浮紧者，法当身疼痛，宜以汗解之。假令尺中迟者，不可发汗。何以知其然？以营气不足，血少故也。

脉浮紧，身疼痛，是太阳伤寒，法当以麻黄汤汗之。设其人尺中脉迟，则知寒邪虽盛，营血自虚，便不可发汗矣。夫汗者，血之液，而营气主之。尺迟不可发汗者，《条辨》云嫌夺血也。按：此条论，仲景无治法。《补亡论》郭白云云，宜小建中汤，次则柴胡桂枝汤。愚以此二汤，实祖《活人书》之意。盖小建中者，即桂枝汤加饴糖一味，以甘能生血而先建其中也。但仲景法，无汗者不得服桂枝。今脉浮紧，为无汗，虽尺中迟，恐不宜用此汤。又柴胡桂枝汤，即小柴胡汤加桂枝，药不对证，更属不解。

重出例脉浮者，病在表，可发汗，宜麻黄汤。

脉浮而数者，可发汗，宜麻黄汤。

上二条证正文与注见前麻黄汤方下。

病常自汗出者，此为营气和，云云至营卫和则愈，宜桂枝汤。

病人脏无他病，云云至先其时发汗则愈，宜桂枝汤主之。

上二条证正文与注见前桂枝汤方下。

伤寒脉浮紧，不发汗因致衄者，麻黄汤主之。

上条证正文与注见前麻黄汤方下。

伤寒不大便六七日，云云至若头痛者，必衄，宜桂枝汤。

伤寒发汗解，半日许云云至，可更发汗，宜桂枝汤主之。

上二条证正文与注见前桂枝汤方下。

凡病，若发汗、若吐、若下、若亡津液，阴阳自和者，必自愈。

曰凡病者，言不仅伤寒然也。凡病，若发汗，若吐之、下之太过，以致亡津液者，虽其人汗吐下证仍在，不可复行汗吐下之法。姑慢服药，俟其阴阳自和，则气血回复，病必自愈。然此亦是当汗而汗，当吐下而吐下，故有阴阳和而自愈之日，非误用汗吐下药者所能比也。凡病且然，而况于伤寒乎？按：此条论，因发汗而并及吐下之法，然既云发汗，必是太阳病居多，故亦附于《太阳篇》中。

大下之后，复发汗，小便不利者，亡津液故也。勿治之，得小便利，必自愈。

先汗后下，治伤寒之正法也。今病未曾发汗，而先大下之，既下之后，复发其汗，是为汗下相反，津液重亡。亡者，无也。膀胱为津液之腑，津液既亡，则小便少而不利。勿治之者，谓不当用五苓散等药，以利其小便也。姑俟其津液回，则小便利，而表里之证，必皆自愈。按：此条论，必病人表里证悉具，以故汗下相反。但小便不利，无他变也。设使无里证而先下，无表证而复汗，则病人变证蜂起，岂但小便之不利哉？勿治之，得小便利，必自愈。此即上条云阴阳自和之义。

下之后，复发汗，必振寒，脉微细。所以然者，以内外俱虚故也。

成注云：发汗则表虚而亡阳，下之则里虚而亡阴。振寒者，阳气微也。脉微细者，阴血弱也。阴主内，阳主外，是为内外俱虚。按：此条论，仲景无治法。《补亡论》常器之云，素无热人，可与芍药附子汤；有热人，可与黄芪建中汤。其言尚未尽理，夫寒伤于人，则为病热，岂论其人之平素无热与有热邪？纵其人平素无热，当其时已犯热证，理宜汗下。但今汗下相反，又且过剂，故不惟小便不利，甚至于振寒，脉微细，而内外两虚。愚以上证，邪热虽去只宜温补，不可用大热之药。故黄芪建中汤，服之为稳；芍药附子汤，用之害人。或问：下条论亦下后复发汗所致，在仲景竟用干姜附子汤，是邪非邪？余答云：下条证，乃医人不识中寒病，因误用汗下法，故仲景急以干姜附子汤救之。此条证系伤寒病，故虽既下且汗，外作振寒，内无寒证。常云芍药附子汤，决不可用，学医者宜慎之。

下之后，复发汗，昼日烦躁，不得眠，夜而安静，不呕不渴，无表证，脉沉微，身无大热者，干姜附子汤主之。

此条系真寒证复误用汗下之法，故见昼烦夜静，脉沉微，表里无热。此为阴寒独胜，阳气大虚也。正文与注并干姜附子汤方俱见《中寒论》中。

发汗后，身疼痛，脉沉迟者，桂枝加芍药生姜各一两人参三两新加汤主之。

发汗后，身疼痛，脉沉迟者，成注云：邪气未尽，营血不足也。经曰，其脉沉者营气微。又曰，脉迟者营中寒。营主血，营中血少，兼有留邪，故脉沉迟而身疼痛。此必是太阳伤寒，用麻黄汤发汗之后，寒邪已去八九，其人身虽疼痛，医者止宜据其脉，以血少治之。若其人寒邪不因汗解，而身疼痛，则其脉当见浮紧矣。所以仲景法，用桂枝汤加芍药生姜，以益营血而解余寒。复大加人参者，以甘能生血而补其不足也。汤名新加者，以桂枝驱邪，人参补正。旧例无有加人参于桂枝汤中者，神而明之，谓非仲景用药之新法欤。

桂枝新加汤方此方自原论中第十卷采附于此

桂枝三两，去皮　芍药四两　甘草二两，炙　人参三两　生姜四两，切　大枣十二枚，擘

上六味，以水一斗二升，微火煮取三升，去滓，分温服，余依桂枝汤法。

琥按：上汤乃仲景新加补药法，以治伤寒发汗之后，身疼痛而脉沉迟者。夫脉沉迟为血虚有寒，惟有寒，故用桂枝汤加生姜以散寒；惟血虚，故桂枝汤中加芍药，更加人参三两以益血。《内台方议》以芍药为益血之药，若人参、生姜，止不过益其正气，散其余邪。殊不知仲景治血虚，妙在以人参补之。其后李东垣始悟其义云：血难骤补，加人参者，阳生阴长，甘能益血也。要之仲景此汤，既加人参，则补正之力多，驱邪之功少，如病人寒邪盛而身疼痛，医用此汤，何异操刀。张兼善云：寒邪盛则身疼，营血虚，则身亦疼。其脉浮紧者，邪盛也；沉微者，血虚也。证虽相同，脉则大异。或问：脉沉迟，身疼痛，焉知非中寒证？余答云：中寒身疼痛如被杖，脉亦沉迟，与此证略同。然此证自太阳伤寒发汗后，身疼不止，脉变沉迟非中寒比也。即如病人在前，医工能悉心诊视，则寒热虚实，无不了然。如徒于书中认证认脉，此等疑义实多，难尽述也。

发汗后，不可更行桂枝汤，汗出而喘，无大热者，可与麻黄杏仁甘草石膏汤主之。

本太阳伤寒，用桂枝汤以发其汗，汗后不解，不可更行桂枝汤，以汗虽出而喘益甚，是麻黄汤证仍在也。无大热者，谓里无大热，寒邪犹郁于表也，法宜仍与麻黄汤。今则麻黄汤中

减去桂枝，增石膏者，何也？以桂枝性辛热，寒伤营，营中已受辛热所伤，而强逼成汗，故增石膏之甘寒，以泄营中之热，而散其邪也。

麻黄杏仁甘草石膏汤方

麻黄四两，去节　杏仁五十个，去皮尖　甘草二两，炙　石膏半斤，碎，绵裹

上四味，以水七升，先煮麻黄减二升，去上沫，内诸药，煮取二升，去滓，温服一升。本云黄耳柸想系置水器也。

成注引《内经》曰：肝苦急，急食甘以缓之。风气通于肝，风邪外甚，故以纯甘之剂发之。则是成氏以此条病，为太阳中风，桂枝汤未尝误用，大谬之极。又上四味药，麻黄、石膏俱带辛，杏仁带苦，若云纯甘又非定论。

琥按：上汤即麻黄汤小变其制。仲景法，伤风证汗出而喘，当作桂枝汤加厚朴、杏仁。今虽汗出，原系伤寒无汗证，医人误用桂枝汤以强发其汗，汗出后，依然气逆而喘，所以还当用麻黄汤。其去桂枝者，谓前汤中已受其辛热之误，而喘愈甚，故易以石膏之甘寒，彻其邪而下其喘也。《内台方议》云，不可以汗出为伤风证，再用桂枝汤，只宜麻黄汤中除桂枝，加石膏，以散余邪。《后条辨》云，误服桂枝汤而汗出，究竟伤寒之汗未尝出也，故用石膏止桂枝之汗，用麻黄出未出之汗。去其桂枝，则汤中辛凉之功胜，清肃在肺，而喘热自平矣。

附例下后，不可更行桂枝汤，若汗出而喘无大热者，可与麻黄杏子甘草石膏汤。

此即上条证医人误用桂枝汤。汗出而喘不解，复认以为阳明腑证，而误下之。下后汗出，而喘依然，细诊其人，里无大

热者，方知其下之之误。以寒邪犹郁于表而发热也，知其在表，不可更行桂枝汤，可与麻黄杏子甘草石膏汤，发其寒邪，下其喘热。盖下虽复误，成注云，邪气所传既同，遂用一法治之。《后条辨》评云，下在用桂枝汤后，是从“更”字上看出。

发汗过多，其人叉手自冒心，心下悸，欲得按者，桂枝甘草汤主之。

汗者心之液，发汗过多，则阳亡而心液虚耗，心虚则动惕而悸，故其人叉手自冒心胸之间而欲得按也。“冒”字作“覆”字解。发汗过多，必是多服麻黄汤之故，所以仲景法用桂枝者，以固表而守其阳；用甘草者，以益气而缓其悸也。要之阳气得守，则津液归复，渐长于心胸之分，复何悸之有焉？成注云，汗多亡阳，阳受气于胸中。即同此义。

桂枝甘草汤方

桂枝四两，去皮　甘草二两，炙

上二味，以水三升，煮取一升，去滓，顿服。

琥按：成注云，桂枝之辛，走肺而益气。夫桂枝虽系护表助阳之药，然其味大辛反能散气。又云甘草之甘，入脾而缓中。意即《千金》所云心劳甚者，补脾气以益之之谓欤。愚以此等注，不甚晓畅，删之可也。

发汗后，其人脐下悸者，欲作奔豚，茯苓桂枝甘草大枣汤主之。

发汗后者，即发汗过多之后也。脐下悸者，《条辨》云：肾乘心，汗后液虚，欲上陵心而克之，故动惕见于脐下也。奔豚，《难经》云：肾之积名，发于少腹，上至心下，若豚状。此言奔豚，乃肾气发动，如欲作奔豚之状，非真脐下有积如豚也。《后条辨》云：肾气发动，水邪不安其位，急主之，以茯苓桂枝甘草大枣汤，以益心气，伐肾邪，安中补土，水不得肆，而汗后之阳虚，可渐复矣。

茯苓桂枝甘草大枣汤方

茯苓半斤　桂枝四两，去皮　甘草二两，炙　大枣十五枚，擘

上四味，以甘澜水一斗，先煮茯苓减二升，内诸药，煮取三升，去滓，温服一升，日三服。作甘澜水法：取水二斗，置大盆内，以杓扬之，水上有珠子五六千颗相逐，取用之。

琥按：上汤用茯苓为君，以其能伐肾邪而利水道；桂枝为臣，外能固表，下能泄奔豚之气；甘草为佐，能益气，补汗后之虚阳；大枣为使，以和中补土而制水。煎用甘澜水者，扬之无力，取其不助肾邪也。

或问：此条论，并未言是水气，而诸家之注，皆言是水，何也？余答云：仲景言脐下悸，欲作奔豚，明系是肾邪干心。肾本北方水，肾邪盛者，水克火也。汤中用茯苓为君，谓非走阴，泄水气之药欤。若桂枝之性，本上行而达表，其能伐肾而御奔豚者，得茯苓引用故也。盖上条病但心下悸，故用桂枝甘草汤；此条病至脐下悸，故用前汤中加茯苓以引桂，加大枣以辅甘草。表里兼主，上下咸宜，乃仲景用药的当处。

发汗后，腹胀满者，厚朴生姜甘草半夏人参汤主之。

发汗后者，谓外邪已解也。成注云：外已解而腹胀满，由脾胃津液不足，气涩不通，壅而为满，与此汤以和补脾胃而通泄滞气。按：成注云，吐下后腹胀满，皆为实，言邪气乘虚入里故也。此必是外邪未解，而早吐早下所致，否则既吐且下，

腹中之物已尽，焉知非气虚作胀邪？上云发汗后而腹胀满，假使其人先伤食而复伤寒，吾恐外邪虽解，腹中之物未消，亦系实证，难言虚也。此条病，乃汗后气虚腹胀满，其人必内虽作胀，外无胀形，故汤中用人参、炙甘草等，甘温补药无疑。

厚朴生姜甘草半夏人参汤方

厚朴半斤，去皮　生姜半斤，切　半夏半升，洗　人参一两　甘草二两，炙

上五味，以水一斗，煮取三升，去滓，温服一升，日三服。

成注引《内经》曰：脾欲缓，急食甘以缓之，用苦泄之。厚朴之苦，以泄腹满；人参、甘草之甘，以益脾胃；半夏、生姜之辛，以散滞气。《内台方议》云此系汗后亡津液，脾气虚而燥涩，故作胀。所以汤中用人参之甘，以生津液补不足；炙甘草之甘，以缓其中，宽其胀也。夫胀非苦不泄，故用厚朴；非辛不散，故用半夏生姜。《条辨》以蠲饮作解，殊不合仲景之意。

伤寒若吐、若下后，心下逆满，气上冲胸，起则头眩，脉沉紧，发汗则动经，身为振振摇者，茯苓桂枝白术甘草汤主之，

伤寒吐下之后，里虚气逆，心下作满，且上冲于胸膈之间，更上逆于头，起则作眩，盖里愈虚而气愈逆也。脉沉紧者，寒邪由经而入里也。仲景法，脉浮紧者，可发汗。今脉沉紧误发其汗，成注云：发汗则外动经络，损伤阳气，阳气外虚，不能主持诸脉，身为振振然而摇动也。与此汤以和经散寒，益阳补气。

茯苓桂枝白术甘草汤方

茯苓四两　桂枝三两，去皮　白术二两　甘草二两，炙

上四味，以水六升，煮取三升，去滓，分温三服。

琥按：成注云，阳不足者，补之以甘，茯苓、白术生津液而益阳也；里气逆者，散之以辛，桂枝、甘草行阳散气。夫桂枝走表，非散里气逆之药。盖里虚气逆，以甘补之，即以甘缓之，故用茯苓、白术、炙甘草；表虚动经，以辛和之，复以甘助之，故用桂枝、炙甘草。上方乃和营益气，表里兼主之剂。《条辨》以方中白术，删去“白”字，谓《本草经》止名术，乃是苍术。考之仲景时，无所谓白术者，故以茯苓与术，为胜湿导饮之药。竟以此条病，为饮气上逆证，大失仲景论中之意，《尚论篇》不改其非，为误极矣。

发汗病不解，反恶寒者，虚故也，芍药甘草附子汤主之。

此条系真寒证，病恶寒，误发其汗，病因不解，恶寒证反甚。医人不可认以为伤寒证。正文与注并芍药甘草附子汤方俱见《中寒论》中。

发汗若下之，病仍不解，烦躁者，茯苓四逆汤主之。

此条亦系真寒证，既误汗之，复误下之，病仍不解，反作烦躁，乃阴寒病，误服凉药之所致也。医人不可因其烦躁，认以为传经热证。正文与注并茯苓四逆汤方俱见《中寒论》中。

附后例发汗后恶寒者，虚故也，不恶寒，但热者实也，当和胃气，与调胃承气汤。

此条系阳明实热入腑之证。正文与注并汤方俱详后第六卷

《阳明篇》中。

太阳病，发汗后，大汗出，胃中干，烦躁不得眠，欲得饮水者，少少与饮之，令胃气和则愈。若脉浮，小便不利，微热消渴者，与五苓散主之。

太阳病，用麻黄汤以发其汗，汗因大出，则胃中津液干，干则烦躁不得眠，即《内经》曰胃不和，则卧不安者是也。欲得饮水者，人身津液为水之类，汗大出而津液亡，内水耗竭，欲得外水以自救也。法宜少少与之，但令胃得水而不干，斯气润而和，其病则愈。若发汗后，而脉尚浮者，表未尽解也。欲得饮水而小便不利，此是寒饮荡其胃中之热，下流而入于膀胱，膀胱热结，故不利也。微热消渴者，其人外则微热而表不解，内又消渴而饮水多，是太阳之经与腑俱病也，与五苓散以和表里，下水热。愚按：此条论，当作两截看。太阳病发汗后云云至胃气和则愈，此系胃中干，烦躁作渴，止须饮水以和胃气，非五苓散证也。若脉浮，小便不利，微热消渴，此系水热结于膀胱而渴，乃为五苓散证。前贤不察，皆一直看下，大失仲景之旨。愚又按：上云太阳病，乃合中风伤寒而言之也。中风不可误发其汗，伤寒亦不可过发其汗，汗出太多，则胃中干，势所必至。成注混同作解，甚妙。《条辨》及《尚论篇》列入中风条下，何其执也。

五苓散方

猪苓十八铢，去皮　泽泻一两六铢半　茯苓十八铢　桂半两，去皮　白术十八铢

上五味，为末，以白饮和服方寸匕，日三服，多饮暖水，汗出愈。

成氏《明理论》云：苓，令也，号令之令。通行津液，克

伐肾邪，专为号令者，苓之功也。五苓之中，茯苓为主，故曰五苓散。茯苓、猪苓味俱甘平，甘虽甘也，终归于淡。甘归于淡，如人多食甘，则口反淡是也。《内经》曰，淡味渗泄为阳。利大便曰攻下，利小便曰渗泄，水饮内蓄，须当渗泄之，必以甘淡为主，是以茯苓为君，猪苓为臣。白术味甘温，脾恶湿，水饮内蓄，则脾气不治，益脾胜湿，必以甘为助，故以白术为佐。泽泻味咸寒，《内经》曰，咸味下泄为阴。泄阴导溺，必以咸为助，故以泽泻为使。桂枝味辛热，肾恶燥，水蓄不行，则肾气燥。《内经》曰，肾恶燥，急食辛以润之。散湿润燥，故以桂枝为使。多饮暖水，令汗出愈者，以辛散水气外泄，是以汗润而解也。

琥按：原方中止用桂，而成注又云桂枝，且云其味辛能散湿润燥，作两可之论，其义何居。《内台方议》云，桂与桂枝，可以两用，若兼表邪者，用桂枝；若专利水饮者，却用桂也。若然，则上方中当用桂枝无疑。

琥又按：方后云，多服暖水，令汗出愈。此即桂枝汤方下，歠热稀粥一升余，以助药力之义。建安许氏云五苓散乃汗后一解表药，于此可见。

发汗已，脉浮数，烦渴者，五苓散主之。

发汗已者，谓太阳病，已发过汗也。脉浮数者，成注云：表邪未尽，不因汗而解也。烦渴者，此系膀胱热结，小便不利，热气不得下泄，因反上逆，熏于胸膈，肺胃受伤而作烦渴也。脉浮数为太阳经病，烦渴乃太阳腑病，故亦宜五苓散，以解表邪、泄里热。或问：五苓散，治膀胱热结之药，何以反用肉桂？余曰：不然。膀胱热结，诚当去桂，但此条病用桂，乃是桂枝，为脉浮数而设，非肉桂也。若其人饮水多，小便不利，无表证者，方中竟可用肉桂也。或又问：五苓散中用术，昔贤如朱奉议、孙真人、许学士等皆用白术，近医方中行、喻嘉言改作苍术，何也？余答云：改用苍术，虽未合义，然使其人里实热结，小便不利，虽用苍术，不为害也。若其人发汗过多，亡津液，胃虚燥渴，欲饮水而小便不利者，则苍术过于燥烈，断不可用。不若白术之甘平滋腻，能补津液而润燥，为可用也。方、喻二氏所可怪者，凡仲景用术之方，皆云此是苍术。倘后学起而宗之，不论其人虚实燥湿之证，凡方中类用苍术，不其大害者邪？纵使仲景时无白术，于今业已有之，在医人亦可权宜取用，如死执古方以疗今病，断断不可行也。

附例中风发热，六七日不解，而烦有表里证，渴欲饮水，水入则吐者，名曰水逆，五苓散主之。

成注云：中风发热，至六七日则当解。若不解而烦者，邪在表也；渴欲饮水者，邪传里也。太阳之里为膀胱腑，腑病，则里热气结而小便不利，内不得出，外亦不得入。所以饮水，反上行而作吐也，若此者，名曰水逆。用五苓散者，以表能散邪，里能消水也。或问：上证既烦且渴，何以不用白虎？余答云：白虎汤治烦渴，乃上焦肺胃热也，其人必小便利。今者小便不利，知其热在下焦，乃膀胱腑病也。经云：膀胱者，州都之官，津液藏焉，气化则能出矣。上病用五苓散者，以利小便，使气化得输，则津液流通，烦与渴不治而自愈矣。

本以下之，故心下痞，与泻心汤。痞不解，其人渴而口燥烦，小便不利者，五苓散主之。

本以太阳病发汗后不解，因复下之，故心下成痞。痞者，不通泰也。仲景法，当与泻心汤除之。若服之痞不解，其人渴而口中燥烦，小便不利者，此为水饮内蓄膀胱，热结津液不行，故口燥烦渴。气不输化，因反上逆，故心下痞。要其病，实非在心下也，与五苓散以分消表里之水邪，不治痞而痞自愈矣。

太阳病，寸缓关浮尺弱，其人发热汗出，复恶寒，不呕，但心下痞者，此以医下之也。如其不下者，病人不恶寒而渴者，此转属阳明也。小便数者，大便必硬，不更衣十日无所苦也。渴欲饮水，少少与之，但以法救之。渴者，宜五苓散。

“渴欲饮水”至“救之”十三字，当在“小便数者”之前。不恶寒而渴者，“者”字可删。太阳病，其脉寸缓关浮尺弱，其证发热汗出，复恶寒，此系风邪正盛于表也。不呕者，里气和也。里气既和，缘何而至心下痞？其痞者，此以医下之早，邪气乘虚而入，留于心下，故致痞也。如其不因误下者，则阳邪必渐传经，在病人已无恶寒等证，邪热传里，必变而作渴，此太阳病转属阳明也。阳明者，胃也。胃中热渴，无有不欲饮水。第饮水时，当少少与之，不可不与，亦不可多与，但以法救其渴可耳。如饮水之后，而小便数者，大便必硬，此因津液偏渗于膀胱，小水既多，则胃中邪热，亦随溺而泄出。虽不更衣十日，胃中无满实之苦也。更衣者，古人于大便时，必更衣而后入厕，故相传以大便为更衣也。若饮水之后，渴终不解者，其人饮水必不合法而多，故云宜五苓散，以导其停水也。《尚论篇》于此条证，注五苓散云能消热而回津。夫津液偏渗于小便者，用五苓散以利之，小水利，则邪热消，而津回渴止，大便得润而自行，正《内经》通因通用之法也。愚以上论殊为穿凿，病如小便数而少者，法宜用五苓散以利之，此为通因通用之法。今者小便数而至大便硬，则此小便不可为不多矣。小便既多，则津液必耗，复用五苓散以利之，是愈燥其津液也。喻氏反以回津作解，大谬之极。或问：小便数大便硬，仲景论中何以无治法？余答云：此是仲景不须用药处，俟其阴阳自和，则小便渐少，大便必自出也。如欲用药，少与麻仁丸以润其大便，庶几犹可。

伤寒汗出而渴者，五苓散主之；不渴者，茯苓甘草汤主之。

伤寒汗出者，服发汗药，而太阳经之邪未尽，故汗出也。渴者，太阳之邪传里，膀胱腑病，水气上逆而作渴也。故宜五苓散，以表里兼主之。若汗出不渴者，此为邪气传里未甚，水气不至上逆，故不作渴也。所以五苓散中，止用茯苓以主里而泄水气，更留桂枝，加生姜、甘草，以解表而固卫虚，更其名为茯苓甘草汤方也。

茯苓甘草汤方

茯苓二两　桂枝二两，去皮　生姜三两，切　甘草一两，炙

上四味，以水四升，煮取三升，去滓，分温三服。

琥按：成注云，茯苓、甘草之甘，益津液而和卫；桂枝、生姜之辛，助阳气而解表。彼以姜桂味辛走表，能助阳气，注甚明切。若茯苓味甘而淡，乃泄水之物，何以能益津液？盖膀胱之邪水利，则气化得以流通，津液即由此而回复。所以五苓散，散邪消水，为最燥之药，成注反云润燥者，亦此义也。至其云和卫，乃甘草之力，与茯苓何与焉？成氏以上病，止汗出而不渴，为邪气不传里，但在表而表虚，故以上汤为解表和卫之剂，从不云茯苓之主里，此为论与方两失其义。

琥又按：五苓散、茯苓甘草汤，二方皆太阳标本齐病，表里兼主之剂。何谓标？太阳之经是也。何谓本？膀胱腑是也。经在表，本在里。五苓散证，邪已入腑，表证实微，故方中止

用桂枝一味以主表，其余四味，皆主里之药也。茯苓甘草汤证，邪犹在经，里证尚少，故方中止用茯苓一味，以主里，其余三味，皆主表之药也。学者能于仲景书反复玩索，其中意味自见。

重出例中风发热，六七日不解，云云至名曰水逆，五苓散主之已见前。未持脉时，病人手叉自冒心，师因教试令咳，而不咳者，此必两耳聋无闻也。所以然者，以重发汗，虚，故如此。

此仲景示人以诊病法也。医师诊病，必先持脉，今者未持脉时，是师欲持其手切脉也。而病人反以手叉自冒其心，其时病者，精神不与医师相对，师因行教试法也。手叉、叉手义同，注已见前。教令咳而不咳者，耳聋也。所以然者，以发汗过多，阳亡，胸中之气馁而不充，故手叉自冒心。重复发汗，精气更虚，不得上通于耳，故耳聋无闻也。《尚论篇》云此耳聋，与少阳传经邪盛之耳聋迥别。按：成注云，阳气虚，精气不足。夫阳气精气，非二物也。人身之阳为气，气积久而成精，气为精之母，精为气之子。气者肺主之，心胸即其分也；精者肾主之，两耳其开窍也。又按：此条病，仲景无治法。《补亡论》常器之云，素无热人，可与芍药附子汤；素有热人，可与黄芪建中汤。愚以重发汗而致虚，黄芪建中汤固宜用也。夫精气虚，非火虚，芍药附子汤不宜用也。至于病人之平素有热无热，此常氏诊病最可笑之法。

发汗后，饮水多，必喘，以水灌之亦喘。

喘，肺病也。经曰，形寒饮冷则伤肺。发汗后，其人亡津液而燥渴，内饮水多，水气上逆，必作喘。外以水灌，冷气侵肤，与内邪相搏，亦作喘也。按：此条论，仲景无治法。《补亡论》常器之云，可与麻黄杏子甘草石膏汤主之。愚以发汗后，以水灌之，其人汗孔，仍受水寒所闭，上汤固宜用也，然不若仍用麻黄汤以发之。若发汗后，饮水多，其人汗孔或疏，上汤不宜用也，宜改用茯苓桂枝生姜甘草汤。喘甚者，加厚朴、杏子仁。

发汗后，水药不得入口，为逆。若更发汗，必吐下不止。

发汗后，水药不得入口者，此是过服麻黄汤以发其汗，汗多亡阳，胃中元气虚，不能消水，此治之之逆，谓治不以理也。医人不知用药之过，更服前汤以发其汗，则胃中元气大虚，所入之药，不惟吐出，而且下利不止，是为大逆。此仲景所以深致谨戒之意。按：此条论，仲景无救逆之法。《补亡论》常器之云可与半夏茯苓汤。

发汗吐下后，虚烦，不得眠。若剧者，必反复颠倒，心中懊侬，栀子豉汤主之。

发汗吐下后者，谓虽经汗吐且下，而伤寒之邪热，犹未解也。邪热未解，必乘其人之虚，而客于胸中，胸中郁热，因生烦躁，阳气扰乱，不得眠也。剧者，烦极也。烦极，则知其人郁热愈甚，故不惟不眠，而且反复颠倒而不安，心中懊侬，郁郁然不舒畅而愦闷也。成注引《内经》曰：其高者，因而越之，与栀子豉汤，以吐胸中之邪。按：成注云，心恶热，热甚，必神昏，是以反复颠倒。殊不知反复颠倒，非神昏也，乃心胸中郁热烦闷，懊懊侬侬，欲作吐之状耳。所以《内台方议》云此非结胸痞证之比，而可下，当用栀子豉汤，吐而散之也。或问云：虚烦证，奚堪再吐？余答云：虚者正气之虚，烦者邪气之实。邪热郁于胸中，是为吐证仍在，理宜更用吐法，犹之汗下之证仍在，可再行汗下法也。愚以“虚烦”二字，不可作真虚看。

栀子豉汤方

栀子十四枚，擘　香豉四合，绵裹

上二味，以水四升，先煮栀子，得二升半，内豉，煮取一升半，去滓，分为二服，温进一服，得吐者，止后服。

成氏《明理论》云：伤寒邪气自表而传里，留于胸中，为邪在高分，则可吐之，是越之之法也。所吐之证，亦自不同，如不经汗下，邪气蕴郁于膈，则谓之膈实，应以瓜蒂散吐之。瓜蒂散，吐胸中实邪者也。若发汗吐下后，邪气乘虚，留于胸中，则谓之虚烦，应以栀子豉汤吐之。栀子豉汤，吐胸中虚烦者也。栀子味苦寒，《内经》曰，酸苦涌泄为阴。涌者，吐之也。涌吐虚烦，必以苦为主，是以栀子为君，烦为热胜也。涌热者必以苦，胜热者必以寒，香豉味苦寒，助栀子以吐虚烦，是以香豉为臣也。

琥按：方中栀子十四枚，当是四十枚，否则香豉四合，分两多寡，不相称矣。

琥按：栀子豉汤，仲景虽用以吐虚烦之药，余曾调此汤，与病人服之，未必能吐，何也？盖栀子之性苦寒，能清胃火，润燥；豉性苦寒微甘，能泻热，而兼下气调中，所以其苦未必能使人吐也。医工必欲升散火郁，当于病人喉中，探之使吐可耳。又用豉法，须陈腐极臭者能使人吐，方中云香豉，恐医工用豉，反取新制而气不臭者，无怪乎其不能使人吐也。

若少气者，栀子甘草豉汤主之。若呕者，栀子生姜豉汤主之。

此承上文而言，发汗吐下后，已见虚烦不眠证矣。若其人兼少气者，成注云热伤气也，故加甘草以益之。若兼呕者，热烦而气逆也，故加生姜以散之。

栀子甘草豉汤方此方自原论中第十卷采附于此

栀子豉汤内加入甘草二两，余依前法，得吐，止后服。

《内台方议》云：心烦懊侬等证，属栀子豉汤，已主之矣。若其人少气者，为元气虚乏，热搏不能固也，加甘草之甘，以缓其中而补其气。愚以少气者，乃热伤气而气促急，非真气虚乏也，加甘草者，以甘缓之之义。服汤后，宜徐徐吐之，妙。

栀子生姜豉汤方此方自原论中第十卷采附于此

栀子豉汤方内加生姜五两，余依前法，得吐，止后服。

《内台方议》云：心烦懊侬等证，与栀子豉汤，吐之则已也。若又呕者，为热气搏逆不散，加生姜之辛以散其气，而止其呕也。

发汗，若下之，而烦热，胸中窒者，栀子豉汤主之。

窒，塞也。汗下后，邪热未解，客于胸中，胸中窒塞，故生烦热。与栀子豉汤者，以吐胸中之邪热也。愚以胸中窒者，内有物也。或问：内有物，何以下之而不出？以其物在膈上，故宜用吐法也。《尚论篇》以此条论为实烦证，非是故欤。

伤寒五六日，大下之后，身热不去，心中结痛者，未欲解也，栀子豉汤主之。

伤寒五六日，若似乎可下矣，然此终是太阳表证仍在，为不可下之时，所以大下之后，身热不去者，表受邪也。心中结痛者，邪客于胸也。成注云：若大下后，身热去，心胸空者，为欲解。今者身热不去，心中结痛，是未欲解。与栀子豉汤，以吐胸中之邪热，盖吐中有发散之义，故身热亦从此而去。按：成注云，大下后，身热去，心中结痛者，结胸也；身热不去，心中结痛者，虚烦也。彼以仲景栀子豉汤第一条证，心中懊憹者，为虚烦，故以此条用栀子豉汤，亦云虚烦证也。殊不知心中结痛，比上条胸中窒更甚，当是实烦之证。但身热不去，此为热气未尽，收敛于内，比结胸证，为少轻耳。用药虽同，证则迥异。

附例下利后，更烦，按之心下濡者，为虚烦也，宜栀子豉汤。

濡，当作“软”。此条自《厥阴篇》移附于此。下利后更烦者，此非用药下后而发烦，乃自利之后而更烦也。盖阳经下利，本发烦热，但既下之后，则烦当减而邪欲解矣。若其烦比前更加，及按之心下却软而不硬不痛者，是为虚烦。成注云：此邪气乘虚，客于胸中也，与栀子豉汤，吐之则愈。或问：邪传三阴，则下利，子何得以厥阴下利之证，而移之《太阳篇》也？余答云：如厥阴病热下利，则不但烦而当见消渴证矣。若谓阳经无下利之证，则是仲景葛根汤证，非太阳阳明合病之自下利乎？学者当以理格之。

伤寒下后，心烦腹满，卧起不安者，栀子厚朴汤主之。

本太阳伤寒，表邪未解而误下之，以致心烦腹满，心烦者，邪入而壅于高分也。邪热壅于高分，则心以下之气不能宣越，因而腹满。既烦且满，故令卧起不安。成注云，与栀子厚朴汤，以吐烦泄满。

栀子厚朴汤方

栀子十四枚，擘　厚朴四两，姜炙　枳实四枚，去

穰，炒

以上三味，以水三升半，煮取一升半，去滓，分二服，温进一服。得吐者，止后服。

琥按：成注云，酸苦涌泄，栀子之苦以涌虚烦，厚朴、枳实之苦以泄腹满，以吐中即具发泄之义故耳。

琥又按：成注以腹满为里实证，盖上吐下泄，乃医家泻实满之法也。故用厚朴、枳实于大黄中，则其满从下而泄；用厚朴、枳实于栀子中，则其满即从上而涌也。要之，上药亦非吐剂，或于服汤后，探之使吐可耳。《内台方议》云：下后但腹满而不心烦，即邪气入里；若心烦而不腹满，即邪气在胸中，属栀子豉汤。今既烦而且腹满，乃邪气在胸腹之间也。烦则不能卧，满则不能坐，故卧起皆不安。故用栀子为君，以吐其烦；厚朴为臣，枳实为佐使，二者之苦以泻腹满也。按：上议实本成注之义。

伤寒，医以丸药大下之，身热不去，微烦者，栀子干姜汤主之。

太阳伤寒，医误以丸药大下之，徒伤中气，邪热不除，所以身热不去，邪气乘虚客于胸中，而作微烦也。与栀子干姜汤吐之，以散邪热，扶中气。

栀子干姜汤方

栀子十四枚，擘　干姜二两，切

上二味，以水三升半，煮取一升半，去滓，分二服，温进一服，得吐者，止后服。

琥按：成注云，苦以涌之，栀子之苦以吐烦；辛以润之，干姜之辛以益气。夫辛味本散，其益气者乃姜气之温耳。仲景立此汤，本吐烦之剂。方中用干姜者，因医以丸药大下之后，其人必中气受伤，专赖干姜之辛温，以扶助中气，谓虽吐而不致有妨于胃。所以《外台方议》云安中正气，干姜有臣佐之力者，即此义也。

凡用栀子汤，病人旧微溏者，不可与服之。

凡用栀子汤，谓凡上数汤中皆有栀子，故总上文而言之也。栀子之性太苦而寒，若病人平素肠胃虚寒，而大便微溏者，不可与服。如误用之，恐不能上涌，反致下泄为害甚矣。医者可不以此为戒。按：成注引《内经》曰，先泄而后生他病者，治其本，必先调之，后乃治其他病。况栀子汤，仲景皆用于误下之后，胸中烦热不解者。若病人旧微溏，又病伤寒而误下之，吾恐胸中虽烦，未必尽是郁热，故云不可与栀子汤也。《后条辨》或问云：《本草》不言栀子为吐剂，仲景用之攻吐，何也？答云：栀子本非吐药，兹因胸烦，为邪气在上，拒而不纳，故煮汤投之，则自吐，邪气因得以出。《内经》注云此因其邪之本高，而后用药越之，为甚易耳。则是吐药，奚必尽投以瓜蒂散邪。

太阳病发汗，汗出不解，其人仍发热，心下悸，头眩，身瞤动，振振欲擗地者，真武汤主之。

此条虽太阳病，强发汗亡阳，以致里虚，实系真寒阴证。正文与注并汤俱见《中寒论》中。

咽喉干燥者，不可发汗。

以下数条，皆言不可发汗。《尚论篇·序》于麻黄汤之后，亦有理。兹从旧例作解，不须更易。此承上数条发汗及吐下之误，因言不可发汗之候多端，医工不可以不知也。有如咽喉干燥者，成注云津液不足也，以发汗则重夺其津液，故不可也。《后条辨》云，凡医家欲行汗法，必当顾虑，夫上焦之津液，有如此者。

淋家不可发汗，发汗必便血。

淋者，膀胱里热，气化不行，小水淋沥而时出也。淋家，津液已虚，更发其汗，则水腑告匮，徒逼其血从小便出耳。《后条辨》云，凡医家欲行汗法，必当顾虑，夫下焦之津液，有如此者。

疮家虽身疼痛不可发汗，发汗则痓。

成注云：表虚聚热则生疮，疮家虽身疼如伤寒，不可发汗。发汗则表气愈虚，热势愈甚，津液枯燥，不能荣养筋脉，因而变痓。《后条辨》云，凡医家欲行汗法，便当顾虑，夫周身之津液，有如此者。

衄家，不可发汗，汗出，必额上陷，脉急紧，直视不能眴，不得眠。

汗为血液，衄血之人，血凌清道，阳经受伤，若更发汗重亡其阳，复夺其阴，则额上必陷，乃上焦津液枯竭之应也。脉急紧者，诸脉皆属于目，目得血而能视，筋脉无血以养，则紧急而不能牵引其目，故目直视而不眴。眴，瞬同，目摇动也。不得眠者，卫气夜行于阴则眠，今者卫无营主，仅能行于阳不能行于阴，故不得眠，即成注云阴气虚者是也。《后条辨》云，凡医家欲行汗法，复不可不顾虑，夫阳经之营血，有如此者。

亡血家，不可发汗，发汗则寒栗而振。

血属阴，亡血即亡阴也。阴亡，则阳无以附，更发其汗，阳从外脱，其人必寒栗而振摇，成注所云阴阳俱虚者是也。《后条辨》云，凡医家欲行汗法，复不可不顾虑，夫阴经之营血，有如此者。

汗家，重发汗，必恍惚心乱，小便已，阴疼，与禹余粮丸。缺。

心主血，汗者，心之液。平素多汗之家，心虚血少可知，重发其汗，必恍惚心乱，乃心液亡，而神气浮越也。小便已，阴疼者，小肠为心之腑，心脏虚，而腑中津液亦告竭也。《后条辨》云，凡医家欲行汗法，更不可不顾虑，夫表气之疏密，营室之衰旺，有如此者。仲景法与禹余粮丸，大都是益血镇固之剂，惜乎原方已缺不可考也。《补亡论》常器之云，禹余粮一味，火煅散服亦可。郭白云云，用禹余粮，不用石，石乃壳也。愚以其言，未必尽合仲景原方之义，今姑存之以备参考。按：以上数条证，《补亡论》皆有方。治咽喉干燥者，常器之云可与小柴胡汤。其言于义未合。石颀云宜小建中汤。其言犹近乎理。淋家，常云宜猪苓汤。然用于汗后，小便血者，亦嫌其过于渗利也。石颀云，未汗宜黄芪建中汤。盖此汤，用于疮家身疼痛者，甚妙，若淋家犹未尽善。疮家，常云，误汗成痓，桂枝加葛根汤。其言虽为可取，要不若王日休云小建中汤加归芪更妙。衄家，常云可与犀角地黄汤，此不过治衄之常剂。许叔微云黄芪建中汤，夺汗动血，加犀角。夫衄家系阳明经热，上汤恐非阳明药也。吕沧州云小建中汤加葱豉，误汗直视者，不可治。大抵衄家具汗证，葱豉专豁阳明经郁热，为对证之的药。亡血家，常云可与芍药地黄汤。夫亡血家，亦有阴虚发热者，上汤固宜用也。石颀云黄芪建中汤，误汗振栗，苓桂术甘汤加当归。据成注云，亡血发汗，则阴阳俱虚。愚以上二汤，皆亡血家汗后之剂。

病人有寒，复发汗胃中冷，必吐蛔。

此条系真寒证。正文与注见《中寒论》中。

本发汗而复下之，此为逆也；若先发汗，治不为逆。本先下之，而反汗之，为逆；若先下之，治不为逆。

成注云：病在表者，汗之为宜，下之为逆；病在里者，下之为宜，汗之为逆。大约治伤寒之法，表证急者即宜汗，里证急者即宜下，不可拘拘于先汗而后下也。汗下得宜，治不为逆。

伤寒，医下之，续得下利清谷不止，身疼痛者，急当救里；后身疼痛，清便自调者，急当救表。救里宜四逆汤，救表宜桂枝汤。

此条系太阳伤寒，医家误行下法，因下利清谷不止，虽身疼痛，急当温救其里，至其救表之药。仍用桂枝汤者，以其人胃气本实，不为误下所害故也。正文与注详见《中寒论》中。

病发热头痛，脉反沉，若不差，身体疼痛，当救其里，宜四逆汤。

此条系中寒病，其发热头痛者，以寒中少阴，必由太阳直入，故头痛而反发热。脉沉身体疼痛，乃阴寒之气，由内而彻于外也，其为中寒病无疑。正文与注详见《中寒论》中。

太阳病，先下之而不愈，因复发汗，以此表里俱虚，其人因致冒，冒家汗出自愈。所以然者，汗出表和故也。得里未和，然后复下之。

冒之为言覆也，谓寒邪怫郁，如以物蒙覆其头目也。太阳病先下之，复发汗，是为汗下皆逆，徒虚其表里之气，邪终不解因而致冒。《金匮要略》云冒家欲解，必大汗出，故云自愈。其所以自愈者，非汗自出而愈，乃用药使之汗出，斯表气得和故也。汗出表和，则不必复下，故云必得里未和者，然后用药复下之。可见表里两虚之人，虽其汗下之证，医人不敢轻用汗下之药，有如此者。按：此条论，仲景无治法。《补亡论》常器之云，和表，用小柴胡汤。然此汤，非太阳病当用之药，愚以表宜桂枝汤，或小建中汤、黄芪建中汤，选而用之。常氏又云，复下，用调胃承气汤。恐此汤又非里虚所宜，愚以下宜桂枝加大黄汤。又按：《条辨》注，得里未和“里”字，指大小便言。其说甚误。《尚论篇》亦云，下里药无过大柴胡汤、五苓散。误之误矣。窃思正文中既云然后复下之，此专指大便而言，若兼利小便，则不言下矣。斯其义，可不辨而自明。

太阳病未解，脉阴阳俱停，必先振栗汗出而解。但阳脉微者，先汗出《脉经》作之而解，但阴脉微者，下之而解。若欲下之，宜调胃承气汤主之。

太阳病未解，其邪所着不在于表，即入于里。表里之病，于阴阳二脉验之。《脉经》曰：寸为阳，关以前是也；尺为阴，关以后是也。今者，寸关尺三处脉，皆和平，是为阴阳俱停，乃正气将复，邪气欲去之兆也。然犹必先振栗，乃得汗出而后解，由其人病久，元气虚，正与邪争故也。其不为振汗，邪无从出者，但阳脉微，即为表邪盛也，法当汗之而解；但阴脉微，即为里邪实也，法当下之而解。盖此为太阳病，已入于腑，胃中郁热，不能自消。故云：若欲下之，宜调胃承气汤。按：成注引阳虚阴盛，阳盛阴虚，为阴阳脉微，汗下作解，其义晦而不明。《尚论篇》注阴阳脉微为病后之脉，与初病不同。盖初病皆邪气胜则实之脉，病后皆正气夺则虚之脉，所以最虚之处，便是容邪之处。故阳脉微者，邪乘其阳，汗之而解；阴脉微者，邪乘其阴，下之而解。斯言实发成氏之未发。然愚以邪气既乘之后，恐其脉未必尽出于微，若脉既微，必无用承气汤下之之理。大抵“脉微”二字当活看，此非微弱之微，乃邪滞而脉道细伏之义。邪滞于经，则表气不得条达，故阳脉微；邪滞于腑，则里气不能通畅，故阴脉微。又按：上论云先汗出而解，仲景无方，《千金》云宜桂枝汤。调胃承气汤方，见后第六卷《阳明篇》中。

重出例太阳病，发热汗出者，此为营弱卫强，故使汗出，欲救邪风者，宜桂枝汤。正文与注见前桂枝汤方下。

附后例伤寒五六日中风，往来寒热，胸胁苦满，云云至身有微热或咳者，与小柴胡汤主之。

此条系风寒之邪在半表半里，乃少阳经证，不当入《太阳篇》。正文与注并小柴胡汤方及加减法俱见后第七卷《少阳篇》中。

血弱气尽，腠理开，邪气因入，云云至故使呕也，小柴胡汤主之。

服柴胡汤已，渴者，属阳明也，以法治之。

得病六七日，脉迟浮弱，云云至柴胡汤不中与也，食谷者哕。

伤寒四五日，身热恶风，颈项强，胁下满，手足温而渴者，小柴胡汤主之。

伤寒，阳脉涩，阴脉弦，法当腹中急痛者，先与小建中汤，不差者，与小柴胡汤主之。

上五条证俱见后《少阳篇》中。

小建中汤方见后第三条证下。

伤寒中风，有柴胡证，但见一证便是，不必悉具。

凡柴胡汤病证而下之，若柴胡证不罢者，复与柴胡汤，必蒸蒸而振，却发热汗出而解。

上二条证俱见后《少阳篇》中。

伤寒二三日，心中悸而烦者，小建中汤主之。

伤寒二三日，邪当传里之时，今则别无他证，但心中悸而烦者，此外邪已微而不传，正气骤虚，不能自持也。盖阳气内虚则心悸，阴气内虚则心烦，故与小建中汤，以建其里气之虚。愚以此条病，必是太阳伤寒，发汗之后所变，故建中汤，即桂枝汤小变其制也。

小建中汤方

桂枝三两，去皮　甘草三两，炙　大枣十二枚，擘　芍药六两　生姜二两，切　胶饴一升

上六味，以水七升，煮取三升，去滓，内胶饴，更上微火，消解，温服一升，日三服。呕家，不可用建中汤，以甜故也。呕家必胃有邪热，而胸中作满。中满者，勿食甘，若用建中汤之甜，是助其满，《内经》云实实者是也。

成氏《明理论》云：脾者，土也，应中央，处四脏之中，为中州，治中焦，生育营卫，通行津液。一有不调，则营卫失所育，津液失所行，必以此汤温建中脏，是以建中名焉。胶饴味甘温，甘草味甘平。脾欲缓，急食甘以缓之，建脾者，必以甘为主，故以胶饴为君，甘草为臣。桂味辛热，辛，散也，润也，营卫不足，润而散之；芍药味酸微寒，酸，收也，泄也，津液不逮，收而行之，是以桂枝、芍药为佐。生姜味辛温，大枣味甘温。胃者卫之源，脾者营之本，《黄帝针经》曰营出中焦，卫出上焦是矣。卫为阳，不足者，益之必以辛；营为阴，不足者，补之必以甘。辛甘相合，脾胃健而营卫通，是以姜枣为使。

琥按：小建中汤，补中有发散之义，大抵中气虚寒者宜用之。倘伤寒家有水气冲心而悸，热邪壅膈而烦者，上汤不宜轻用也。《内台方议》或问曰：建中汤方，与桂枝汤同，只多胶饴，所主之病，全然不同，何也？答曰：桂枝汤中，桂枝、芍

药等分，以芍药佐桂枝而治卫气也；建中汤中，芍药多半，而桂枝减少，以桂枝佐芍药，而益其营气也，是以大有不同。愚以上言，犹为未尽其义。盖桂枝汤中，以芍药佐桂枝，则辛甘相合，散而助表；建中汤中，以桂枝佐芍药，则酸甘相合，敛而补中。能达此义，斯仲景制方之意无余蕴矣。

附后例太阳病，过经十余日，反二三下之，后四五日，柴胡证仍在者，先与小柴胡汤。呕不止，云云至与大柴胡汤下之，则愈。

按：此条证云太阳病过经十余日，其时已传少阳，为柴胡证矣，故以下之为反，先与小柴胡汤也。正文与注并大柴胡汤方俱见后第七卷《少阳篇》中。

伤寒十三日不解，胸胁满而呕，云云至先宜小柴胡汤以解外，后以柴胡加芒硝汤主之。

此条亦系少阳病。正文与注并汤俱见后《少阳篇》中。

伤寒十三日不解，过经谵语者，以有热也，当以汤下之，云云至此为内实也，调胃承气汤主之。

按：此条证系阳明腑病。正文与注并汤俱见后第六卷《阳明篇》中。

太阳病不解，热结膀胱，其人如狂，血自下，下者愈。其外不解者，尚未可攻，当先解外；外解已，但少腹急结者，乃可攻之，宜桃核承气汤。

太阳病邪热不解，随经入腑，结于膀胱。太阳为多血之经，腑有结热，则经中之血，与热相搏，蓄于下焦，其人如狂。如狂者，乃邪热之气，上熏于心，以故妄乱，与狂相似也。血自下者，邪热随血而出，故云愈也。若其人外不解，外即表也，表邪不解，里虽蓄血，尚未可攻。谓当先解其外，外得解已，但少腹急结者，此可验膀胱热结，下焦蓄血也，乃可竟用药以攻之。成注云：与桃核承气汤以下热散血。愚以下热散血，当作下血散热。夫血乃有形之物，可下而不可散；热乃无形之气，可散而不可下。成注字义，亦欠斟酌。又按：热结膀胱，膀胱乃小腹中之物，膀胱热结，其气蒸于少腹，则血不流利，故作急结之形，为下焦蓄血之证谛也。所以桃核承气汤，乃攻下焦蓄血，治少腹急结之药，实非通膀胱热结之药也。《条辨》注云：少腹指膀胱，急结者，有形之血蓄积也。《尚论篇》注云：少腹急结，为膀胱之血，蓄而不行，若似乎血在膀胱以内，则是服桃核承气汤后，蓄血当从小便中出矣。二家所言殊欠分析。又按：此条论云外不解者，尚未可攻，仲景当日，独缺解外药。《补亡论》郭白云采《千金方》云宜桂枝汤。及考《内台方议》云，若其外证不解，或脉带浮，或恶寒，或身痛等证，尚未可攻，且与葛根汤，以解其外。上二汤，皆太阳病解外之药，学者宜临证消息用之。

桃核承气汤方

桃仁五十个，去皮尖　桂枝二两，去皮　大黄四两　芒硝二两　甘草二两，炙

上五味，以水七升，煮取二升半，去滓，内芒硝，更上火，微沸，下火先食，温服五合，日三服，当微利。

琥按：成注云，甘以缓之，辛以散之，少腹急结，缓以桃仁之甘。夫缓不言甘草，而反言桃仁，殊为不解。又云，下焦蓄血，散以桂枝之辛。夫桂枝非散蓄血之药，上汤中用之者，以其邪自太阳经传来故也。愚以上汤即调胃承气汤中，加桃仁、桂枝。盖下焦蓄血，无关于胃，故用调胃承气汤。缓，缓下之，即上方后云当微利者是也。成注复云，大热之气，寒以取之，热甚搏血，

故用大黄、芒硝。加桃仁者，破血结也；加桂枝者，解外邪也；用甘草者，缓腹急也。或问：桃仁承气汤中，用桂枝之义？余答云：喻嘉言有云，太阳随经之余邪，非桂枝不解，所以仲景用桃仁，增入承气以达血所。仍加桂枝分解外邪，正恐其邪少有未解，则壅热愈甚，血愈蓄积，不能即下。故桃仁承气汤中用桂枝解外，与大柴胡汤中用柴胡解外，其义实相仿也。

附后例伤寒八九日，下之，胸满烦惊，云云至不可转侧者，柴胡加龙骨牡蛎汤主之。

此条系少阳伤寒误下之证。正文与注并柴胡加龙骨牡蛎汤方俱见后第七卷《少阳篇》中。

伤寒，腹满谵语，云云至此肝乘脾也，名曰纵，刺期门。

伤寒发热，啬啬恶寒，云云至此肝乘肺也，名曰横，刺期门。

上二条证正文与注并穴图，俱见后第十四卷《刺热论》中。

太阳病，二日反躁，凡当作反熨其背，而大汗出，云云至谷气下流故也。

太阳病中风，以火劫发汗，云云至小便利者，其人可治。

伤寒脉浮，医以火迫劫之，云云至起卧不安者，桂枝去芍药加蜀漆龙骨牡蛎救逆汤主之。

桂枝去芍药加蜀漆龙骨牡蛎救逆汤方

形作伤寒，云云至被火者必谵语云云至，当汗出愈。

太阳病，以火熏之，云云至名为火邪。

脉浮热甚，反灸之，云云至必咽燥唾血。

微数之脉，慎不可灸，云云至焦骨伤筋，血难复也。

脉浮，宜以汗解，用火灸之，云云至名火逆也。

欲自解者，必当先烦，云云至故知汗出解也。

烧针令其汗，云云至与桂枝加桂汤，更加桂二两。

火逆下之，因烧针烦躁者，桂枝甘草龙骨牡蛎汤主之。

桂枝甘草龙骨牡蛎汤方

太阳伤寒者，加温针，必惊也。

以上火逆证十一条、方二首，正文与注俱见后第十二卷《救逆法》中。

琥按：伤寒一病，《内经》中只有刺热法，无用火之法。盖伤寒本系热证，复用火以灸之，是以火济火也。所以仲景于上文云，烦躁谵语、衄血唾血清血、发黄惊狂、身体枯燥、手足躁扰、腰重而痹、口干咽烂、焦骨伤筋等，皆为火逆之证。垂戒谆谆，后医不可不以此为鉴。然此但为伤寒者说，若中寒，不以用火为禁也。

太阳病，当恶寒发热，今自汗出，不恶寒发热，关上脉细数者，云云至以医吐之所致也，此为小逆。

上条证乃不当吐而医误吐之，为逆。正文与注见后第十二卷《救逆法》中。

太阳病吐之，但太阳病当恶寒，今反不恶寒，不欲近衣，此为吐之内烦也。

此条证，虽不宜吐，然吐之亦不为逆。太阳病吐之者，必病人胸膈之中挟痰或食也。吐之后，反不恶寒者，即误吐中亦有发散之义，故不恶寒也。不欲近衣，此因吐后胃中空虚，邪热乘之，内作烦热，故不欲近衣也。按：此条论，仲景无治法。《补亡论》常器之云可与竹叶石膏汤。愚以吐后，胃中虚热而烦者，庶几近之。若吐后，胸中郁热未尽而烦者，宜栀子豉汤。

病人脉数，数为热，当消谷引食，而反吐者，此以发汗，令阳气微，膈气虚，脉乃数也。数为客热，不能消谷，以胃中虚冷，故吐也。

脉数者，一息六七至是也。数为胃气本热，胃气热，当消谷引食。引，进也。今病反吐者，此以发汗太过，令阳气外微，阳气受于胸中，故膈中之气亦虚。膈中气虚，则邪热入胃，脉乃数也。数为客热，客热者，即邪热也。邪热之气，不能消谷，以病人胃中有邪热，则正气必虚，故不能引食而吐也。愚按：气本属阳，虚甚则冷。然此胃中既有邪热，则正气虽虚，未至于冷。正文中“冷”字，宜从删。按：此条论，仲景虽不明言是太阳，然此当是太阳伤寒，发汗太过，而脉变数。《条辨》以脉数为温病，误发其汗，因而致吐者，非。又按：此条论，仲景无治法。《补亡论》常器之云可与小半夏汤。此汤虽系止吐之药，但发汗后，津液必亡，尚宜斟酌用之。又云宜小温中汤，此常氏以吐为胃中虚冷，忘其脉数之为客热也。倘后学宗之，焉得无误。

附后例太阳病，过经十余日，心下温温欲吐，而胸中痛，云云至与调胃承气汤。云云至以呕，故知极吐下也。

按：此条太阳病过经十余日，病已不在太阳，欲吐，胸中痛，此当是邪传阳明，已入于腑，故与调胃承气汤。正文与注见后第六卷《阳明篇》中。

太阳病六七日，表证仍在，脉微而沉，反不结胸，

其人发狂者，以热在下焦，少腹当鞕满，小便自利者，下血乃愈。所以然者，以太阳随经瘀热在里故也，抵当汤主之

太阳病六七日，邪气正当传里之时，纵表证仍在，而脉微沉，是徒有表证，已无表脉也。又脉微沉，为邪气在里，乃结胸之脉。今则反不结胸，知邪不在上焦。其人发狂者，比前桃核承气汤如狂证较甚，此热在下焦，而为膀胱腑病无疑矣。鞕，与硬同。少腹硬满，则其病又甚于急结。小便自利，则知其热，不结于下焦之气分，而结于下焦之血分也。前如狂证，蓄血轻，故自下而愈；此发狂证，蓄血重，必用药以下其血，乃愈。所以然者，谓所以少腹硬满之故，以太阳邪热不解，随经入膀胱之腑，膀胱热结，血瘀于小腹之里故也。成注云，与抵当汤，以下蓄血。《尚论篇》云，此条证较前条桃核承气证更重，且六七日表证仍在，曷为不先解其外邪？又曷为攻药中不兼加桂枝邪？夫蓄血而至于发狂，则热势攻心，桃核承气不足以动其血，桂枝不足以散其邪，非用单刀直入之将，必不能斩关取胜，故名其汤为抵当。抵者，至也，乃至当不易之良法也。邪结于胸，则用陷胸以涤饮；邪结少腹，则用抵当以逐血。设非此一法，少腹中所结之血，既不附气而行，更有何药可攻其坚垒哉？所以一峻攻，斯血去而邪不留，并无藉桂枝分解之力耳。愚以看病之法，须分表里。假若表里之证兼见，须分轻重而直取其邪。上云六七日表证仍在，则表邪已衰，非比一二日之盛矣。况其下文云脉微而沉，其人发狂，少腹硬满，明系太阳随经瘀热在里。里证已急，焉得不用峻攻之剂？医人于此，若犹顾虑夫在表之余邪，是为不知证之轻重，治之缓急，斯时人命，不几同儿戏邪？噫！今医有以抵当汤丸，为猛厉而不敢下者，其小心适足以害人，而病家反以为把稳，有宁甘就死而不肯服者，亦

大可伤也。

抵当汤方

水蛭三十个，熬　虻虫三十个，熬，去翅足　桃仁二十个，去皮尖　大黄三两，酒浸

上四味，锉如麻豆，以水五升，煮取三升，去滓，温服一升，不下，再服。

成氏《明理论》云：人之所有者，气与血也。气为阳，气留而不行者，则易散，以阳病易治故也；血为阴，血蓄而不行者，则难散，以阴病难治故也。血蓄于下，非大毒驶剂，则不能抵当其甚邪，故治蓄血，曰抵当汤。水蛭味咸苦微寒，《内经》曰咸胜血，血蓄于下，胜血者，必以咸为主，故以水蛭为君。虻虫味苦微寒，苦走血，血结不行，破血者必以苦为助，是以虻虫为臣。桃仁味苦甘平，肝者血之源，血聚则肝气燥，肝苦急，急食甘以缓之，散血缓急，是以桃仁为佐。大黄味苦寒，湿气在下，以苦泄之，血亦湿类也，荡血逐热，是以大黄为使。四物相合而方剂成，病与药对，药与病宜，虽苛毒重疾，必获全济之功矣。

太阳病身黄，脉沉结，少腹硬，小便不利者，为无血也。小便自利，其人如狂者，血证谛也，抵当汤主之。

太阳病身黄者，膀胱热结，湿气不行。土主湿而色黄，湿热相搏，故身发黄也。脉沉为里证，结者，脉来缓时，一止复来之名也。脉缓为湿，所以里湿之脉，当见沉结。少腹硬，则湿热之形，已蓄于下焦可知。上三证者，犹不分溺之与血，以血亦湿润之物也，故当于小便验之，如小便不利者，为溺蓄于膀胱之内，而无血也。若小便自利，其人如狂者，乃血蓄于膀

胱以外为甚谛。谛者，审也，犹言精审而无差也。仲景法，与抵当汤以下蓄血。按：上文云小便不利者，仲景不言治法。成注云可与茵陈汤，《补亡论》云与五苓散，《后条辨》云属茵陈五苓散。愚以三方可选而用之。

伤寒有热，少腹满，应小便不利，今反利者，为有血也，当下之，不可余药，宜抵当丸。

伤寒有热者，谓里有热，热入下焦，故少腹作满形也。夫曰满，比急结稍甚，比硬稍轻。欲审其蓄血之证，亦须于小便验之。据病人小腹满，应当小便不利，今反利者，为有蓄血也，当下之。然下之，不可用其余汤药，盖以桃核承气则太轻，抵当汤又太峻。成注云：此无身黄发狂等证，是未至于甚，可与抵当丸小可下之。盖药味虽同，杵分为丸，一以缓其性，一以小其制也。

抵当丸方

水蛭二十个　虻虫二十五个　桃仁二十个，去皮尖　大黄三两

上四味，杵，分为四丸，以水一升，煮一丸，取七合，服之。晬时当下血，若不下者，更服。晬时，周时也。

太阳病，小便利者，以饮水多，必心下悸；小便少者，必苦里急也。

太阳病，小便利者，是膀胱之腑无邪热也。若其人饮水多，此热在上焦，心火亢甚，小便虽利，然渴饮水多，则水来犯火，必心下悸。若其人饮水多而小便少，此热在下焦，为太阳邪热随经入腑，水积不行，膀胱之里，必苦急也。《尚论篇》谓饮水多小便少，乃邪热足以消水，故以“里急”二字，为里证已急

作解。大误之极。按：此条论，仲景无治法。《补亡论》常器之云，可茯苓甘草桂姜汤，又猪苓汤。推常氏之意，以太阳病小便利者，为表证多、里证少，故用茯苓甘草桂姜汤；小便少者，为表证少、里证多，故用猪苓汤也。

卷之五

辨太阳病脉证并治法下此系仲景原文

问曰：病有结胸，有脏结，其状何如？答曰：按之痛，寸脉浮，关脉沉，名曰结胸也。何谓脏结？答曰：如结胸状，饮食如故，时时下利，寸脉浮，关脉小细沉紧，名曰脏结。舌上白苔滑者，难治。

此言结胸病状，与脏结虽相似而各别，故仲景设为问答以辨之。夫结胸脏结，何以云太阳病？以二者皆太阳病误下所致也。盖结胸病，始因误下，而伤其上焦之阳，阳气既伤，则风寒之邪，乘虚而入，上结于胸。按之则痛者，胸中实也。寸浮关沉者，风与寒气相结，而为实之诊也。若脏结病，则不然，其始亦因误下，而伤其中焦之阴，阴血既伤，则风寒之邪，亦乘虚而入，内结于脏。状如结胸者，以脏气不平，逆于心下故也。饮食如故者，胸无邪阻而胃中空也。时时下利者，脏虚邪结，不能运化，胃中之水谷，不泌别，不分清，因偏渗于大肠而作利也。寸浮关沉者，结胸脉也。今诊关脉，兼得小细紧者，则是脏虚，而风寒之邪，内结可知。舌上白苔者，经云丹田有热，胸中有寒。今者苔滑，则是舌湿润而冷也，此系误下太过，而变成脏寒之证，故难治也。愚按：结胸证，其人本胃中挟食，下之太早，则食不能去，外邪反入，结于胸中，以故按之则痛，不能饮食。脏结证，其人胃中本无食，下之太过，则脏虚邪入，冷积于肠，所以状如结胸，按之不痛，能饮食，时下利。舌上苔滑，此非真寒证，乃过下之误也。结胸证，治见下。脏结证，仲景无治法。《补亡论》常器之云可刺关元穴。愚以若用刺，不若用艾灸之。

脏结无阳证，不往来寒热，其人反静，舌上苔滑者，不可攻也。

此承上文申明脏结病所以难治之故。夫脏结虽系太阳病误下所致，然既下之后，已无恶寒发热之证，是无太阳表热也。不往来寒热，是无少阳半表半里之热也。其人反静，是无阳明里热也。舌上苔滑，是胸中寒，而丹田并无热也。惟其无热，故不若结胸证之可攻而难治也。愚以脏结本无可下之证，成注云于法当下者，误。《补亡论》郭白云云，脏结无阳证，不可攻者，宜刺关元穴。愚以脏结病，表里皆寒，无热可泄，若用刺法，是为认证不明，谬矣。故宜用艾灸之。

附例病胁下素有痞，连在脐旁，痛引少腹，入阴筋者，此名脏结，死。

此条乃脏结死证，医人不可不知也。素有痞，谓其人平素先有痞积，伏于胁下，又因新得伤寒，误行攻下。成注所云邪气入里，与宿积相合，使脏真之气，结而不通，致连在脐旁，痛引少腹，入阴筋。此为死证。

病发于阳，而反下之，热入因作结胸；病发于阴，而反下之，因作痞。所以成结胸者，以下之太早故也。

此推原结胸病，并及于痞病之因也。仲景云，太阳病当一二日发，太阴病当四五日发。此病发于阳与发于阴之谓。病发于阳，邪犹在经，为不可下，反下之，则阳经邪热，入于胸中，因作结胸；病发于阴，邪未入腑，亦不可下，反下之，则阴经邪热，入于心下，因而作痞。痞者，气塞而不通泰也。《尚论篇》云二证皆由下早，皆是热入，其不言痞者，省文以见意也。愚以痞非太阳证，然其邪亦由太阳而传于太阴，复因误下而作痞，故并入《太阳篇》中。

结胸者，项亦强，如柔痓状，下之则和，宜大陷胸丸。

此先就结胸之最剧者，议其治也。夫结胸证，至项强，则其邪紧结于胸，胸中满实，其势常昂，有似反张之状，故云如柔痓也。下之则和者，言邪实去，则胸中和而项自舒之意。成注云：与大陷胸丸下结泄满。愚按：痓有刚柔二证，皆颈项强急，今则结胸证如其状，故曰亦也。或问：项强，何以不云如刚痓？余答云：刚痓无汗，柔痓有汗。结胸证，既项强矣，若不云如柔痓，恐医人认以为太阳经风寒之邪未解，反疑其当用发汗之药。殊不知项虽强，表证已解，里证甚急，治法宜下。曰如柔痓状者，盖言有汗而非外邪之项强也。

大陷胸丸方

大黄半斤　葶苈半升，熬　芒硝半升　杏仁半升，去皮尖，熬黑

上四味，捣筛二味，内杏仁芒硝，合研如脂，和散，取如弹丸一枚，别捣甘遂末一钱匕，白蜜二合，水二升，煮取一升，温顿服之，一宿乃下。如不下，更服，取下为效。禁如药法。

成注云：大黄、芒硝之苦咸，所以下热；葶苈、杏仁之苦甘，所以泄满；甘遂取其直达，白蜜取其润利，皆以下泄实满之物也。

琥按：大陷胸汤，止硝、黄、甘遂三物。兹方中更加葶苈、

杏仁、白蜜，是名虽为丸，比汤倍有力焉。大抵结胸证，水逆于肺，喘胀胸满者，宜用之。陷胸名义详下汤方中。

结胸证，其脉浮大者，不可下，下之则死。

结胸证，寸脉虽浮，关脉必沉，为邪热结里，里实，所以可下。今者其脉浮大，浮为在表，大为虚，是在表之邪犹未尽，胸中之结犹未实，下之是重虚其里，表邪尽入，所以主死。医人不可不以此为戒也。按：此条证，仲景既云不可下，则是当用何药？《补亡论》常器之云，可与增损理中丸，如未效，用黄连巴豆捣如泥，封脐上，灼艾灸热渐效。愚以上证虽未全结，终是里实之证，理中丸太补，不可用也；又灼艾法，亦未妥。

结胸证悉具，烦躁者亦死。

成注云：结胸证悉具，邪结已深也。烦躁者，正气散乱也。邪气胜，正气虚，即不下，亦主死也。或云烦躁者，里证急也，下之，庶有可生之理？《尚论篇》云：烦躁为津液已竭，胃气垂绝之征，医人于此，宁莫投药，可免病家之咎。

太阳病，脉浮而动数，浮则为风，数则为热，动则为痛，数则为虚。头痛发热，微盗汗出，而反恶寒者，表未解也。医反下之，动数变迟，膈内拒痛，胃中空虚，客气动膈，短气躁烦，心中懊侬，阳气内陷，心下因硬，则为结胸，大陷胸汤主之。若不结胸，但头汗出，余处无汗，剂颈而还，小便不利，身必发黄也。

太阳中风之脉本浮，其兼动数者，动为痛，数为热为虚也。风热外盛，则头痛发热。卫气虚，肤腠空疏，故睡则盗汗微出也。脉动数而汗出，似乎表解，邪欲传里，故以恶寒为反也。医人不知表未解，反误下之，动数之脉变迟，脉迟，则表邪乘虚入里，已结于胸膈间矣。膈内拒痛者，膈中之气，与邪气相拒而作痛也。胃中空虚者，胃家之真气，因误下而致虚也。客气者，邪气也；短气者，真气短促也；阳气者，即客气之别名也。胃家真气既虚而短，则客邪之气方盛，内动于膈，因发躁烦而热，心中懊恼不宁。此为阳邪内陷，热蒸成湿，湿热相结而坚实，以故心下硬，成结胸也。治法，宜大陷胸汤以下结热。夫曰膈内、曰心中、曰心下，皆胸之分也。名曰结胸，其邪实陷于胃，胃中真气虚，斯阳邪从而陷入于胸，作结硬之形也。其有邪虽入胃，而胸不至结者，胃中邪热不能外泄，此为热不得越，但上升于头而汗出。余处无汗，剂颈而还。剂者，分也，言至颈，则汗分而还，于身则无汗也。小便不利者，胃中邪热，气蒸湿积而成水，思欲下泄而不得也。胃属土，其色黄，湿热不得下泄，郁于内，必见于外，故至发黄也。《补亡论》常器之云：发黄者，与茵陈蒿汤。煎茵陈浓汁，调五苓散，亦可。

大陷胸汤方

大黄六两，去皮　芒硝一升　甘遂一钱

上三味，以水六升，先煮大黄，取二升，去滓，内芒硝，煮一两沸，内甘遂末，温服一升，得快利，止后服。

成氏《明理论》云：结胸由邪在胸中，处身之高分，邪结于是，宜若可汗。然所谓结者，若系结之结，不能分解者也。诸阳受气于胸中，邪气与阳气相结，不能分解，气不通，壅于心下，为硬为痛，是邪正固结于胸中，非虚烦膈实之所同，是须攻下之物可理。低者举之，高者陷之，以平为止。结胸为高邪陷下，以平之，故治结胸曰陷胸汤。甘遂味苦寒，苦性泄，寒胜热，虽曰泄热，而甘遂又若夫间之遂，直达之气。陷胸破结，非直达者不能透，是以甘遂为君。芒硝味咸寒，《内经》

曰，咸味下泄为阴。又曰，咸以软之。气坚者以咸软之，热胜者以寒消之，是以芒硝为臣。大黄味苦寒，将军也，荡涤邪寇，除去不平，将军之功也。陷胸涤热，是以大黄为使，利药之中，此为驶剂。伤寒错恶，结胸为甚，非此汤则不能通利。大而数少，取其迅疾，分解结邪，此奇方之制也。

琥按：上成氏云，甘遂若夫间之遂。考《周礼》，凡治野，夫间有遂。注云，自一夫至千夫之田，为遂沟洫浍，所以通水于川。遂者，通水之道也，广深各三尺曰遂。则是甘遂乃通水之要药。陷胸汤中以之为君，乃知结胸证，非但实热，此系水邪结于心下故也。或问：水邪从何而来？余答云：足太阳本寒水之经，其邪正盛于表，医人反误下之，邪因内陷，斯时水气，即随经而入。况邪热郁于胸中，其上蒸之气，亦可成水。所以陷胸汤丸用甘遂、葶苈。非究心医道者，不能识其奥义也。

伤寒六七日，结胸热实，脉沉而紧，心下痛，按之石硬者，大陷胸汤主之。

此言结胸证，亦有不因误下而成者。如伤寒六七日，邪热传里，填实胸中，脉沉而紧。紧固为伤寒之脉，然其脉不浮，则知紧非外来之寒矣。夫沉为在里，紧为痛为实。今心下痛，按之其硬如石，故脉沉而紧也。成注云：与大陷胸汤以下结热。或问：脉沉紧，焉知非寒实结胸？余答云：胸中者，阳气之所聚也。邪热当胸而结，直至心下，石硬且痛，则脉道不但沉紧，甚至有伏而不见者，医人乌可以脉沉紧为非热也？大抵辨结胸之法，但当凭证，最为有准。

附后例伤寒十余日，热结在里，复往来寒热者，云云至此为水结在胸胁也，但头微汗出者，大陷胸汤主之。

此条系少阳证，后虽用大陷胸汤，要其人水结胸胁。胸胁者，少阳部分也。正文与注俱见后第七卷《少阳篇》中。

太阳病，重发汗，而复下之，不大便五六日，舌上燥而渴，日晡所小有潮热，从心下至少腹硬满而痛不可近者，大陷胸汤主之。

“日晡所”句，《内台方议》作“日晡所发”，义甚通。重发汗，谓大发汗也。晡，日加申时也。太阳病重发汗，而复下之，内外津液俱亡，邪热里结，以故不大便五六日，舌上燥渴，日晡潮热，少腹硬满，全是阳明腑实之证。止日晡时所，有潮热甚小，且从心胸之间，下至少腹，手不可近而痛，乃知其病为太阳结胸，兼阳明里实证。成注所云一腹之中，上下邪气皆盛是也。故与大陷胸汤以下其邪。

小结胸病，正在心下，按之则痛，脉浮滑者，小陷胸汤主之。

此言结胸证，有大小之分也。小结胸，结在心下，不比大结胸之高在心间，且下至少腹也。按之则痛，比大结胸之不按亦痛较轻也。大结胸虽有浮脉，必兼沉紧，此则脉浮而但滑，成注云知热未深结也。故与小陷胸汤，以涤胸中结热。

小陷胸汤方

黄连一两　半夏半升，洗　栝蒌实大者一个

上三味，以水六升，先煮栝蒌取三升，去滓，内诸药，煮取二升，去滓，分温三服。

琥按：成注云，苦以泄之，辛以散之，黄连、栝蒌实之苦寒以泄热，半夏之辛以散结。三物性味虽平，《尚论篇》称其泄热散结，亦能突围而入，所以名为小陷胸汤也。大抵此汤，病人痰热内结者，正宜用之。

太阳病二三日，不能卧，但欲起，心下必结，脉微弱者，此本有寒分也。反下之，若利止，必作结胸。未止者，四日复下之，此作协热利也。

协，协同，合也。太阳病二三日，此为表邪正盛之时，不能卧，但欲起者，此邪传于胸，心下热结，气上壅，故不卧欲起也。心下热结，似乎可下，然脉微弱者，此其人本有寒分。寒分者，痰饮也。以痰饮本寒，故曰寒分。有痰饮，则心下虽结，热未全实，如反下之，则邪热乘虚，必尽入里而利。若利止，随作结胸。如下之而利不止者，医工不识，犹以为邪结未尽，至四日复下之，则邪热不能上结，下陷于肠胃之间，因协热而作利也。愚按：若利止作结胸，仲景自有陷胸汤主之。其脉微弱者，本有寒分。《补亡论》常器之云可增损理中丸，以其人平素有寒痰故也。殊不知有寒痰而复结邪热，理中丸犹为妥。复下之作协热利。常氏又云，宜白头翁汤。

太阳病下之，其脉促，不结胸者，此为欲解也。脉浮者，必结胸也。脉紧者，必咽痛。脉弦者，必两胁拘急。脉细数者，头痛未止。脉沉紧者，必欲呕。脉沉滑者，协热利。脉浮滑者，必下血。

病在太阳，总无可下之理，如误下之，则脉证之变，有不可以一经拘者。如下后脉促，为阳邪上盛，不作结胸，其邪反得超越而解散矣。脉浮为阳邪壅实，必上结于胸可知。脉紧为邪传少阴。成注云：少阴病脉紧，邪客于少阴之络，令人嗌痛不可内食，故云必咽痛也。脉弦者，邪传少阳。成注云：尺寸俱弦者，少阳受病，少阳之脉循胁，故云必两胁拘急也。脉细数者，邪气因循而欲传，故太阳之头痛犹未止也。脉沉紧者，邪已结实而传里，阳明气逆上冲，故必欲呕也。脉沉滑者，为阳邪陷于阴分，故协热利。脉浮滑者，为热气克烁其血，故必下血。可见太阳经，为四通八达之衢，一误下之，其变乱有如此者，医人不可不知戒也。王日休云：太阳下之以后八证，其脉促不结胸者，为欲解，不必用药。脉浮者，必结胸，桂枝去芍药汤。愚以此汤，仲景治太阳病下之后，脉促胸满者。今者脉浮必带促，未成结胸，故宜用之。脉紧者，必咽痛，甘草汤。愚以与桔梗汤更妙。脉弦者，两胁拘急，小柴胡汤加桂枝。脉细数者，头痛未止，当归四逆汤。愚以此汤太辛热，非脉数头痛所宜。《补亡论》常器之云，可葱须汤。然此亦是阳明经头痛之药。脉沉紧者，必欲呕，甘草干姜汤。愚以呕为太阳经邪热入胃，其脉沉紧，与结胸证热实之脉同也，上汤恐不宜用。常器之云，可七物黄连汤。脉沉滑者，协热利，白头翁汤。脉浮滑者，必下血，芍药甘草汤加秦皮。常氏又云，可与《类要》柏皮汤。愚以临证用药，亦当活变，古方不宜执也。

病在阳，应以汗解之，反以冷水潠之，若灌之，其热被劫《内台方》作却。却，止也。不得去，弥更益烦，肉上粟起，意欲饮水，反不渴者，服文蛤散；若不差者，与五苓散。寒实结胸，无热证者，与三物小陷胸汤。白散亦可服。

病在阳者，为邪热在表也，法当汗解之，医反以冷水潠之。潠者，口含水喷也。若灌之，灌，浇也，灌则更甚于潠矣，表热被水止劫，则不得去，不得去者，阳邪无出路也。邪无从出，其烦热，必更甚于未用水之前矣。弥更益者，犹言甚之极也。水寒之气，客于皮肤，则汗孔闭，故肉上起粒如粟也。意欲饮水不渴者，邪热虽甚，反为水寒所制也。意欲饮水者，先与文蛤散，以解其弥甚之烦热。若不差者，水寒与热相搏，下传太阳之腑，与五苓散内以消之，外以散之，乃表里两解之法也。

其不下传于腑者，必上结于胸，为寒实结胸，以水体本寒，故曰寒也。究竟水寒之气，与邪热相搏而结实于胸，非真寒结胸中也。无热证者，成注云在外无热，言其热悉收敛于里也，故与黄连、半夏、栝蒌实三物小陷胸汤，以泄热散结。白散亦可服者，此言热结甚，用小陷胸汤，如热不甚而结饮多，即可用白散之辛温，以开其结，下其水也。

文蛤散方

文蛤五两

上一味，为散，以沸汤和一钱匕服，汤用五合。

琥按：成注云，文蛤散以散表中寒水之气。夫文蛤咸寒，岂能散表寒？又注云，咸走肾，可以胜水。斯言实为定论。夫肾与膀胱为表里，其能走肾者，即能入膀胱以胜水热也。大抵文蛤散，能解烦导水胜热，尽其用矣。

白散方

桔梗三分　巴豆一分，去皮心，熬黑，研如脂　贝母三分

上件二味，为末，内巴豆，更于臼中杵之，以白饮和服。强人半钱匕，羸者减之。病在膈上必吐，在膈下必利，不利，进热粥一杯，利过不止，进冷粥一杯。身热皮粟不解，欲引衣自覆者，若以水潠之、洗之，益令热却不得出，当汗而不汗则烦。假令汗出已，腹中痛，与芍药三两，如上法。

琥按：成注云，辛散而苦泄，桔梗、贝母之苦辛，用以下气；巴豆之辛，用以散实。夫巴豆乃热毒之药，肠胃中有水寒结积，宜用此以荡涤之。若上方后云身热不解，引衣自覆，及以水潠洗，益令热却，当汗不汗而烦者，尚宜用五苓散，以两

解之也。汗出已者，非白散能出汗，乃承上文而言。不差者，用五苓散。得汗后，胸中水结不散，腹中痛，故与白散复加芍药也。

琥又按：上方后云不利进热粥，利不止进冷粥者，以热能助药力，冷能解药力也。但今人病结胸，挟食者多，不敢进粥，每以沸汤，并凉饮代之。

附后例太阳与少阳并病，头项强痛，或眩冒，云云至当刺大椎第一间、肺俞、肝俞，慎不可发汗。云云至谵语不止，当刺期门。

妇人中风，发热恶寒，经水适来，云云至此为热入血室也，当刺期门，随其实而泻之。

上二条证正文与注俱见后第十四卷《刺热论》中。

附后例妇人中风，七八日续得寒热，发作有时，云云至故使如疟状，发作有时，小柴胡汤主之。

妇人伤寒，发热，经水适来，云云至无犯胃气，及上二焦，必自愈。

伤寒六七日，发热，微恶寒，云云至外证未去者，柴胡加桂枝汤主之。

伤寒五六日，已发汗而复下之，胸胁满，云云至此为未解也，柴胡桂枝干姜汤主之。

柴胡桂枝干姜汤方

伤寒五六日，头汗出，微恶寒，云云至可与小柴胡汤，设不了了者，得屎而解。

上五条证并汤方俱见后第七卷《少阳篇》中。

伤寒五六日，呕而发热者，柴胡汤证具，云云至此虽已下之，不为逆，云云至若心下满而硬痛者，此为结胸也，大陷胸汤主之。但满而不痛者，此为痞，柴胡不中与之，宜半夏泻心汤。

此条证，乃少阳病复兼太阴，所以柴胡证具，而以他药下之，不为逆。其成结胸者，乃少阳病误下之所致，与太阳病实无与也。其成痞者，以病兼太阴，早下之，故成痞也。

正文与注并半夏泻心汤方俱见后第七卷《少阳篇》中。

太阳少阳并病，而反下之，成结胸，心下硬，下利不止，水浆不下，其人心烦。

并病义见前第四卷《太阳中篇》。太阳病在经者，不可下。少阳病下之，亦所当禁，故以下之为反也。下之则阳邪乘虚，上结于胸，则心下硬；下入于肠，则利不止；中伤其胃，则水浆不入。其人心烦者，正气已虚，邪热躁极也。《条辨》云："心烦"下疑有脱简。大抵其候为不治之证，仲景云结胸证悉具，烦躁者，亦死。况兼下利，水浆不下者邪？其为不治之证宜矣。愚按：此条可见少阳病亦有结胸证也。

脉浮而紧，而复下之，紧反入里，则作痞，按之自濡，但气痞耳。

濡，上演切，音轻耎，同柔也。脉浮而紧，若似乎太阳伤寒也。复，反也。复下之，紧反入里，是脉变为沉紧也。脉变沉紧，何以不成结胸而作痞？盖此条紧脉，系少阴病，以其病自太阳经传来，故略带浮也。仲景法，少阴病未入于腑者，不可下。若反下之，则少阴之邪，乘虚入里，因而作痞。按之自濡者，言不比结胸之硬，但寒气郁而成热，遂否塞于心下耳。此可见少阴病亦有误下而成痞证者。或问：紧脉在少阴，未必是传经之邪？余答云：少阴受太阳寒邪之气，未入于腑者，脉阴阳俱紧，既入于腑而后脉沉数也。愚按：此条病，应入《少阴篇》，因其浮紧之脉，与太阳相似，缘从旧例以发明之。又按：此条论，仲景无治法。《补亡论》常器之云，可小陷胸汤、生姜泻心汤。郭白云云，宜半夏泻心汤、枳实理中丸。愚以痞证按之自濡，陷胸汤不宜用也。若理中丸，得毋以紧脉属少阴，疑其为寒证邪，恐用之则太热而补也。惟泻心汤，此本仲景治痞之药，然亦宜加减用之。

太阳中风，下利呕逆，表解者，乃可攻之。其人漐漐汗出，发作有时，头痛，心下痞硬满，引胁下痛，干呕短气，汗出不恶寒者，此表解里未和也。十枣汤主之。

“头痛”二字当在“发作有时”之上。太阳中风者，表未解也。下利呕逆，此肠胃中已责其有水湿之邪，必待其表解，乃可攻之。若其人漐漐汗出，漐漐者，汗出之貌也。头痛发作有时，言有时头痛，有时又止，明系湿邪挟热，上升于头而作痛也。心下痞塞坚硬，又且胀满，牵引胁下亦痛，则是湿热成饮，已填塞于胸胁间矣。干呕短气者，里未和也。汗出不恶寒者，表已解也。故与十枣汤，以下热逐饮。愚按：此条直是结胸证，因心下痞硬，用一“痞”字，实非痞证比也。或问：直是结胸证，何以不用大陷胸汤？余答云：结胸证热邪实而水气少，故用陷胸汤以平之；此证热不甚而水气实，故用下汤以攻之也。又按：《尚论篇》云，结胸证邪结于胸，其位高，此证邪在心下及胁，其位卑。斯言亦非确论。不观最前条结胸证云阳气内陷，心下因硬，又云脉沉而紧，心下痛，是两言，谓非与此条证心下痞硬，实相合者邪。但此条证，不因误下，阳邪未曾陷入，故无躁烦等候。且其人本有水气充实乎里，故必待表解，而后以十枣汤攻之，可无疑也。

十枣汤方

芫花熬　甘遂　大戟　大枣十枚，擘

以上三味，等分，各别捣为散，以水一升半，先煮大枣肥者十枚，取八合，去滓，内药末，强人服一钱匕，羸人服半钱，温服之，平旦服。若下少，病不除者，明日更服，加半钱得快下利后，糜粥自养。

成注云：辛以散之，芫花之辛以散饮。苦以泄之，甘遂、大戟之苦以泄水。水者，肾所主也。甘者，脾之味也。大枣之甘，益土而胜水。

琥按：李东壁云，十枣汤驱逐里邪，使水气自大小便而泄，乃《内经》所谓洁净腑、去陈莝法也。芫花、大戟、甘遂之性，逐水泄湿，能直达水饮窠囊隐僻之处，但可徐徐用之，取效因捷，不可过剂，泄人真元也。陈无择《三因方》以十枣汤药为末，用枣肉和丸，以治水气喘急浮肿之证，盖善变通者也。语云，伤寒方可用以治杂证者，其以汤改丸之义欤。

琥又按：《补亡论》郭白云云，十枣汤太峻，后人未易用，当以槟榔汤代之。盖见证未的，此等汤，世医宁莫轻投。郭云以槟榔汤代之，极是。

太阳病，医发汗，遂发热恶寒，因复下之，心下痞，表里俱虚，阴阳气并竭。无阳则阴独，复加烧针，因胸烦，面色青黄，肤瞤者，难治；今色微黄，手足温者，易愈。

太阳病发汗，不宜发热恶寒矣。其仍发热恶寒者，此必是中风证误用麻黄汤，徒伤太阳之经而虚其表，因复下之，更伤太阴之脏而虚其里，以故心下作痞。虚其里者，阴气竭也；虚其表者，阳气竭也。是为表里俱虚，阴阳并竭。无阳则阴独者，谓痞证为天气不降，地气不升。气属阳，二气不能交通，故曰无阳。中州之土闭塞，犹之孟冬之月，则纯阴用事，故曰阴独也。医人复加烧针以强助其阳，病者虚不胜火，火气内攻，故致胸烦也。面色青黄者，脾受克贼之色也。人身肌肤，脾脏主之，肌肤瞤动而不宁，则太阴之真气欲脱，故难治也。今则面色微黄，是无克贼之色。手足温者，脾主四肢，温则脏真之气可回，故曰易愈也。按：此条论，仲景无方。《补亡论》郭白云云，此为难治之证，须临时更详轻重，痞甚，先泻心汤；发热，恶寒甚，则先小柴胡；火逆甚，则先救逆汤，从所重治之。愚以小柴胡不宜用，发热恶寒甚，乃太阳表证在也。仲景法，宜更用桂枝汤以解肌。又治痞法，即详下二条证中。

心下痞，按之濡，其脉关上浮者，大黄黄连泻心汤主之。

此申言痞病非阴寒，并言脉以出其治也。脉关上浮者，诸阳之脉皆浮也。以手按其痞处虽濡，纯是邪热壅聚，故用大黄黄连泻心汤，以导其热而下其邪也。按：成注云虚热者，误。夫中气虽虚，邪热则聚，故仲景以实热治之。若系虚热，则不用大黄、黄连矣。

大黄黄连泻心汤方

大黄二两　黄连一两

上二味，以麻沸汤二升，渍之，须臾，绞去滓，分温再服。

成注引《内经》曰：火热受邪，心病生焉。苦入心，寒除热，大黄、黄连之苦寒，以导泻心下之虚热。但以麻沸汤渍服者，取其气薄而泄虚热。

琥按：麻沸汤者，熟汤也。汤将熟时，其面沸泡如麻，以故云麻。痞病者，邪热聚于心下，不比结胸之大实大坚，故用沸汤。渍绞大黄、黄连之汁，温服，取其气味皆薄，则性缓恋膈，能泄心下痞热之气。此为邪热稍轻之证，大抵非虚热也。

附例伤寒大下后，复发汗，心下痞，恶寒者，表未解也，不可攻痞，当先解表，表解乃可攻痞。解表宜桂枝汤，攻痞宜大黄黄连泻心汤。

伤寒大下后，复发汗，是为汗下颠倒。下之，徒伤太阴之里，邪热陷于心下，故成痞；汗之，徒虚太阳之经，风寒着于腠理，故恶寒。是为表里之邪，俱不解也。但其时恶寒甚，不可攻痞，当先与桂枝汤以解表邪，表解，乃与大黄黄连泻心汤以攻里热。可见表里之治，有缓急先后之分，不可紊也。

心下痞，而复恶寒汗出者，附子泻心汤主之。

心下痞者，邪热壅聚也。恶寒汗出者，表未解也。仲景法，宜用桂枝汤以解散之。今者心下痞，则阳盛于里，桂枝不宜用也。因以三黄汤，泻其心下之痞，加附子以散在表之邪。以附子同一辛热，即经云发表不远热之义也。且也，心下热痞，纯用苦寒药以泻之，其气反凝聚而不散。加附子，其辛热之性，兼能行三黄之滞，令痞气豁然。此汤非神于医者，不敢用也。或问：前条心下痞，恶寒，当先解表，宜桂枝汤。兹则同是心下痞，而复恶寒，何以不先用桂枝汤？余答云：前条以恶寒甚，故虽心下痞，不得骤服泻心汤，因先用桂枝汤以解表。此条以心下痞甚，故虽恶寒，不得仍服桂枝汤，只得用三黄泻心汤加附子，以两解之也。

附子泻心汤方此方自原论中第十卷采附于此

大黄二两　黄连　黄芩各一两　附子一枚，泡，去皮，

破别，煮取汁

上四味，切三味，以麻沸汤二升，渍之，须臾，绞去滓，内附子汁，分温再服。

《内台方议》云：心下痞者，虚热内伏也。又加恶寒汗出者，本为表未解，当用桂枝汤。若脉微弱者，加附子。今此有痞证，故用大黄黄连泻心汤中，加附子去痞以固阳也。

琥按：上议实本成注之意。成注以恶寒汗出，为阳气外虚，故加附子以固阳。要之内伏之热，乃实热，非虚热也；在表之寒，乃风寒，非真寒也。上汤中加附子者，乃热因热用，从治之法也。

琥又按：《内台方》附子泻心汤中无黄芩，反云今世本中有黄芩者，乃后人不详其理，而误添之。殊不知附子泻心汤，本系攻热痞之剂，只因恶寒汗出，不得已，而加附子。后人恐其辛热僭上，妙在复添黄芩，使上下之热，得以通彻。则是附子得黄芩之佐，实相制而和表助里，以成莫大之功。虽起仲景于今日，亦应首肯其加药之精。而议方者反以为非，一何不思之甚欤！

重出例本以下之，故心下痞，云云至小便不利者，五苓散主之。正文与注见前第四卷五苓散方下。

伤寒，汗出解之后，胃中不和，心下痞硬，干噫食臭，胁下有水气，腹中雷鸣下利者，生姜泻心汤主之。

寒伤于表，表病以汗出而得解者，胃中以汗出而欠和。夫胃为津液之主，汗后，则津液亡故也。胃不和，则脾气困而不运，以故心下痞硬。痞硬者，湿与热结也。噫，饱食息也。食臭，嗳馊酸也。伤寒初解，脾胃尚弱，饮食不化，以故干噫食臭也。胁下有水气者，中州土虚，不能渗湿散热，以故成水，而旁渗于胁下也。腹中雷鸣者，脾为阴，胃为阳，阴阳不和，因搏击有声也。夫阴阳不和，则清浊亦不分，湿热下注而为利也。故与泻心汤，以开痞清湿热，兼益脾胃之气。可见痞证，不皆由误下而成，有汗后津液干、脾胃气虚、阴阳不能升降而成痞者，医人不可以不察也。

生姜泻心汤方此方自原论中第十卷采附于此

生姜四两，切　甘草三两，炙　人参三两　干姜一两　黄芩三两　半夏半升，洗　黄连一两　大枣十二枚，擘

上八味，以水一斗，煮取六升，去滓，再煎取三升，温服一升，日三服。

琥按：上方即半夏泻心汤中，减干姜二两，加生姜四两是也。成无己《明理论》于此方无注，已于半夏泻心汤方内言之。余因采其论附此，以发明上方之义。

成氏《明理论》云：陷胸者，攻结也。泻心者，攻痞也。气结而不散，壅而不通，为结胸，陷胸汤为直达之剂。塞而不通，否而不分，为痞。泻心汤为分解之剂，所以谓之泻心者，谓泻心下之邪也。痞与结胸，有高下焉。结胸者，邪结在胸中，故治结胸曰陷胸汤；痞者，邪留在心下，故治痞曰泻心汤。黄连、黄芩味苦寒，《内经》曰，苦先入心，以苦泄之。泻心者，必以苦为主，是以黄连为君，黄芩为臣，以降阳而升阴也。半夏味辛温，干姜味辛热，《内经》曰，辛走气，辛以散之。散痞者，必以辛为助，故以半夏、干姜为佐，以分阴而行阳也。甘草味甘平，人参、大枣味甘温。阴阳不交曰痞，上下不通为满，欲通上下，交阴阳，必和其中。所谓中者，脾胃是也。脾不足者，以甘补之，故用人参、甘草大枣为使，以补脾而和中，中气得和，上下得通，阴阳得位，水升火降，则痞消热已，而大

汗解矣。

琥又按：仲景用半夏泻心汤，治伤寒五六日，呕而发热，乃少阳经有半表半里之邪，误下成痞。故用此汤之苦以泄之，辛以散之，甘以和之。如上成注云，痞消热已，而汗解者，正此谓也。若生姜泻心汤，乃伤寒汗解之后，胃中不和，心下痞之药，其品味虽相同，而治证则大异。成氏不另作注，诚缺文也。或问：半夏泻心汤证，为少阳经半表半里之邪未解，何以不用生姜，而反用干姜？生姜泻心汤证，为太阳经在表之邪已解，何以既留干姜而反加生姜？余答云：用干姜者，取其辛热之性能助芩连，挟半夏，从中焦以开痞热，使痞热消，则表自和，解表之用，即在其中也。加生姜者，取其辛温之性，亦能助芩连，挟半夏，上以和胃，中以开痞，横以散胁下水气，下以平湿热之利，更能同大枣合参草，内以补脾，且为胃行其津液也。方氏《条辨》注云，生姜、大枣益胃而健脾，黄芩、黄连清上而坚下，半夏、干姜蠲饮以散痞，人参、甘草益气而和中。此即上成注云，中气得和，上下得通，水升火降，则痞消热已，而噫臭下利等证自平。斯言诚可以补成注之缺略云。

伤寒中风，医反下之，其人下利日数十行，谷不化，腹中雷鸣，心下痞硬而满，干呕心烦不得安，医见心下痞，谓病不尽，复下之，其痞益甚，此非结热，但以胃中虚，客气上逆，故使硬也，甘草泻心汤主之。

伤寒中风者，是互言，以见二证之皆不可下也。成注云：邪气在表，医反下之，虚其肠胃，则邪气内陷。其人下利，日十数行，谷不化，腹中雷鸣，肠胃里虚可知。心下痞硬而满，干呕，心烦不安，邪热之气，内陷可知。此条痞证硬满，乃下后中气受伤，而作虚硬虚满，医人不识，犹以为热邪未尽，复误下之，气愈伤，则痞益甚。此非比结胸之实热，但以胃中虚，内陷之客气上逆，客邪之气聚，亦能使心下硬也。由是见腹中雷鸣，总是虚气，非若前条之有水气也。呕烦不安，虽有客热，亦是虚烦，非若前条之干噫食臭也。故与泻心汤，以泄痞热，加甘草，以去虚邪。或问：心下痞，且硬且满，何以知是胃中虚，客邪气逆？余答云：其人下利，日数十行，则胃中之物已尽，何由而不为虚。况医复下之而痞益甚，愈可知其非实证矣。若犹是实证，则仲景当日，必曰硬而痛，不曰硬而满矣。止此“满”字，而虚实之证了然。

甘草泻心汤方此方自原论中第十卷采附于此

甘草四两　黄芩三两　干姜三两　半夏半升，洗　大枣十二枚，擘　黄连一两

上六味，以水一斗，煮取六升，去滓，再煎，取三升，温服一升，日三服。

琥按：上汤，即生姜泻心汤内，去生姜、人参，倍甘草、干姜也。伤寒中风，至一再下之，胃中既虚，脾脏亦受伤矣。若多用生姜散之，徒耗其中州之元气；骤以人参补之，反助其上逆之客邪。故用炙甘草、大枣之甘温，以和中补虚，缓逆气；黄芩、黄连之苦寒，以清中泄热，止呕烦；干姜、半夏之辛温，以守中，散痞满。要之痞满散，而硬亦消矣。又合而言之，凡辛甘温之药，皆助阳也，阳气复，则能下交于阴。苦寒之药，皆助阴也，阴气复，则能上交于阳。阴阳相交，升降如常，否乃成泰，复何病之有哉？《内台方议》问曰：泻心汤中，一加生姜，一加甘草，各立其名，何邪？答曰：发汗后，胃虚，外伤阳气，致成痞者，故加生姜以益阳。太下后，胃虚，内损阴气，致成痞者，故加甘草以益阴而缓其中也。愚按：上论实本成注

之义。

琥又按：仲景泻心汤有五，方中皆用黄连。成注云苦以泻心者，非也，乃泻心下之痞也。海藏老人云泻心者，其实泻脾，实则泻其子也。所以洁古、丹溪皆云黄连去中焦湿热。夫中焦者，即为中州，足太阴经脾脏主之。仲景云心下痞，谓非中焦病邪，所以泻心汤内用黄连。有同大黄共剂者，泻实热之痞。成注云泻虚热者，误也。有同大黄、黄芩，复加附子共剂者，泻寒热交结之痞。《内台方议》云泻虚寒者，误也。有同黄芩、半夏、干生姜、大枣、人参、甘草共剂者，泻湿热不调，虚实相半之痞也。可见伤寒痞证，与结胸相类而稍轻，皆是实热，无所谓虚寒也。

伤寒服汤药，下利不止，心下痞硬，服泻心汤已，复以他药下之，利不止，医以理中与之，利益甚。理中者，理中焦，此利在下焦，赤石脂禹余粮汤主之。复利不止者，当利其小便。

汤药者，下药也。伤寒误服下药，下利不止，心下痞硬，此与上条之证略同。服泻心汤已，则心下之痞硬既除，其于中焦脾胃之气，已豁然矣。医复以他药下之，其药直走大肠，大肠滑而气脱，利复不止。医以理中丸与之者，彼以下药，皆苦寒，大伤脾胃之剂，故用甘温以补之也，利虽益甚，治不为逆。盖理中者，但理中焦脾胃虚寒。此利在下焦，乃大肠滑脱。《圣济经》云：滑则气脱，欲其收也。赤石脂禹余粮汤为涩剂，正所以收之。若服涩剂，复利不止。《难经》云：下焦者，当膀胱上口，主分别清浊。下利者，水谷不分也，当利小便以分清之，则利无余治，而愈可必矣。按：此条论云利其小便，仲景无方。《补亡论》常器之云可五苓散。

赤石脂禹余粮汤方

赤石脂一斤，碎　禹余粮一斤，碎

以上二味，以水六升，煮取二升，去滓，三服。

成注引《本草》云：涩可去脱，石脂之涩，以收敛之；重可去怯，余粮之重，以镇固之。

或问重可以去怯之义。余答云：怯为大肠气馁，馁则不固，故利不止。余粮、石脂皆重剂，一则重而兼能收涩，一则重而专于镇固。收涩镇固，此亦治利之一法也。

伤寒吐下后，发汗，虚烦，脉甚微，八九日心下痞硬，胁下痛，气上冲咽喉，眩冒，经脉动惕者，久而成痿。

成注云：伤寒吐下后，发汗则表里之气俱虚，以故内生烦热。脉甚微者，正气内虚也。至八九日，正气当复，邪气当罢。今者，心下痞硬，是太阳之邪，乘虚而入于中焦也。胁下痛者，邪侵少阳之里也。气上冲咽喉，目眩而头冒，皆正气内虚，邪气上逆所致。经脉动惕者，此因发汗之故，表气虚，不能充养于身故也。若此者，久而成痿，痿者，四肢缓弱而不举也。愚按：此条论，仲景云痿者，当是肉痿之病。推其病因，由吐下而心下痞硬，既伤其中州之阴，复发其汗，经脉动惕，更泄其肌表之阳。脾胃者，中州土也，其主为肌肉，其用在四肢。今者，阴阳衰虚，土失其资生之气，脾胃邪热壅结。其始也，邪热之气，上冲于头，则眩冒。其继也，邪热之气，下还于经，则痿弱也。《尚论篇》以痿为两足先废，此即邪热之气，下还于足太阳经之义。又按：此条论，仲景无治法。《补亡论》常器之云，可茯苓甘草白术生姜汤。郭白云云，当作茯苓桂枝白术甘草汤。成痿者，振痿汤。

伤寒发汗，若吐若下，解后心下痞硬，噫气不除者，旋覆代赭石汤主之。

伤寒发汗吐下，大邪解后，而心下痞硬，此与前数条泻心汤之痞证不同。成注云：胃气弱而未和，虚气上逆，故心下痞硬，噫气不除。然此噫气，比前生姜泻心汤之干噫不同，是虽噫而不至食臭，故知其为中气虚也。与旋覆代赭石汤，以补虚、散痞、下逆气。

旋覆代赭石汤方

旋覆花三两　人参二两　生姜五两，切　代赭石一两　大枣十二枚，擘　甘草三两，炙　半夏半升，洗

上七味，以水一斗，煮取六升，去滓，再煎取三升，温服一升，日三服。

成注云：硬则气坚，咸味可以软之，旋覆之咸，以软痞硬。怯则气浮，重剂可以镇之，代赭之重，以镇虚逆。辛者散也，生姜、半夏之辛，以散虚痞。甘者缓也，人参、甘草大枣之甘，以补胃弱。

琥按：上方，仲景未尝云治水气，成注但云胃弱虚气上逆，独方氏《条辨》注云伏饮为逆，何也？推方氏之意，以《本草经》云旋覆花能治结气除水，故以此条之噫气不除，为伏饮为逆耳。殊不知仲景此方，专以人参、甘草、姜、枣、半夏等，为补虚散逆气之剂。其用旋覆者，虽云软坚，实以下气也；用赭石者，以镇逆也。或问：前生姜泻心汤证，及甘草泻心汤证，皆心下痞硬，二汤中不闻用软坚之药。今者，伤寒解后，心下痞硬，不过是虚气作痞而硬，反用旋覆花之咸以软之，何也？余答云：成注云咸以软坚，非正解也。夫旋覆花味辛气温，乃散气开痞之药。痞气开散，则心下之硬自消。前二条证，泻心

汤内有芩连，以泻心下之痞硬。此汤中药味，与泻心汤药味相同，因无芩连，故以旋覆为君也。且也，伤寒解后，心下已无邪热，所以不用芩连。又噫气不除，纯系虚气上逆。《尚论篇》云：胃气全不下行，有升无降，故用代赭领人参下行，以镇安其逆气，因名为旋覆代赭石汤也。

重出例下后，不可更行桂枝汤，若汗出而喘，无大热者，可与麻黄杏子甘草石膏汤。正文与注并汤，见前第四卷《太阳篇》中。

太阳病，外证未除，而数下之，遂协热而利，利下不止，心下痞硬，表里不解者，桂枝人参汤主之。

太阳中风，外证未除，而数下之，数下者，下非一次也。数下则虚其里，里虚则邪热乘虚而入，遂协热利。协，合也，犹言同也。里虚协合外热，故作利也。利下不止，知其利非闭塞，几成洞泄之候矣。心下虽痞硬，此系虚痞虚硬可知，不与实热之证同也。表不解，是在外之风邪不解；里不解，是在内之虚寒不解。故成注云与桂枝人参汤，以和里解表。愚按：此条论协热利、心下痞硬，虽云数下里虚，然邪热业已乘虚而入。则是仲景云里不解，恐系邪热未解，乃实热之证，非虚寒也。桂枝人参汤，大都是叔和撰次时传写之误。愚于上注，虽随文勉强作解，诚恐有误后人，因以其汤表而出之。

桂枝人参汤方

桂枝四两，去皮　甘草四两，炙　白术三两　人参三两　干姜三两

上五味，以水九升，先煮四味，取五升，内桂，更煮取三升，去滓，温服一升，日再服，夜一服。

成注云：表未解者，辛以散之；里不足者，甘以缓之。此

以里气大虚，表里不解，故加桂枝、甘草于理中汤中也。

琥按：上条证，用上汤，病者十不得一。倘虚证少有未确，服之必至杀人。盖太阳病，外证未除而用桂枝，此必是风邪在表。下之早，多成结胸。只因数下之故，不能成结胸，热移于大肠之间，邪结于胸膈以下。表不解，是外有风邪，合用桂枝。里不解，恐内有实热，不当投理中也。况仲景法，心下痞硬者，皆用芩、连、大黄。协热利，复有白头翁汤。学者宜临证详审虚实寒热，而相参用之可也。

重出例伤寒大下后，复发汗，心下痞，云云至攻痞宜大黄黄连泻心汤。正文与注见前大黄黄连泻心汤方下。

附后例伤寒发热，汗出不解，心下痞硬，呕吐而下利者，大柴胡汤主之。此条证正文与注并汤见后第七卷《少阳篇》中。

病如桂枝证，头不痛，项不强，寸脉微浮，胸中痞硬，气上冲咽喉，不得息者，此为胸有寒也。当吐之，宜瓜蒂散。

此条证，乃仲景议吐法也。成注云：病如桂枝证，为发热汗出恶风，此与太阳病中风无异也。若头不痛，项不强，则邪又不在太阳经中矣。寸脉微浮者，《脉经》云：寸主射上焦，为上部，主候从胸以上至头。今者寸脉微浮，则风邪当见于上，而头又不痛，知其邪在胸中矣。此所以胸中痞硬，不由误下而成，但因邪蕴于胸，其气必上冲咽喉，喘促而不能自布其鼻息，此为胸有寒也。胸有寒者，乃风寒之邪，蕴蓄于膈间也。仲景法，当吐之，宜瓜蒂散，以吐胸中之邪。《后条辨》云：痞硬一证，因吐下者为虚，不因吐下者为实。实邪填塞心胸，中下二焦为之阻绝，自不得不从上焦为出路。所谓在上者，因而越之是也。愚按：伤寒一病，吐法不可不讲。华元化云，伤寒至四日在胸，宜吐之。巢元方云，伤寒病三日以上，气浮在上部，胸心填塞满闷当吐之，则愈。仲景以此条论，特出之《太阳下篇》者，以吐不宜迟，与太阳汗证相等，当于两三日间，审其证而用其法也。《条辨》以胸有寒为痰，亦通。盖胸有风寒，则其人平素饮食之积，必郁而成热，变而为痰。所以瓜蒂散，亦涌痰热之药也。《尚论篇》以此条证，竟列入痰病中，误矣。

瓜蒂散方

瓜蒂一分，熬黄　赤小豆一分

上二味，各别捣，筛为散，已合治之，取一钱匕，以香豉一合，用热一作熟汤七合，煮作稀糜，去滓，取汁和散，温顿服之。不吐者，少少加，得快吐乃止。诸亡血虚家，不可与瓜蒂散。

成氏《明理论》云：华陀曰，四日在胸，则可吐之。此迎而夺之之法也。《千金方》曰，气浮上部，填塞心胸，胸中满者，吐之则愈。此随证治之之法也。大约伤寒四五日，邪气客于胸中之时也，加之胸中烦满，气上冲咽喉，不得息者，则为吐证具，乃可投诸吐药，而万全之功有之矣。瓜蒂味苦寒，《内经》曰，湿气在上，以苦吐之。寒湿之气，留于胸中，以苦为主，是以瓜蒂为君。赤小豆味酸温，《内经》曰，酸苦涌泄为阴。分涌膈实，必以酸为佐，是以赤小豆为臣。香豉味苦寒，苦以涌泄，寒以胜热。去上膈之热，必以苦寒为辅，是以香豉为使。酸苦相合，则胸中痰热，涌吐而出矣。其于亡血虚家，所以不可与者，以瓜蒂散为驶剂，重亡津液之药。亡血虚家，补养则可，更亡津液，必不可全。用药君子，必偕究焉。

琥按：上方后云，煮作稀糜。糜，粥也，又烂也，言以汤七合，煮香豉如糜粥之烂也。方氏《条辨》以稀糜为另是稀粥，乃承载瓜蒂、赤小豆、香豉三物者之舟航，大谬之极。夫胸中痞硬，烦满邪实，反煮糜粥以调药，吾恐必无是理。方氏又云，用稀糜为吐虚风虚寒之对药。殊不知仲景法，虚家不可与瓜蒂散，于上方后言之已明。未尝言虚家用瓜蒂散，当另煮稀糜粥以调药也。或问云：虚家倘犯上条证，不可与瓜蒂散，当用何药？余答云：仲景方，若栀子豉汤，可以待之。

重出例病人胁下素有痞，云云至入阴筋者，此名脏结，死。注见前脏结论下。

附后例伤寒病若吐若下后，七八日不解，热结在里，云云至欲饮水数升者，白虎加人参汤主之。

伤寒无大热，口燥渴，心烦，背微恶寒者，白虎加人参汤主之。

伤寒脉浮，发热无汗，其表不解者，不可与白虎汤。渴欲饮水，无表证者，白虎加人参汤主之。

上三条证正文与注并汤，俱见后第六卷《阳明篇》中。

太阳少阳并病，心下硬，颈项强而眩者，当刺大椎、肺俞、肝俞，慎勿下之。

上条证正文与注见后第十四卷《刺热论》中。

太阳与少阳合病，自下利者，与黄芩汤；若呕者，黄芩加半夏生姜汤主之。

此条证邪在半表半里，虽系太阳病，实与表无涉也。黄芩汤，亦和解半表半里之药，正文与注并黄芩汤方俱见后第七卷《少阳篇》中。

伤寒胸中有热，胃中有邪气，腹中痛，欲呕吐者，黄连汤主之。

病属伤寒，表不热而胸中有热，此系寒邪之气，已传入于里也。胸为阳，为上焦，故易作郁热。胃附乎脾，脾为阴，为中焦，以其人胃气素虚，故其中虽有寒邪之气，不能作郁热也。腹中痛者，胃有寒也。欲呕吐者，胸有热也。成注云：此伤寒邪气传里，而为下寒上热也，与黄连汤以升降阴阳之气。又按：成注云，阴阳不交，阴不得升而独治于下，为下寒；阳不得降而独治于上，为胸中热。此阴阳者，为人身真阴真阳之气。阴阳之气不能升降，而独治于上下，斯其中，方挟外来寒热之邪矣。腹中痛，欲呕吐者，此正阴阳不和，寒热相拒之证验也。《条辨》《尚论篇》皆以风寒二邪，分阴阳寒热，殊不知风之初来，未必非寒。寒之既入，亦能成热，不可拘也。

黄连汤方

黄连　甘草炙　干姜　桂枝去皮，各三两　人参二两　半夏半升，洗　大枣十二枚，擘

上七味，以水一斗，煮取六升，去滓，温服一升，日三服，夜二服。

成注云：上热者，泄之以苦，黄连之苦以降阳。下寒者，散之以辛，桂、姜、半夏之辛以升阴。脾欲缓，急食甘以缓之，人参、甘草、大枣之甘，以益胃。按：上云益胃，则知其人胃气素虚，故其中虽有寒邪之气，不能作郁热也。

琥按：上方乃半夏泻心汤内，去黄芩，加桂枝也。《内台方议》云，加桂枝者，升降阴阳之气也，为下寒腹中痛，故去黄芩。推许氏议方之意，以汤中既有黄连，以清上热，故不须用黄芩。盖黄芩之苦寒，能走大肠，为有碍于寒腹痛也。加桂枝，而云升降阴阳之气，不足以尽其用。夫病本太阳伤寒，邪传入

里，胃中有寒邪之气，故于麻黄汤中，止取桂枝、甘草二味，辛甘相合，以散其寒也。邪之所凑，其气必虚，故用人参、大枣以益胃。用半夏者，以其能挟黄连，清胸中热，止呕吐也。用干姜者，以其能挟桂枝，散胃中寒，除腹中痛也。且也，药分寒热，甘草复有调和相协之义。要之此汤，病人涉虚者宜用之，否则勿轻投也。

伤寒八九日，风湿相搏，身体疼烦，不能自转侧，不呕，不渴，脉浮虚而涩者，桂枝附子汤主之。

此条云伤寒，乃是中寒病。寒气与风湿相搏，至八九日，经中不作郁热，故不呕不渴，知其非热病也。正文与注见《中寒论》中。

若其人大便硬，小便自利者，去桂枝，加白术汤主之。

此即上条病复分其候，而出其治也，故即以桂枝附子汤，加减主之。

桂枝附子汤方正文与注俱见《中寒论》中。

风湿相搏，骨节烦疼，掣痛不得屈伸，近之则痛剧，汗出短气，小便不利，恶风不欲去衣，或身微肿者，甘草附子汤主之。

此条病名为风湿，实系真寒之证也。正文与注并甘草附子汤方俱见《中寒论》中。

附后例伤寒脉浮滑，此表有热，里有寒，白虎汤主之。

此条系阳明病。正文与注并白虎汤方俱见后第六卷《阳明篇》中。

伤寒脉结代，心动悸，炙甘草汤主之。

结代脉名义，详见下文。大抵伤寒之病见此等脉，成注所云气血虚衰，不能相续也。悸，心动也。心中动悸，则知营血内虚，真气已馁，而脏神不自宁也。与炙甘草汤，以补血气，而散微邪。愚按：此条伤寒，必系发汗过剂。汗多亡阳，阳亡则气馁。又汗为血液，汗多则血虚，血虚气馁，以故心动悸，而脉结代也。夫结者，邪气之结；代者，正气之虚。所以炙甘草汤，成注虽云益虚，而散邪之义，即在其中矣。

炙甘草汤方

甘草四两，炙　生姜三两，切　桂枝三两，去皮　人参二两　生地黄一斤　阿胶二两　麦门冬半斤，去心　麻子仁半升　大枣十二枚，擘

上九味，以清酒七升，水八升，先煮八味，取三升，去滓，内胶，烊消尽，温服一升，日三服。一名复脉汤。

成注云：补可以去弱，人参、甘草、大枣之甘，以补不足之气；桂枝、生姜之辛，以益正气。《圣济经》曰，津液耗散为枯。五脏痿弱，营卫涸流，湿剂所以润之，麻仁、阿胶、麦门冬、地黄之甘，润经益血，复脉通心也。

琥按：上注云桂枝、生姜之辛，以益正气。夫姜桂之辛，力能散邪，成氏反云益气，误矣。又其引《圣济经》云，津液耗散为枯。夫津液者，气血之所凝聚也。今者，伤寒至脉结代，心动悸，则血耗气散，故云津液枯。炙甘草汤，本甘温湿润之剂，用之以滋补枯竭，则气血充溢，而结代之脉自复，故一名复脉汤也。方中入清酒者，《内台方》云以之为引，为能通血助气，以复脉。故必欲用之以煮药也。

脉按之来缓，而时一止复来者，名曰结。又脉来动

而中止，更来小数，中有还者反动，名曰结，阴也。脉来动而中止，不能自还，因而复动，名曰代，阴也。得此脉者，必难治。

此申明上文结代脉之状也。脉以指按之，来，来者，滑伯仁云自骨肉之分，而出于皮肤之际，气之升者是也。脉来缓，时一止，即复来者，名曰结。成注云此为邪气留结也。脉来动而中止，更来时，脉小数，中有一二至反动者，此即其既止而还来之脉，名曰结阴者是也。是为邪气留结更甚，故不比前结脉之缓。其脉来时，既动且数，乃真气卒不相续，而脉见止结也。又脉来动而中止，不能自还。不能自还者，言既止之后不能即至，故云若不能还。因而复动者，言既还之时，脉乃复动，是名曰代阴之脉。滑氏云寻之良久，乃复强起，此善于形容代脉之状者也。成注以代脉为真气衰极，夫真气衰极，亦因邪气久留所致。叔和《脉经》云，脉结者生，代者死。故云难治。或问云：仲景既云难治，何以复立炙甘草汤？余答云：代之与结，不甚悬绝。夫代者，结之甚；结者，代之渐也。仲景言伤寒得此等脉，为难治，非云不治，因立炙甘草汤以救之。叔和言结脉生，代脉死者，以此等止歇之脉，渐减，则邪气退，故生；渐增，则真气亡，故死。又仲景是专指伤寒之脉，叔和是兼指杂证之脉，不可一例而论。

琥按：以上太阳病脉证并治法，仲景分上中下三篇。王叔和撰次《伤寒论》，以上编附伤寒例后，为第二卷，中篇为第三卷，下篇为第四卷。其第一卷，乃平脉辨脉法也。愚今以《伤寒论》，特取六经篇而辨注之，以故先述太阳篇例。学者诚能取此书而读之，当知仲景立法之备，制方之精，有是证后用是药，无不效也。后医用其方药而不尽效者，必其见证有未明也。且也，病家脉证，未必条条与仲景立法之意相合，则用仲景方者，即可以方中药味分两，加减出入，神而明之。不惟冬月之正伤寒，用其方而大效，即三时之类伤寒，用其方亦无不效也。粗工临证草率，不知通变，死执仲景之方，用以治三时之类伤寒不见效，即用以治冬月之正伤寒，亦未见效也。《列传》中称仲景为医中之圣，其书为诸方之祖，古今治伤寒者，未有能出其外者也。粗工用其方而少效，遂弃其书而不读，所以王宇泰辑《伤寒准绳》，窃笑世之医，有终身目不识仲景书者，而犹自负云，我伤寒科也，善于治伤寒。是为欺世而盗虚名，杀人以养其身。噫！抑何昧心之极至欤。

附昔贤治太阳病方论变法

变法者，言其与仲景之法不同，方论中各有权变也。

葛稚川云：伤寒有数种，庸人不能分别，今取一药兼疗者，若初觉头痛肉热，脉洪起，一二日便作此葱豉汤。

《肘后》葱豉汤方

葱白一虎口　豉一升，绵裹

上二味，以水三升，煮取一升，顿服，取汗。若汗不出，更作加葛根三两一方，更加升麻三两，水五升，煮取二升，分温再服，徐徐服亦得，必得汗即差。若不得汗更作，加麻黄三两，去节煮服，取汗出为效。

琥按：上论云伤寒有数种，则知其病，不但冬时触冒严寒之气，方谓之伤寒，推而广之，凡三时感寒，皆得谓之伤寒也。又云初觉头痛肉热，脉洪起，则知其外寒不甚，纯是郁热，可见伤寒皆热病也。上方虽出太阳例，实手足阳明，又手太阴经药也。加麻黄，始为太阳发汗之的药，学者宜通变用之。若上汤者，可代仲景论《太阳中篇》葛根汤方也。

又疗伤寒汗出不歇，已三四日，胸中恶，欲令吐者方

豉三升，绵裹　盐一两

上二味，以水七升，煮取二升半，去滓，内蜜一升，又煮三沸，顿服一升，安卧，当吐。如不吐，更服一升，取吐为效。

琥按：上论云汗出不歇。不歇者，邪未解也。言伤寒已三四日，曾发汗，汗出后，邪犹未解，胸中恶者，心胸懊侬而烦闷也。上方即仲景栀子豉汤，稍变其制而用之。

又方

苦参三分　甘草炙，一分　瓜蒂　赤小豆各二七枚

上四味，以水一升，煮取半升，一服之，当吐。吐不止者，作葱豉粥解之，必息。

琥按：上方即仲景瓜蒂散，用加减法也。

孙真人治伤寒温病，《千金方》有解肌葛根汤。

《千金》葛根汤方

葛根四两　麻黄三两　黄芩　芍药　甘草各二两　大枣十二枚

上六味，㕮咀，以水一斗，煮取三升，饮一升，日三服。三四日不解，脉浮者，宜重服，发汗，脉沉实者，以駃豉丸下之。

琥按：上主治云伤寒温病，可见温病，亦伤寒之类。且也，温病为热，伤寒亦非寒也。其证当壮热不解而无汗，方可投此汤，为辛甘发散之剂。汤中用黄芩者，以苦寒泄其热也；用芍药者，以酸寒敛其阴也。温热病为阳气过旺，阴气已微，不用

芍药、黄芩，势必至热甚烦冤，而重阳将狂矣。大抵此方，专主肺胃二经大热药也。若胃腑实者，宜去甘草、大枣。故上方后云发汗脉沉实者，宜以驶豉丸下之。脉沉实者，邪传里而胃家实也。又按：上方即仲景葛根汤方，去姜桂而加黄芩也。以姜桂性辛热，惟冬月正伤寒宜用，故去之；黄芩性苦寒，大能除四时温热，故加之。

又治时气，三四日不解，有解肌升麻汤。

《千金》升麻汤方

升麻　芍药　石膏　麻黄　甘草各一两　杏仁三十枚　贝齿三枚，一作贝母十八铢

上七味，㕮咀，以水三升，煮取一升，尽服，温覆发汗，便愈。

琥按：上主治云时气三四日不解，此即仲景所云时行之气，四时伤寒者是也。上方又即仲景大青龙汤，去桂枝、姜枣，加升麻、芍药、贝齿三味药。此必是太阳阳明合病，欲汗出不得，反加烦躁，故用上方以主之。又按：贝齿，乃海中贝子，气味咸寒，《本草》云解肌，散结热。《千金》用之，良有以夫。

又治伤寒三四日不差，身体烦毒而热，有葛根龙胆汤。

《千金》葛根龙胆汤方

葛根八两　龙胆　大青各半两　升麻　石膏　葳蕤各一两　甘草　桂心当是桂枝，去外薄皮，故云桂心。考《外台秘要》中，凡引仲景方，用桂枝者，皆云桂心，亦是此义。若认以为肉桂，去外粗皮，误矣　芍药　黄芩　麻黄各二两　生姜三两

上十二味，㕮咀，以水一斗，煮葛根，取八升，内

余药，煮取三升，分四服，日三，夜一。

琥按：上方即仲景葛根汤，又大青龙汤，二方去大枣、杏仁，加龙胆、大青、升麻、葳蕤、黄芩五味药也。上主疗云身体烦毒而热，故加此苦寒辛甘之味，以发泄之。又按：大青，李氏《纲目》云处处有之，高二三尺，茎圆，叶长三四寸，面青背淡，对节而生，采得阴干，茎叶皆用，专治时气头痛大热、时行毒热、温疫寒热。诸家本草，功用相同，今方家罕知之，良可慨也。又葳蕤，《本草经》名女葳，主治中风暴热，不能动摇。甄秘书用以治时疾寒热，今伤寒科罕用，惟疗虚劳方用之。

又雪煎，治伤寒方。

麻黄十斤　大黄一斤十二两，金色者　杏仁三斗四升

上三味，㕮咀，以雪水五斛，渍麻黄于东向灶釜中，三宿，内大黄，搅令调，炊以桑薪，煮得二斛汁，去滓，复内釜中，捣杏仁，内汁中，复炊之，可余六七斗汁。绞去滓，置铜器中，又以雪水三斗，合煎之。搅令调，得二斗四升，药成可丸，冷凝，丸如弹丸。有病者，以三沸白汤五合，研一丸入汤中，适寒温服之，立汗出。若不愈者，复服一丸。密盛药，勿令泄气。

琥按：上方乃治太阳经病，兼挟阳明腑实，为汗下兼施之剂。犹之少阳阳明证，而用大柴胡汤，同一理耳。

又驶豉丸，治伤寒留饮，宿食不消方。

豆豉一升　巴豆去油，三百枚，今用二百枚　杏仁六十枚　黄芩　黄连　大黄　麻黄各四两　芒硝　甘遂各三两

上九味，为末，以蜜和丸，如大豆，服二丸，不得下者，增之。

琥按：上方与前方相似，但攻下之力多，发汗之力少，然亦过于迅厉，宜量人虚实而后用之。

琥总按：上二方虽治太阳表邪未尽，实则阳明腑实药也。

陈延之疗伤寒，一二日不解，《小品方》有白薇散。

《小品》诏书发汗白薇散方《千金方》亦集此散

白薇二两　麻黄七分，去节　杏仁去皮尖，熬　贝母各三分

上四味，捣散，酒服方寸匕，厚覆卧，汗出愈。

琥按：上陈氏云，疗伤寒一二日不解。据《内经》云，伤寒一日，巨阳受之；二日，阳明受之。则是上方，当是太阳阳明二经之药，即仲景麻黄、葛根二汤之变剂也。又手太阴肺经，风盛热壅者，亦宜斟酌用之。又按：白薇，李氏《纲目》云古人多用，后世罕能知之，其根类牛膝而短，其性苦寒，乃阳明经药也。《神农本经》主治暴中风，身热肢满，忽忽不知人，及温疟洗洗发作有时。故《活人书》治风温发汗后，身灼热，多眠，葳蕤汤中亦用之。乃知白薇取根，本草无毒而能利人，何俗医不知用邪！

又疗冬温，及春月中风伤寒，则发热，头眩痛，喉咽干，舌强胸内疼，心胸痞，结满，腰背强，《小品》有葳蕤汤。

《小品》葳蕤汤方

葳蕤二两　石膏三分，末，绵裹　白薇二两　麻黄二两，去节　独活二两　芎䓖二两　杏仁二两，去皮、尖、两仁　甘草二两，炙　青木香二两，如无，可用麝香一分代之

上九味，切，以水八升，煮取三升，分三服，取汗。若一寒一热者，加朴硝一分，及大黄一二两，下

之。一方，有葛根二两。

琥按：上主疗云春月中风伤寒，则知伤寒不但指冬月严寒之时矣。曰头眩痛，腰背强，此太阳病也。曰胸内疼，心胸痞，结满，此兼阳明病也。曰喉咽干，舌强，此兼太阴少阴病也。凡此者，皆由风寒之邪，郁于肌表，邪热不散，内传阴经。未入于腑，犹为可汗之时，故用上汤，分三服以取汗。若一寒一热者，乃表寒未除，里热已极也，加硝黄以下之，与仲景用大柴胡汤同义。又按：青木香，李氏《纲目》云南木香，即今广木香也。斯言大谬之极。愚用青木香，乃另是一种草根，形如乌药，其色微青，味苦辛而气清凉，最能发散风热。想梁时陶隐居所云青木香者，即此一种药也。陈氏不察，而云如无，以麝香代之，恐非温热之证所宜。若用麝香，是大失制方之义。

朱奉议云：桂枝汤，自西北二方，居人四时行之，无不应验。江淮间，惟冬及春，可行之。自春末，及夏至以前，桂枝证，加黄芩一分，谓之阳旦汤。夏至后，有桂枝证，可加知母半两，石膏一两，或加升麻一分。若病人素虚寒者，正用古方，不在加减也。

《活人》阳旦汤，治中风伤寒，脉浮，发热，往来汗出，恶风项强，鼻鸣干呕方。

桂枝　芍药各三两　甘草炙　黄芩各二两

上锉如麻豆大，每服钞五钱匕，水一盏半，枣子一枚，生姜三片，煎至一盏，去滓，取八分，清汁温服。若脉浮紧，发热无汗者，不可与也。

琥按：上论云，桂枝汤，西北二方居人，四时行之，无不应验。此必是极北极西之地，其气寒凉，故宜行此汤尔。余居东南，地气温暖，虽冬月遇中风证，桂枝汤亦有不轻用者，况于春末及夏至以后邪？奉议加黄芩、知母等药，可为发仲景未发之义矣。

又云伤寒热病，药性须凉，不可太温。夏至后，用麻黄汤，须加知母半两，石膏一两，黄芩一分。盖麻黄汤性热，夏月服之，有发黄斑出之失。惟冬及春，与病人素虚寒者，乃用正方，不在加减。

《活人》麻黄汤方

与仲景原方药味同分两减半。

琥按：上论云，夏至后用麻黄汤，须加知母、石膏、黄芩。奉议此言，可为深得用药之旨。且也，《活人书》取用麻黄汤，自有通变之法。本方中加苍术，治寒湿；去桂枝加薏苡仁，治风湿；去桂枝、杏仁，加石膏、山茵陈、苍术，治湿热。皆太阳经之药也。仲景当日制麻黄汤，后之人若云一味不可增损，吾不信矣。

《活人》麻黄葛根汤，治伤寒一日，至二日，头项及腰脊，拘急疼痛，浑身烦热，恶寒方。

芍药三两　豆豉一合　干葛四分　麻黄三两，去节，汤泡一二沸，焙干秤

上锉如麻豆大，每服四钱，葱白七根，水一盏半，煮至八分，去滓，温服。以厚衣盖覆，如人行四五里间，再服。良久如未得汗，更煮葱粥，少少与之，热投以助药力，取汗即愈。

琥按：上方乃仲景葛根汤之变方也。此汤能治太阳病项背强几几，无汗恶风者，又能治太阳阳明合病，自下利者。但仲景葛根汤方后云不须歠粥，此云如未得汗更煮葱粥，少少与之，热投以助药力。此可见前圣后贤，取汗之法，各不相同，医者

当临证起悟云尔。

许学士云：病人发热恶寒，脉浮而紧者，伤寒之候也。如病人发热头疼，脉浮数而尺中迟弱者，宜先服黄芪建中汤，加当归以补血，却与麻黄桂枝辈。

《本事》黄芪建中加当归汤方

黄芪　当归各一两半　白芍药　桂枝　甘草各一两

上㕮咀，每服五钱，姜三片，枣一枚，水煎，日三，夜二服。如脉尚沉迟，再进一服。

琥按：上方即仲景桂枝汤中加黄芪、当归也。大抵禀质素虚之人，外伤风寒，须以补养为主，兼行发散之法，所以桂枝汤已属补虚之剂。因病人尺中迟弱，复益以黄芪、当归。许氏虽云补血，实则气血兼补。此惟病人营卫俱弱，伤风有汗者，宜用之，否则勿轻投也。

韩祗和云：病人两手脉浮数，或紧，或缓，寸脉短，反力小于关尺脉者，此名阴盛阳虚也。《素问》云阴气有余，为多汗身寒，即可投消阴助阳表剂以治之。若立春以后，清明以前，宜六物麻黄汤主之。

《微旨》六物麻黄汤方

麻黄去节，一两　葛根　苍术各七钱半　人参　甘草炙，各半两

上㕮咀，每服五钱，水一盏，枣二枚，煎七分，热服。如三五服后，汗未止，恶风者，加荆芥七钱。犹汗者，加丁香皮半两。

琥按：上方即仲景葛根汤中，去姜、桂、芍药，加苍术、人参也。大抵气虚人病太阳阳明二经伤寒，几几无汗者，宜服

此汤。有汗者，勿轻用也。上论云阴盛阳虚，当是阴寒之邪，乘其表虚而客于营卫之间，病人周身阳气，不能外达。法宜用助阳之剂以发表，使汗出表和，则阳气回复而阴邪消退。故上汤中，用麻黄、葛根、苍术之辛温，以透表而消阴。因病人关前之脉短小，乃肺脾真气不足，复用人参、炙甘草甘温之品，以补中而助阳。此制方之变而周者也。盖前方治虚人伤风，此方治虚人伤寒，同出一揆。谁谓伤寒无补法哉?

琥又按：上论引《素问》云，阴气有余为多汗身寒。此是真阳虚脱，阴寒直中之证。医人急投以参、芪、熟、附，犹恐阳亡而未及，况敢用麻黄、葛根等，重发其汗之药乎?且韩氏原论中复云，自汗出恶风，是邪气在表，为阴气有余，分三时用药。连上共三方，方中皆有麻黄，彼独不知仲景法有汗不可服麻黄汤之义邪?可见韩氏方论，自相矛盾。至今《微旨》一书，世无全本。盖其书之不传，由其言之无当也。又其方后云汗未止，恶风，不去麻黄，而反加荆芥。又云犹汗者，加丁香皮。吾恐丁香皮辛温，虽与桂枝相似，不若竟加桂枝之为妙矣。韩氏因时和解法，大都莫解，故止摘上方，以见虚人伤寒，自有宜用之药。学者仅取其方，毋泥其论可也。

刘河间治伤寒，表实无汗，头项痛，腰脊强，身热恶寒，肩背拘急，手足指末微厥，脉浮数而紧者，为邪热在表，此仲景麻黄汤证也，当以清解散，加天水散汗之。

河间清解散，治一切感冒方。

苍术炒　荆芥各二两　甘草一两　麻黄一两半

上四味，㕮咀，每服一两，水二钟，生姜三片，葱白一茎，同煎七分，去滓，微热服，以被盖覆，取汗为度。

琥按：上方乃仲景麻黄汤之变方也。麻黄汤专入太阳而治风寒，此汤兼入太阴而治风寒与湿，学者当随证用之。又按：河间此方，《伤寒准绳》中载之。余曾细阅《宣明》《病机》《直格》等书，无所谓清解散者，想《准绳》必有所本而载之也。其天水散方，《伤寒直格》《心要》中两见之，今录于后。

河间　天水散《直格》名益元散，一名太白散。《心要》名六一散，合防风通圣，名双解散

滑石六两，白腻好者　甘草一两

上为细末，每服三钱，蜜多许，温水调下，暑月，冷水亦可。解利伤寒，发汗，每服水一盏，葱白五寸，豆豉五十粒，煮取汁七分，调，并三四服，以效为度。加薄荷尤妙。

琥按：上方乃阳明经解肌药也，与太阳病毫不相涉。惟合上清解散，能治太阳经风寒邪热，郁甚于表，汗不出而烦躁者。与仲景大青龙汤，实相仿也。方名清解，必二方交合，始称其名耳。

又治伤风，表虚自汗，头项强痛，肢节烦疼，鼻鸣干呕，恶风，手足温，脉浮缓者，此仲景桂枝汤证也，当以通解散，或天水散解之。或表虚，或表实，但口干烦渴者，悉宜双解散汗之。

河间　双解散一名通气防风散，一名通解散

通圣散

防风　川芎　当归　芍药　大黄　薄荷叶　麻黄　连翘　芒硝以上各半两　石膏　黄芩　桔梗各一两　荆芥

白术　栀子各二钱半　滑石三两　甘草二两

上散七两　天水散七两

上二药，合一处，相和，名为双解散。搅匀，每服五六钱，水一大盏半，入葱白五寸，生姜三片，煎一盏，滤汁，去滓，温服无时，日三四服，以效为度。常服三钱，水一中盏，煎六分，绞汁，温服不拘时。

戴人张子和云：刘河间自制通圣散，加益元散，名双解散。千古之下，得仲景之旨者，一人而已。今之议者，以为双解不可攻里，起谤纷纭，诚可憾也。岂知双解散，煎以葱须、豆豉，涌而汗之，一剂立雪所苦，纵不全瘥，亦可小瘳，俟六经传毕，微下而已。

琥按：上方气血兼走，汗下齐行，乃太阳阳明，表里合病之药也，若云治太阳伤风，大误之极。戴人虽称此方为刘氏独得仲景之旨，要之用药杂乱，此方实为大变仲景之法，不足取也。都梁镏氏云通圣散中，大黄、芒硝、麻黄三味，须对证旋入。自利，去大黄、芒硝，自汗去麻黄。后学能如此加减，则庶乎其与病相合矣。

张洁古云：经言有汗不得服麻黄，无汗不得服桂枝。然春夏汗孔疏，虽有汗，不当用桂枝，宜黄芪汤以和《准绳》作和解之，秋冬汗孔闭，虽无汗，不当用麻黄，宜川芎汤以和又作和解之。春夏有汗，脉微而弱，恶风恶寒者，乃太阳证秋冬之脉也，亦宜黄芪汤；无汗，亦宜川芎汤。秋冬有汗，脉盛而浮，发热恶热者，乃阳明证春夏之脉也，亦宜黄芪汤；无汗，亦宜川芎汤。大抵有汗皆可黄芪汤，无汗皆可川芎汤。

琥按：上论云春夏汗孔疏，虽有汗，不当用桂枝。以时当春夏，人本有汗，故虽遇有汗证，亦病之常，不当轻用桂枝汤。夫桂枝汤者，本甘温辛热之剂，乃秋冬药也。又云秋冬汗孔闭，虽无汗，不当用麻黄。以时值秋冬，人本无汗，故虽遇无汗证，亦病之常，不当轻用麻黄汤。夫麻黄汤者，亦甘温辛热之剂，洁古云秋冬不当用，更于何时可用麻黄汤邪？又春之初时犹冬也，秋之初时犹夏也，此皆上论之不可执看者也。

琥又按：上论云春夏脉微弱，犹秋冬之脉，秋冬脉盛浮，犹春夏之脉。阐发四时脉证，诚为切当。但其云阳明证，发热恶热，有汗者，亦宜黄芪汤。临证不无少误，学者宜活变观之。

《难知》黄芪汤方，有汗则能止之。

黄芪　白术　防风各等分

上㕮咀，水煎五七钱，饮清温。若汗多恶风甚者，加桂枝一二钱匕。

琥按：上方乃洁古用之以代桂枝汤方者也。仲景用桂枝汤，虽云主营弱卫强，要之风邪并于卫而称强者，是邪气之强，即卫气之弱也。所以成注亦云，自汗出，则皮肤缓，腠理疏，故见恶风恶寒之证。则是桂枝汤之用，虽主营弱，实则治卫虚自汗，不任风寒之方也。《内经》曰，辛甘发散为阳。桂枝汤与上黄芪汤，皆辛甘之剂，但桂枝汤辛甘而热，黄芪汤辛甘而温。惟其热，故惟冬月宜用；惟其温，故兼三时皆可用也。或问：桂枝汤以桂枝为主，所以走太阳。今黄芪汤中，以何药走太阳？余答云：防风治风通用，虽卒伍卑贱之职，善能走太阳，疗周身百节苦疼，故上汤以之等分不可少也。要之此方必正气虚而表邪微者，乃可用之，否则白术一味过于温补，亦犹桂枝汤中之有大枣、炙甘草，不轻用也。医者宜审证投之。

又川芎汤方，无汗则能发之。

川芎　羌活　制苍术各等分

上㕮咀，水煎五七钱，饮清热。若汗少《准绳》作无汗恶寒甚者，加麻黄一二钱匕。

琥按：上方乃洁古用以代麻黄汤方者也。仲景制麻黄汤，用以治太阳伤寒之的剂。伤寒无汗，麻黄汤以麻黄为君，专入太阳，发皮肤之汗也。上汤中有羌活，亦能入太阳，透发皮肤之汗。又寒伤营，麻黄汤中有桂枝，以和营。上汤中有川芎，亦营中药也。大抵上汤之用，辛甘苦平，不若麻桂之甘温辛热，但宜于冬月者也。所以洁古云，凡四时无汗证，皆可用之。

琥又按：上汤中有苍术，此与麻黄汤中之杏仁，则大相反。术性燥烈，杏仁苦润，所以洁古用川芎汤，伤寒惟挟湿邪者宜之。倘春夏之时，有病发热无汗燥喘者，如用川芎汤，须减苍术加杏仁为妥矣。医人捡取古方，当临证活变用之。

又通解四时伤寒大神术汤方

苍术四两，制　羌活　防风　川芎各一两　黄芩　枳壳一作枳实　甘草各半两　白芷一两半　石膏二两　细辛三钱　知母七钱

上㕮咀，石膏为细末，入药，水煎，欲汗之，热服汤投言于汤中投石膏末，而热服之也。春，倍防风、羌活。夏，倍黄芩、知母。季夏淫雨，倍术、白芷。秋，加桂五钱；冬加至一两，亦可。以意消息，随证增损。非发热而渴，不可用石膏、知母；非里实，心下痞，不可用枳实也。

琥按：上主疗云通解四时伤寒，则凡四时之中，皆有寒气

伤人，皆得谓之伤寒矣。上方乃太阳、阳明、太阴、少阴兼入厥阴之剂，止无关于少阳。所以方后云，宜以意消息，随证增损也。

琥又按：上方后云秋加桂五钱，此系秋深时，故与冬令同治。若秋初湿热，或行燥令，医者亦当以意消息，随证增损。

易老解利法，九味羌活汤。经云：有汗不得服麻黄，无汗不得服桂枝。若差服，则其变不可胜言。故立此法，使不犯三阳禁忌，解表神方。此亦洁古方也。张洁古，讳元素，易水人，故又称易老。

羌活一两半，治太阳肢节痛，君主之药也。然非无为主也，乃拨乱反正之主。故大无不通，小无不入，关节痛，非此不除　防风一两半，治一身尽痛。乃卒伍卑下之职，一听君命，将令而行，随所使所引而至　苍术一两半，别有雄壮上行之气，能除湿，下安太阴，使邪气不内传于足太阴脾　细辛半两，治足少阴肾，苦头痛　川芎一两，治厥阴头痛在脑　白芷一两，治阳明头痛在额　生地黄一两，治少阴心热在内　黄芩一两，治太阴肺热在胸　甘草一两，能缓里急调和诸药，故有国老之称

以上九味，虽为一方，然亦不可执。当视其经络前后左右之不同，从其多少大小轻重之不一，增损用之，其效如神。

㕮咀，水煎服。若急汗《准绳》作急欲汗，热服，以羹粥投之《准绳》作以热汤助之。若缓汗，温服，而不用汤投之也。脉浮而不解者，先急后缓。脉沉而不解者，

先缓后急。此汤不独解利伤寒，治杂病亦神。

琥按：上汤即前大神术汤，去枳壳、知母、石膏，而加生地黄也。陶氏《杀车槌》改名羌活冲和汤，用之以代桂枝麻黄青龙各半等汤，云春可治温，夏可治热，秋可治湿，此太阳经之神药。要之此汤用药，气味不齐，阴阳诸经皆走，只无碍于少阳。所以方后云，当视其经络，增损用之，其效始如神也。陶氏不明斯义，竟以此汤治太阳伤寒，又即以此汤减苍术、细辛，加白术、黄芪，治太阳中风。更不说明洁古当日所以制方之义，使后学宗之，以至六经不明，乱投药剂，其为害可胜道邪。吾恐医工用此汤以治病，增减若差，其变亦犹麻桂之不可胜言。若云不犯三阳禁忌，竟为解表乱服之方，误之甚矣。

李东垣云：夫伤寒者，始自风寒得之。故风则伤卫，寒则伤营，风寒并入，营卫俱伤。仲景所以处桂枝、麻黄、大青龙汤。此三者，皆发表之要药也。然用之当，则随手而愈，用之不当，则非徒无益，而又害之也。故仲景有此三者之戒，使后人不敢轻用也。今采择诸方之中发表之药，可以代此者，如升麻汤、败毒散、羌活解肌汤、柴胡散、葛根汤、五积散之类是也，可选而用之。

琥按：上论云发表之药，如升麻汤、败毒散、柴胡散、葛根汤，是兼主阳明少阳之剂。又五积散，乃发表散寒积之杂方。《治法》《举要》中皆不载，惟载冲和汤一方，今录于后。

《举要》冲和汤方

桂枝麻黄类，用者莫轻易。我有一神方，不犯三阳忌。羌防芎细芷，芩草二术地。粗末米水煎，风寒俱解利。

羌活　防风　芍药　细辛　白芷　黄芩　苍术　白术　生地黄　甘草

上件一十味，等分，㕮咀，每服米一撮，水一大盏，煎三沸，去滓，温服。柤再煎。汗已出，则止汗，不以多少为效。上云汗已出，则止汗，乃知是方，实发汗药也。愚以当有“汗未出，则发汗”二句，或传写时脱简耳。

琥按：此方即易老九味羌活汤，去川芎，加白术、芍药也。所入经络，亦与九味羌活汤同。但苍白二术，宜照有无汗用。又芍药之用，以调营也。愚以有汗者，宜用芍药；无汗者，不如用川芎为稳。

一内证，或内外通身上下，并关节痛者，宜用芎黄汤。

《举要》芎黄汤方

川芎　甘草　麻黄　南枳壳

上件等分，每服三钱或五钱，生姜三片，煎三沸，热服最妙，其痛立止。

琥按：上主疗云内证“内”字，当是“外”字之误。纵兼内证，不过胸中略觉烦闷耳。所以是方即仲景麻黄汤之变方，其治内证，止枳壳一味药耳。

海藏神术汤，治内伤冷饮，外感寒邪，无汗者方。方见古本《东垣十书·阴证略例》中。

苍术制　防风各二两　甘草一两，炙

上㕮咀，加葱白三寸，生姜一块，水煎服。

如太阳证，发热恶寒，脉浮而紧者，加羌活。如太阳证，脉浮紧中带弦数者，是兼少阳也，加柴胡。如太阳证，脉浮紧中带洪者，是兼阳明也，加黄芩。愚意云：何不加葛根。以上三证，约量每服，加二钱匕，不论三阳。妇人服者，加当归。治吹妳，煎成，调六一散三五钱，如神。

琥按：上方即洁古川芎汤变其制也。洁古为东垣师，而海藏复师于东垣，故下文所用白术汤，又即洁古黄芪汤稍变其制。大抵师弟子之相传，前后同一辙耳。

神术汤六气加减法。

太阳寒水司天，加桂枝、羌活。娄全善云：余岁非时变寒，亦加，冬亦加。

阳明燥金司天，加白芷、升麻。娄云：余岁非时变凉湿，亦加，秋亦加。愚意云：凉则燥湿，则或寒或热。大抵秋行燥令居多。若但燥而不湿，白芷不宜加也，以葛根代之甚稳。

少阳相火司天，加黄芩、地黄。娄云：余岁非时变雨湿，亦加，夏亦加。愚意云：司天之气，有常有变，变气诚不可定。但既变雨湿，又用上药，与病不合。

太阴湿土司天，加白术、藁本。娄云：余岁非时变热湿亦加，夏末秋初亦加。愚意云：非时变热湿，则上所用药。但治湿耳，与热无与，当更加黄芩等药。

少阴君火司天，加细辛、独活。娄云：余岁非时变热，亦加，春末夏初亦加。愚意云：上药亦不合司天，及时令之气也。

厥阴风木司天，加川芎、防风。娄云：余岁非时变温和，亦加，春亦加。

以上神术汤六气加减法，非止为司天之气设也。至于岁之主气，与月建日时，同前应见者，皆当随所见，依上例而加减之。

琥按：《内经》中运气之说，有常有变。常气者，即上海藏云司天之气是也；变气者，即上娄氏云非时之气是也。要之气至无定，故上文又云，用药法，皆当随岁月日时、所见之气而加减之。盖天之气，随时而来，人之病，因气而变。所以伤寒之病，俗名为时气也。上论实与仲景四时八节二十四气决病法，互相发明。学者能参合观之，则因时制宜，用药治病之法，庶乎其近之矣。

又白术汤，治内伤冷物，外感风邪，有汗者方。

白术三两　防风二两　甘草一两，炙

上㕮咀，每服秤三钱，水一盏，生姜三片，同煎至七分，去滓，温服无时。一日止一二服。待二三日，渐渐汗少为解。

娄全善云：海藏用神术汤、白术汤，发散外寒，此皆和解之意，不使真气散失。犹之丹溪治伤寒表证，用东垣补中益气汤，其意实相同也。愚以前洁古所制黄芪汤、川芎汤，亦同此意。

琥按：此方海藏用以代桂枝汤，前方即用以代麻黄汤者也。仲景桂枝、麻黄汤，惟冬月宜用。是二方者，则四时皆可用之，何也？夫四时分属五行，寒热温凉，各一其气。惟土气化湿，寄王于四时之季，故凡时气之伤人，必兼湿气而至。所以春病多温湿，夏病多热湿，秋病多凉湿，冬病多寒湿。观上二汤，皆以术为主，专入阳明太阴二经以治湿。又海藏复制苍白术汤，以治伤寒，而云上解三阳，下安太阴，即此义也。夫四时之气，从外而来者，即八方之风也。风从外来，故二方中皆佐以防风。用甘草、生姜者，乃辛甘发散之义。至于邪气入于诸经，各随经络，合以岁时。照上方加减例而用药，斯其效自如神耳。

丹溪治第四女，冒风冷，发热，《医案》中有麻黄人参汤。

《医案》麻黄人参四味汤方娄氏《纲目》亦集此方

麻黄　人参各五分　苍术一钱　甘草少许

上㕮咀，水煎热服。

琥按：上方即仲景麻黄汤变其制也，与前韩祗和六物麻黄汤，其意相仿。大抵体虚人病风寒，无汗者宜服之，有汗者禁服。

戴院使治伤寒，初得病时，头疼体痛属太阳经，《证治要诀》有和解散。

《证治》和解散方此散本《和剂局方》，制小其服也

苍术二钱，去皮　厚朴姜汁炙　陈皮　甘草　藁本　桔梗各一钱

上为粗末，水一盏半，姜三片，枣二个，煎七分，不拘时热服，温覆取汗。

琥按：上主疗云太阳经伤寒，而方中有藁本者，乃手太阳引经药也，此可见伤寒不专病足经矣。余药兼走足阳明太阴二经，乃宽中解表散寒湿之剂。

王宇泰治一刻字工人，新婚，冬月冒寒，表证悉具。令以人参、紫苏茎叶各一两煎汤，饮之，汗出而愈。上按见《准绳》伤寒发热例中。

琥按：上主疗云冬月冒寒，表证悉具，则知病家必头疼恶

寒，身发热而无汗。据其时其证，可谓正伤寒矣。仲景法，当以麻黄汤汗之。然王以刻字匠乃工苦之人，又系新婚，若发汗过剂，恐阳亡，而津液不堪重耗。因用紫苏茎叶之辛温，以代麻、桂、杏仁，复用人参之甘温，以代炙甘草，乃护虚发表之轻剂也。后学如徒读仲景书，用仲景法，恐其误亦不少。

缪仲淳云：太阳病，其证发热，恶寒恶风，头痛项强，腰脊强，遍身骨痛，脉浮洪，宜先发汗，以解表邪。其药以羌活汤为主。

《广笔记》羌活汤方

羌活三钱　前胡二钱　甘草八分　葛根二钱　生姜三片　大枣二枚　杏仁九粒，去皮尖，研烂水煎服。

秋深冬月，应用此方，亦可量加紫苏、葱白。如冬月天气严寒，感邪即病，服此药，不得汗，本方加麻黄一钱，生姜四片，共前七片，得汗，勿再服。

琥按：上论云脉浮而洪，则知太阳病，当兼阳明经矣。所以上汤中用葛根，加葱白也。

琥又按：此方乃仲景麻黄、葛根二汤，稍变其制。而汤中既用前胡，复加紫苏者，兼入手太阴经，而散风寒、下逆气也。谁谓寒邪不兼伤手经者邪？学者当由是而起悟，则用药治病，庶几可十全矣。

琥总按：上古今诸名家治太阳病方论，虽各不同，要皆辅翼仲景者也。愚以治伤寒者，不读仲景论，则所学不精，读矣，复恐其泥于古方也。所以不读诸家书，则所见又不广。惟能合而读之，于其方论各别之处，必晓暮参究。斯一旦豁然贯通，知医道之源，实后先祖述，其论虽异，而皆相通，其方虽殊，百而皆可用者也。余东南人也，窃见东南时医，不解仲景之论，不识诸家之方，徒执陶氏书，以治伤寒。夫伤寒者，大病也，彼陶氏一家之说，岂足以尽其变邪？是为虚窃济生之名，实以害人之生，犹之乡愿乱德。娄氏所云医之贼也。暗损阴骘，神明不佑，可不谨哉！

卷之六

辨阳明病脉证并治法此系仲景原文

问曰：病有太阳阳明，有正阳阳明，有少阳阳明，何谓也？答曰：太阳阳明者，脾约是也。

此一节，连下二节，乃仲景设为问答，以见三阳经皆有入腑之证也。阳明者，胃腑也。成注云：邪自太阳经传入于腑者，谓之太阳阳明；邪自阳明经传入于腑者，谓之正阳阳明；邪自少阳经传入于腑者，谓之少阳阳明。经云此三经受病，已入于腑者，可下而已，即此谓也。太阳阳明者，庞安时云：本太阳病，若发汗、若下、若利小便，此亡津液，胃中干燥，因转属阳明，而成脾约之证。愚以胃中干燥，则脾气亢热。其人于未病时，胃中所受水谷，虽变为糟粕而下入于大肠，要之脾既亢热，则水之精气不能四布，肠中无水气以滋之，若为之围绕束缚，所以大便欲出而甚难。则是肠之约，实脾气亢热而为之约也。愚按：此条论，仲景自有麻仁丸主之。成注又引小承气汤，殊出不解。盖成注所以引太阳病，若吐、若下、若发汗后，微烦，小便数，大便因硬者，此未成脾约证，故与小承气汤。若云即是脾约证，误矣。

正阳阳明者，胃家实是也。

方氏《条辨》云：正，谓本经也，以病到本经，遂入胃而成胃实是也。庞安时云：病人本风盛气实，津液消铄，或始恶寒，汗出后，恶寒既罢，而反发热，或始得病便发热狂言者，名曰正阳阳明。乃知其入腑之由，有两道焉。恶寒者，自太阳经传来；便发热者，由本经入腑也。武林陈亮斯亦云：有从阳明经自受病，而入胃腑者，如《素问》云中于面，则下阳明是也。有从他经传入阳明，而后入腑者，如后文转属阳明之类是也。盖太阳既转属阳明，亦是正阳阳明，而非太阳阳明矣。此不可不辨也。愚以少阳阳明入腑之由，亦仿此。或问：前条证，庞氏引后节“何缘得阳明病”之文而云，太阳病若发汗云云，因转属阳明，为太阳阳明病。今陈氏于此条，又引其文而云，太阳既转属阳明，此亦是正阳阳明病。二者孰是孰非？余答云：二者之言皆是，学者须临证辨之。转属阳明而犹带太阳表证，或头项强痛，或恶寒者，此即是太阳阳明。若头不痛，项不强，太阳表证毫无者，此即是正阳阳明也。少阳阳明亦然，以寒热往来等候之有无辨之。

少阳阳明者，发汗利小便已，胃中燥烦实，大便难是也。

少阳阳明者，本少阳经病。少阳不可发汗，及利小便。如误发其汗，则津液既亡于表；误利其小便，则津液复夺于前。津液既去，因传入阳明之腑，则胃中燥烦且实，而大便难。盖胃无津液故燥，燥则生烦热也。夫仲景虽云胃中实，愚以其云实者，本兼大肠之腑而言。惟大肠腑实，以故大便难。况大肠亦属阳明之腑也。庞安时云：本传到少阳，因发汗、利小便，胃中燥，大便难者，名曰少阳阳明。按：成注于前条胃家实之证，引阳明病脉迟云云，大承气汤以主之。于此条大便难，独无治法。后之人，有以三承气汤分治上三条证者，愚以其说亦非切当。大抵太阳阳明证，宜桂枝加大黄汤；正阳阳明证，宜三承气汤选用；少阳阳明证，宜大柴胡汤。此为不易之法。

阳明之为病，胃家实也。

武林陈氏注云：此节承上三节而言。三阳明之为病，其入胃之途，虽有不同，而邪在胃家，其实则一而已。故正阳阳明，固为胃家实矣。而太阳之脾约，少阳之大便难，又何尝非胃家实乎？以其均入阳明，均为胃实。故总结之曰，阳明之为病，胃家实也。《条辨》云：实者，大便结，为硬满而不得出也。愚按：此言则是仲景云胃家实，当兼大肠腑实合看，以肠与胃，上下实相通也。所以海藏辨胃中有燥屎五六枚云，此非在胃中也，通言阳明也。言胃，是连及大肠也。今者，大便结为硬满，则大肠火燥之气，逆而上行，故名曰胃中实，要之胃中非有物也。据海藏此言，实与上文胃家实之义，互相发明。学者细玩其说，斯义自见。

问曰：何缘得阳明病？答曰：太阳病，若发汗，若下，若利小便，此亡津液。胃中干燥，因转属阳明，不更衣，内实，大便难者，此名阳明也。

此一节，乃设为问答，以明阳明腑病也。问曰：何由而得阳明腑病？答曰：由太阳病，若发汗，若下，若利小便，治之不当，徒亡津液。津液者，胃中之所聚也。津液既亡，则胃中干燥，太阳之邪不解，因转属阳明之腑。不更衣者，不大便也，注已见前《太阳中篇》。成注云：不更衣，则胃中物不得泄，故为内实。内实者，大肠以内坚结也。肠内坚结，以故大便难若此者，乃阳明腑实之病也。愚按：此条论虽由太阳病不解，转属阳明之腑，然曰不更衣，内实，大便难，毫无太阳经病。所以《尚论篇》云，此属正阳阳明，为可下之证。或问：太阳病若下矣，则胃中之物已去，纵亡津液，胃中干燥，未必复成内实？余答云：方其太阳初病时，下之不当，徒亡汗液，胃中之物，依然不泄，必转属阳明而成燥粪，故成内实之证。此条仲景但示人以认证，以故不及治法。

问曰：阳明病，外证云何？答曰：身热，汗自出，不恶寒，反恶热也。

上言阳明病系胃家内实，其外见证，从未言及，故此条又设为问答。云阳明入腑之病，其外证云何？答曰：阳明外证，则身热，身热者，身以前热也。夫身热与发热异，以其热在肌肉之分，非若发热之翕翕然，仅在皮肤以外也。汗自出者，腑中实热，则津液受其蒸迫，故其汗则自出也。又此条汗自出，与太阳中风汗自出亦有异。太阳病，则汗虽出而不能透，故其出亦甚少。此条病，则汗由内热蒸出，其出必多而不能止也。不恶寒者，邪不在表也。反恶热者，明其热在里也。伤寒当恶寒，故以恶热为反。然邪既入胃，寒化为热。夫恶热虽在内之证，愚以其状必见于外，或扬手掷足，迸去覆盖，势所必至。因外以征内，其为阳明腑实证无疑矣。《尚论篇》以此条病，辨阳明中风证兼太阳。若以其邪犹在于经，大误之极。大抵此条病，乃承气汤证。

问曰：病有得之一日，不发热而恶寒者，何也？答曰：虽得之一日，恶寒将自罢，即自汗出而恶热也。

此节连下节，申言阳明病亦有恶寒之证。故复设为问答以明之。问曰：阳明病皆身热不恶寒，今病有始得之一日，身不发热而恶寒。此恶寒者，非比太阳病之恶寒。夫太阳为寒水之经，其表寒必甚，此为阳明病恶寒。阳明为燥金之经，其表寒自微。惟其微，故答云：虽得之一日，恶寒将自罢。自罢者，从未发表而寒自已，即自汗出而恶热。自汗出恶热，乃阳明病入腑之外证，注已见前。按：成注云，不发热恶寒，即邪未全入腑，尚带表邪。此表邪者，乃阳明经在表之邪，其人必外病头额痛而恶寒，内病胃腑实，随即自汗出而恶热。《后条辨》评云：初得阳明，表气被阻，故亦有不发热而恶寒证，须臾即化热矣，邪不关表故也。斯言深得仲景立论之意。

问曰：恶寒何故自罢？答曰：阳明居中土也，万物所归，无所复传，始虽恶寒，二日自止，此为阳明病也。

此承上文发明恶寒自罢之故。其所以自罢者，以阳明胃腑，居人身之中，主养四旁。成注云：凡四旁有病，皆能传入于胃。胃属土，土为万物所归。万物归于土中，则其化衰息，无复变动，故云无所复传。始虽恶寒，二日自止者，譬之冬寒已极，一遇土王，则寒化衰息，是即止之义也。此为正阳阳明，乃可下之证。《后条辨》注"万物所归，无所复传"二句云：阳明以下法为正，必五脏六腑之邪，皆归结于此，别无去路，方是下证之阳明。等闲莫教错了。

本太阳，初得病时，发其汗，汗先出不彻，因转属阳明也。

此条系太阳病转属阳明经之证。按：前第五节云，太阳病，若发汗，亡津液，胃中干燥，因转属阳明，此为发汗太过，邪已离表，乃阳明腑病也。今此太阳初得病之时，发汗不彻，转属阳明，此为发汗不及，邪还在表。愚故云：此系阳明经病。若议用药，仲景法，当以葛根汤主之。汗出不彻义，注见前《太阳中篇》。

伤寒发热，无汗，呕不能食，而反汗出濈濈然者，是转属阳明也。

发热无汗，呕不能食，此伤寒自太阳经起也。太阳伤寒，其人本不能食，所以仲景于麻黄汤后云不须歠粥，其义可以相推。然呕已见阳明腑实证，伤寒当无汗，今反汗出濈濈然，濈濈者，汗出凝聚之貌。外既汗出，则阳明胃腑实热内蒸可知。此太阳经病，转而属于阳明之腑也。

伤寒三日，阳明脉大。

脉大者，指下洪长也。成注引经云：阳明受病，当二三日发。伤寒至三日，乃邪传阳明之时。阳明气血居多，气血为热所搏，以故脉大。愚以阳明脉大有二义，邪并于经，则脉大；邪入于腑，亦脉大。成注言经而不言腑，犹为未尽其义。大抵脉大而浮者，邪并于经也；脉大而实者，邪入于腑也。脉不单行，须于兼至之脉，辨其在经在腑之证。

伤寒脉浮而缓，手足自温者，是为繫在太阴。太阴者，身当发黄，若小便自利者，不能发黄。至七八日，大便硬者，为阳明病也。

此条言太阴病亦有转属阳明之证。既云伤寒，则脉当浮而紧，今则云浮而缓者，何也？寒邪之气，透三阳经而入于太阴，则其来既迟，不若太阳之邪急而脉紧，且以缓为脾家之本脉也。寒入太阴，而其脉仍浮者，何也？以其邪犹在经也。脾主四末，太阴之寒气，将化而为热，故手足自温，是为繫在太阴。繫，系同。此系太阴伤寒之证，可无疑矣。太阴为湿土之经，寒湿相搏，郁蒸成热，身当发黄。黄者，土郁之色也。若其人小便自利，则脾湿去而热不内郁，不能发黄。至八九日，则小便所利既多，而胃中燥热已极，胃燥则肠干，大便必硬，此为转属阳明病，乃腑实之证也。愚按：此条证与脾约无异，但初起时，系太阴伤寒耳。若论治法，亦宜仲景麻仁丸。

伤寒转系阳明者，其人濈然微汗出也。

此承上文而申言之。上言伤寒系在太阴，要之既转而系于阳明，其人外证，不但小便利，当濈然微汗出。盖热蒸于内，汗润于外，汗虽微，而腑实之证的矣。愚按：太阴转系阳明，若非汗出，恐太阴经证未罢，虽小便利，大便硬，何敢轻用下药。

阳明中风，口苦咽干，腹满微喘，发热恶寒，脉浮而紧，若下之，则腹满，小便难也。

此条阳明病，乃风寒之邪犹在于经，兼太阳表证而言。既云阳明中风，则但当发热，不当恶寒而脉浮紧矣。其发热恶寒，脉浮而紧者，乃太阳之寒邪，犹未尽也。阳明之脉，挟口。然口苦者，为胆汁上溢，此阳明邪热，侵入少阳之经也。又阳明之脉，循喉咙。惟太阴之脉，始挟咽。今咽干者，为脾热亢甚，此阳明邪热，复侵入太阴之经也。阳明之脉，复循腹里，风寒之邪，中于阳明，经中郁热，则腹满；热盛气壅，则肺气上逆，而作微喘也。阳明之风热，兼挟太阳之寒邪，纯是表证，兼挟表脉。虽云腹满，此非大实腹满，为可下之证也。若误下之，则内亡津液，外邪乘虚，尽入于里，故腹满不减，而小便复难。此为胃与膀胱齐病。《后条辨》云：病在阳明太阳之经者，累及太阳阳明之腑。医人不可不知谨也。愚按：此条论，仲景无治法。《补亡论》常器之云可桂枝麻黄各半汤，又小柴胡汤。推常氏之意，以阳明中风证，得太阳伤寒脉，此比仲景大青龙证，只少烦躁耳，以故用麻桂各半汤也。愚以仲景法，还宜用葛根汤。又推常氏之意，以口苦，用小柴胡汤。愚以兼见之证，若口苦，若咽干，总宜以葛根汤为主，加黄芩等凉药以治之。至其既下之后，另宜随证用汤药，或下其腹满，或利其小便可耳。

阳明病，若能食，名中风；不能食，名中寒。

此言阳明病，乃风寒之邪在经，其人必身热，目疼，鼻干，不得卧者是也。阳明主水谷，成注云：风为阳邪，阳邪杀谷，故中风者，能食；寒为阴邪，阴邪不能杀谷，故伤寒者，不能食。愚按：仲景云中寒者，与伤寒同义，非真寒证也。若系真中寒，是胃家虚冷，药宜用五积散、理中汤之类。今者不能食，是胃气实，但邪未入腑，不作郁热耳。因名中寒，实与伤寒无异。又按：成注云，阳邪杀谷，阴邪不杀谷。此风寒之邪，未全入胃，犹在于经，故以能食不能食，辨中风与伤寒耳。若邪全入胃，胃腑郁热，必大实大满，虽能食者，亦尽归于不能食矣。由是而知，能食者，俗名火嘈，非胃中虚，切莫与食。大抵阳明受病，总以不食为主，此为最妙之法。又按：此条言阳明病，乃阳明经自中之风寒，非自太阳经传来者，以故风自为风，寒自为寒也。若自太阳经传来者，则在太阳虽有风寒之辨，传至阳明经已莫能别矣。且也，太阳经中风，服桂枝汤已，须歠热稀粥一升余，乃知太阳病，亦以能食为中风也。又太阳经伤寒，服麻黄汤后，不须歠粥，乃知太阳病，亦以不能食为伤寒也。所以风寒之邪，初入阳明，亦以能食不能食，为中风伤寒之别。

阳明病，若中寒，不能食，小便不利，手足濈然汗出，此欲作固瘕，必大便初硬后溏。所以然者，以胃中冷，水谷不别故也。

此系胃中冷实之证。阳明中寒者，谓寒邪初入于经，未全入胃，不作郁热也。胃为阳，主气。胃中阳气胜，则能运行水谷，使出入不失其常度。今者，胃中寒，遏其阳气，以故谷不能入，水不能出，所以不能食，而小便亦不利也。手足濈然汗出者，四肢为诸阳之本。又阳明胃腑，复主四肢，胃腑之阳，既为寒气所遏，不得内发，郁蒸于外，以故手足濈然而汗出也。固瘕者，寒气固结，犹如瘕聚而不散。故云此欲作固瘕，非真欲成瘕聚也。其人大便，虽初硬而后必溏。盖手足濈然汗出者，其人必大便硬，其所以初硬后溏者，以胃中所入之寒气，已固结而成冷，中焦阳气不运，不能泌别水谷，以故小便不利，而大便必溏也。按：此条论，仲景无治法。《补亡论》常器之云可理中汤。愚以寒气固瘕，水谷不别，此为冷实之证，理中汤太补，不宜用也。又云猪苓汤。推常氏之意，以小便不利，故用此汤。但仲景既云胃中冷，水谷不别，以致小便不利，复用猪苓、泽泻、滑石等寒药何也？盖胃中虽冷而实，胃实必作郁热，故常氏用猪苓汤，以利其小便。俟小便利则大便自硬，然后议用承气等下药。

阳明病，初欲食，小便反不利，大便自调，其人骨节疼，翕翕如有热状，奄然发狂，濈然汗出而解者，此水不胜谷气，与汗共并，脉紧则愈。

此系阳明经热，未全入腑之证。阳明病欲食者，谓风邪初传入胃，胃气本强，不为病夺也。胃强，则能游溢精气，通调水道，是小便宜利矣。今反不利者，以胃气挟邪热而过强，水气升发于表，势欲作汗，故不下而为溺也。大便自调，知非水谷不别，胃中冷实之证可比。其人骨节疼，翕翕如有热状者，风邪郁于阳明之表也。但此骨节疼，非比太阳伤寒，寒气拘急而疼，乃阳明中风，热气蒸发而疼。以故热伏于肌肉之间，在表则但翕翕然如有热，而又若无热之状也。奄，忽也。奄然发狂者，乃邪热初入于胃。胃气强，不受热邪所困，正与邪争，邪气还表，以故发狂汗出而解也。濈然义，注已见前。水以小便言，谷气以欲食言。胃能食，则谷气胜。水气不胜谷气，必相与作汗而共并于表。则前此未汗而脉紧者，至此则紧脉去，而阳明经病必自愈。按：脉紧则愈，《补亡论》阙疑。常器之云一本作“脉去则愈”。郭白云，云《千金》作“坚者则愈”，无

“脉”字。是误以脉紧为去、为坚者，或漏“脉”字，或漏“者”字，当云“脉紧者则愈”。愚今校正，当云“脉紧去则愈”。或云脉紧宜用麻黄汤。愚以仲景法，太阳病脉紧者，宜麻黄汤。此条系阳明病，当改用葛根汤也。况上正文云汗出而解，以故不及治法。

阳明病，欲解时，从申至戌上。注已见前第三卷《太阳上篇》。

阳明病，不能食，攻其热必哕。所以然者，胃中虚冷故也。以其人本虚，故攻其热必哕。

寒中阳明，胃中虚冷，无热可攻。成注云热去寒起，竟认作有热之证，其误甚矣。其人虽不能食，以胃气本虚，故不食，非胃中实而食不下也。此条系真寒证。正文与注俱见《中寒论》中。

阳明病，脉迟，食难用饱，饱则微烦头眩，必小便难，此欲作谷疸。虽下之，腹满如故。所以然者，脉迟故也。

此系阳明中风，初入于胃，里未全实之证。脉迟者为阴，主里。阳明病，至脉迟，则邪已离经，渐入于腑。但腑中郁热未甚，故其脉尚迟。食难用饱者，以中风证，其初本能食，至此，则邪已入胃，势必至于难用饱矣。饱则谷气与热邪相搏，郁蒸成湿，湿热之气，上攻则微烦而头眩。小便必难者，湿热上攻，则水道必不下顺也。湿热郁于中焦，上不得越，下不得泄，此其势又必至蒸发于外，欲作谷疸之证。疸，黄病也，以此证，本因阳明中风，不能禁其食，故成谷疸，而身发黄色也。湿热内积而成谷疸，则其人腹满可知。腹满者，下之则愈，今下之而腹满如故，何也？所以然者，以脉迟，则表邪未全入里，热气尚未敛实，故其病不因下而少衰。成注引经云脉迟尚未可攻，正此谓也。按：此条论，仲景无治法。《补亡论》常器之云，宜猪苓汤、五苓散。愚以上二方未成谷疸时，加减出入，可随证选用。郭白云云，已发黄者，茵陈蒿汤。此为不可易之剂。

阳明病，法多汗，反无汗，其身如虫行皮中状者，此以久虚故也。

此系阳明经有寒邪，郁热不能透发。可见阳明之为病，亦以无汗为伤寒也。阳明多气多血，寒中阳明，热郁肌肉，法当多汗，今反无汗者，此以经中阳气虚，不能升发于表，以故皮中如虫行之状也。如虫行者，痒也。皮中者，肌肉之间。汗欲出而不得，以故肌肉作痒，如虫行皮中状。犹之太阳病，得之八九日，以其不得小汗出，身必痒，当用桂枝麻黄各半汤，以小发其汗。故《尚论篇》云：言久虚者，此明汗所以不能透出于肌表之故，非谓当用补也。按：此条论，仲景无治法。《补亡论》常器之云，可桂枝加黄芪汤。郭白云云，以无汗，故如虫行皮中状，须小汗乃解，宜桂枝麻黄各半汤，以此汤解身痒，能小汗故也。愚以上二汤，皆太阳经药。今系阳明无汗证，仲景法，还当用葛根汤主之。

阳明病，反无汗，而小便利，二三日呕而咳，手足厥者，必苦头痛。若不咳不呕，手足不厥者，头不痛。

此亦阳明经伤寒也。小便利者，邪不在里也，此为阳明经初得之病。至二三日，经中郁热不得外泄，渐入于胃，则呕而咳。或以咳为肺病。然肺之系，与胃口相附，胃热既上冲而作呕，则肺气亦上逆而为咳也。四肢者，诸阳之本。阳明受寒邪所伤，经中阳气不能外达肌肤而为汗，焉能横走手足而温其四肢邪？厥，逆也，冷也。逆冷既甚，则郁热愈深，热气上攻，必苦头痛。若不咳、不呕、不厥者，经中郁热尚未深也，故头不痛。盖诸阳之经皆上头，即头痛一候，可见手足厥之为热厥，而非真寒证矣。按：此条论，仲景无治法。《补亡论》常器之云，《类要》用小建中汤，误矣，可小柴胡汤。推常氏之意，以呕而咳，建中为呕家所禁，故改用小柴胡。殊不知此系阳明病胃口郁热作呕，气逆作咳，与柴胡证之喜呕，或咳者，实无与。郭白云云，手足厥者，宜小建中汤。要之此证，非中气虚寒而发厥，乃表寒郁其经中阳热之气而发厥也。愚以仲景法，还当用葛根汤加减，以发其汗。

阳明病，但头眩不恶寒，故能食而咳，其人必咽痛。若不咳者，咽不痛。

此系阳明经中风也。风主动摇，故头眩。眩者，头旋而目运也。风为阳邪，故不恶寒。能食而咳，其义见前。凡风寒之邪，皆能郁热而作咳。风比寒邪其热尤甚，故其人必咽痛。咽门者，胃之系也。咳甚，则咽伤而痛。若不咳，则咽不伤，故不痛。或问云：咳出于肺，其人当病喉痛，何以伤咽？余答云：经云，脏腑皆令人咳。今者阳明病，当是胃有风热而咳，故云必咽痛也。按：此条论，仲景无治法。《补亡论》常器之云，可服茯苓甘草白术生姜汤。愚以头眩而咳，纯是风热，反用茯苓、白术等补气之药，其误甚矣。又云，咽痛者，宜桔梗汤。此本少阴病咽痛之药，盖少阴之脉循喉咙，咽痛者，胃热甚，侵及少阴之经，上汤可相借用之。

阳明病，无汗，小便不利，心中懊侬者，身必发黄。

此系阳明经有郁热，兼入于腑之证。无汗而小便不利，则热郁湿停，湿热内积，其气上熏，则心中懊侬，此为土郁之证可知。身必发黄者，盖言湿热郁蒸势所必至也。

阳明病，被火，额上微汗出，小便不利者，必发黄。

此条病，与上条大同小异。阳明无汗，因以火强迫其汗。热邪被火，周身之气燥极，而热不外越，但上攻于额而微汗出，此与太阳病但头汗出同义。经中邪热，既不得外越，又不得下泄，而小便不利，此为湿热交蒸，身亦必至发黄也。按：上二条论，仲景无治法。《补亡论》常器之皆云可与茵陈蒿汤，调下五苓散。愚以茵陈蒿汤固宜用，但五苓散乃太阳经利小便兼解表之药，今阳明经无汗，若用五苓，宜去桂枝，加葛根为妥。又白术一味，当改用苍术。缘上二条证，皆湿胜发黄，湿热内盛故也。

阳明病，脉浮而紧者，必潮热，发作有时，但浮者，必盗汗出。

此系太阳风寒之邪，传入阳明之证。阳明病，当见目疼鼻干，不得卧矣。其脉浮而紧者，仍见太阳伤寒之脉也。阴寒之邪，束其经中之阳气，阳气被郁，不得发，故乘其经气王时，必潮热发作也。若其脉但浮者，此是太阳经风邪传于阳明，其人必盗汗出。盗汗者，睡而汗出也。阳邪入于阴分，以故睡则汗出。愚按：此条论当分作两截看。脉浮紧，潮热，此是阳明伤寒，仲景法，宜葛根汤主之。脉浮，盗汗出，此是阳明中风，仲景法，宜桂枝加葛根汤主之。《补亡论》与柴胡桂枝汤，误矣。

阳明病，口燥，但欲漱水，不欲咽者，此必衄。

此系阳明经燥热之证。成注云：阳明之脉，起于鼻，络于口。阳明里热，则渴欲饮水。此口燥，但欲饮水，不欲咽者，是热在经，而里无热也。阳明气血俱多，经中热甚，迫血妄行，必作衄也。按：此条论，仲景无治法。《补亡论》常器之云，可黄芩芍药地黄汤。一云当作黄芩芍药甘草汤。愚以此二汤，乃衄后之药，于未衄时，还宜用葛根等汤，加减主之。

阳明病，本自汗出，医更重发汗，病已差，尚微烦不了了者，此大便必硬故也。以亡津液，胃中干燥，故令大便硬。当问其小便日几行，若本小便日三四行，今日再行，故知大便不久出。今为小便数少，以津液当还入胃中，故知不久必大便也。

“当还”二字，作“还当”，其义乃顺。此条病，可见阳明腑实大便硬之证，亦有不必下者，医人不可以不知也。阳明病，本自汗出者，表中风也。医更重发汗，谓过用葛根汤以大发其汗，阳明经表病已差。差者，病小愈也。病虽小愈，必尚微烦。烦者，里有热也。病已差而尚烦，是即谓不了了。若此者，大便必硬。其所以大便硬之故，以重发汗，亡津液。津液者，为胃所主。胃亡津液而干燥，则大肠无以滋养，故令大便硬也。大便虽硬，其人但微烦，而无躁渴、谵语、狂乱等急证，故无可下之法。当问其小便之多少，以候其津液之自回。若其人于自汗出之日，小便本三四行，今于微烦之日，小便止再行，知大便不久将出。何也？盖汗与小便皆津液所化，汗虽重发而津液亡矣。今者小便之次数得少于前，其时津液，不偏渗于膀胱，胃中得以少留。故云还当入胃，非云既渗于膀胱以内，当还而入于胃中也。胃有津液，则大肠得以充润，故知不久，必大便下也。愚按：此条阳明病，当兼手足而言。盖大便硬，不尽属胃，实出之大肠腑也。病家如欲用药，宜少与麻仁丸。

伤寒呕多，虽有阳明证，不可攻之。

此承上文而言不可攻之证。复有数条，医人不可以不知也。此条伤寒，当是太阳证。呕多者，风寒之邪方盛于表，胸中阳气，为寒所郁，于是上逆而作呕。故云虽有阳明胃家实，不大便之证，不可攻之。成注云：呕者，热在上焦，未全入腑，故不可下。按：此条论，仲景无治法。《补亡论》常器之云小柴胡汤。愚以呕而口苦者，为少阳经证，方宜用小柴胡汤。今者太阳伤寒未罢，呕多，兼有阳明证，仲景法，还宜用葛根加半夏汤也。

阳明病，心下硬满者，不可攻之。攻之，利遂不止者死，利止者愈。

阳明病，心下硬满。心下者，胸膈之间也。此为邪气初聚，腑未全实，慎不可攻。攻之，则肠胃中真气受伤，利遂不止。成注云正气脱而死者，此也。利止者，成注云邪气去正气安则愈。或问云：同是误攻，何以其利，有止与不止之分？愚答云：其不止者，必其人肠胃素虚，或医反用大承气，故利不止而死。其止者，必其人肠胃素实，或医止用小承气，故利止而愈。或又问云：结胸证同是心下硬满，又属可下，何也？余答云：结胸证心下硬满而痛，此为胃中实，故可下。此证不痛，当是虚硬虚满，与半夏泻心汤证，心下痞满略同，故云不可攻也。《补亡论》常器之云未攻者，可与生姜泻心汤，即是此意。又云，利不止者，四逆汤。愚意云：止须以理中汤救之。

阳明病，面合赤色，不可攻之。攻之，必发热色黄，小便不利也。

此条言阳明病，必胃家实，不大便之证。合，通也。成注云：阳明病面色通赤者，风热之邪犹在经也。如误下之，则表邪不解，胃气徒虚，津液大耗。表不解，故其发热，必愈盛。胃气虚，以故面色赤者，转而为黄。此系燥热，但致面色微黄，非若湿热之通身发黄也。津液燥，以故小便不利。此系水竭而不利，非水瘀而不利也。《后条辨》云一误攻之，截热于外，耗液于里，胃气燥而成黄者，此之谓欤。按：此条论，仲景无治法。《补亡论》郭白云云，既不可攻，但茵陈蒿汤，调五苓散服之。推郭氏之意，以发热为里热，小便不利为停湿，竟认作湿热发黄，大谬之极。况此发热色黄，小便不利，系误攻以后变证。方其面合赤色之时，未必先有是证也。愚意以面合赤色，与二阳并病，面色缘缘正赤相同。此为阳气怫郁于表，可小发汗。仲景法，还宜桂枝加葛根汤，以微汗之。

阳明病，不吐不下，心烦者，可与调胃承气汤。

此条言阳明病，亦胃家实之证。不吐不下者，谓热邪上不得越，下不得泄也。热郁胃腑之中，其气必上熏于膈，则心烦。烦，闷而热也。阳明病，但心烦，为下证未全具，故以调胃承气汤，下其实热，和其胃气。

调胃承气汤方此方自原论中第二卷移附于此

大黄四两，去皮，清酒浸　甘草二两，炙　芒硝半升

上三味，㕮咀，以水三升，煮取一升，去滓，内芒硝，更上火，微煮令沸，少少温服之。

成注引《内经》曰：热淫于内，治以咸寒，佐以苦甘。芒硝咸寒以除热，大黄苦寒以荡实，甘草甘平，助二物推陈而缓中。承气汤方义注见后汤方下。

王海藏云：大黄泄实，芒硝软坚，甘草和中。上汤必燥实坚三证全者，可用。愚按："和中"二字，即是调胃之意。

《内台方议》问曰：诸下泄方中，皆不用甘草，独此汤中复

用甘草，何也？答曰：诸下泄方，乃下大实大热之证，速如星火。甘草能缓诸药，是以去也。独此方中，乃调和胃气，故用甘草以缓其中也。或问云：胃喜温暖，故凡温暖之药，可称调胃。上方中用硝黄，咸苦大寒，止炙甘草一味温暖，反少用之，何也？余答云：胃以温暖，为适中。所以胃犯大热之气，则太过而不调；犯大寒之气，则不及而亦不调。今者，胃有郁热而烦，是太过也。故方中专藉甘草，引硝黄泻胃中有余之热，调和其气而使之平。调胃之名，正以此也。今医于上方中，甘草多用生者，此亦是泻有余之义。

附例发汗后恶寒者，虚故也。不恶寒但热者，实也。当和胃气，与调胃承气汤。

此条病，系太阳伤寒发汗之后，恶寒之证当解。其不解者，乃汗多亡阳，表气虚故也。汗后不恶寒而但热者，此为邪已离表，尽入于里，胃气燥热，乃里实之证也。成注引经云：汗出不恶寒者，此表解里未和，与调胃承气汤以和胃气。按：此条论言虚证。《补亡论》郭白云云宜芍药甘草附子汤，此因原论中，前条有发汗病不解，反恶寒者，为营卫俱虚，乃阴寒之证，误发其汗所致。仲景法，用芍药甘草附子汤主之。今者发汗恶寒，证虽相同，未必是真寒证，此汤恐不宜用。当以黄芪建中汤主之。

伤寒十三日不解，过经谵语者，以有热也，当以汤下之。若小便利者，大便当硬，而反下利，脉调和者，知医以丸药下之，非其治也。若自下利者，脉当微厥，今反和者，此为内实也，调胃承气汤主之。

此条病本系太阳伤寒，延至十三日不解，是为过经。过经者，谓六经传尽，病已过而不愈也。有如太阳病，一日受者，六日当解。传至厥阴，六日受病，当十二日解。所以伤寒家，相传十三日不解者，不论病自何经而起，曾传变六经与否，统谓之过经也。成注云：再传经尽，谓之过经。余于《太阳上篇》，已辨其非。谵语者，自言也。寒邪郁里，胃中有热，热气熏膈，则神昏而自言也。谵语有热，法当以汤荡涤之。若小便利者，津液偏渗，大便当坚硬而不出。今反下利，及诊其脉，又调和而非自利之脉，知医非其治，而以丸药下之也。若其人不因误下而自利者，其脉当微而手足见厥，此为内虚，不可下也。今脉反和，反和者，言其脉与阳明腑证不相背之意。若脉果调和，则无病矣。此为内实，故见谵语下利等证。与调胃承气汤者，以下胃中之实热也。或问：既下利矣，则大便未必燥坚，何以汤中复用芒硝？余答云：谵语有热，是有燥屎。医用丸药，下之太缓，肠中坚实之物不能去，所下者，旁流溏垢耳。据仲景法，下利谵语者，有燥屎也，宜小承气汤，今改用调胃者，以医误下之故。内实不去，胃气徒伤，故于小承气汤，去厚朴、枳实，而加甘草，以调和之也。因大便坚实，以故复加芒硝。

太阳病，过经十余日，心下温温欲吐，而胸中痛，大便反溏，腹微满，郁郁微烦，先此时自极吐下者，与调胃承气汤。若不尔者，不可与。但欲呕胸中痛，微溏者，此非柴胡证，以呕故知极吐下也。

此条病亦系太阳伤寒，至十余日，病为过经，心下温温欲吐。温温者，热气泛沃之状。欲吐而不能吐，则其为干呕可知矣。胸中痛者，膈以内实也。胸痛当责邪热结于胃中，而大便应硬，今则反溏。大便溏，则气下泄，腹不应满，今则微满。郁郁微烦者，腹满热聚而冲于膈也。以上见证，殆有故焉，必先其时极吐极下所致。极吐，则胃脘受伤，故胸中痛；极下，则直肠不禁，故大便溏。既吐且下，而心中温温然。仍欲吐，腹仍微满，郁郁然生烦，此为胃气虽伤，邪热结实，不因吐下而去也。法宜与调胃承气汤下之。若不因极吐下者，则欲吐胸痛等候，邪犹在经，承气汤不可与也。要之病邪在经，此亦非柴胡汤证。以柴胡证之呕，必口苦，此不口苦，是太阳风气上壅也。柴胡证之胸痛，必连胁，此不胁痛，是阳明郁热留经也。其微溏而下利者，乃太阳阳明合病，当是葛根汤证，其非柴胡证明矣。今以呕甚，故知胃中实热，自极吐下而作呕。其当与调胃承气，的确无疑。按：上云此非柴胡证，则是但呕胸痛微溏者，仲景法还宜用葛根加半夏汤也。《补亡论》郭白云云宜大半夏加橘皮汤。或问云：极吐，则胃气受伤，固宜用调胃承气矣。极下而大便溏，何以不去芒硝？余答云：极吐，则胃中水去而津液亡。大便溏，则旁流之物已尽，肠中燥屎愈坚，焉得不用芒硝？所以调胃承气，为不可易之剂。上三条证自《太阳中篇》移附于此。

太阳病三日，发汗不解，蒸蒸发热者，属胃也，调胃承气汤主之。

上数条言太阳病，皆过经不解而后下之。此条言太阳病，不可拘以日数，但见属胃之证，即可下也。有如太阳病方三日，曾发过汗矣，其不解者，非表邪不解，乃病热不能解也。太阳病止翕翕发热，明知其热在外，今变而为蒸蒸发热。蒸者，熏也，炊也，火气上升之貌。《条辨》云：其热自内，腾达于外，如蒸炊然，此系太阳之邪，转属于胃。经云已入于腑者，可下而已。与调胃承气汤者，以下证未全具，故大承气中止用硝黄，复加甘草，以调其中而下其实热也。或问：太阳病暂三日，胃中何由而实？大便何由而硬？余答云：《尚论篇》云，其热蒸蒸，势必至其汗濈濈。汗出过多，则胃中燥实，大便必硬。但下证未急，故用调胃承气汤，缓以攻之也。

伤寒吐后，腹胀满者，与调胃承气汤。

此条承上文而言。伤寒虽不指何经，大都是太阳病。既吐之后，则胸中热邪得越，表证亦随之而解，以吐中有发散之义故也。今者，既吐之后，腹复胀满，是邪热不因吐解，留结于胃，而为里实之证，无疑矣。与调胃承气汤者，以吐后胃气受伤，不得不调之，以缓下其实也。或问：治胀满，莫如厚朴、枳实，何以不用大小承气？今者，调胃承气中去枳朴，反加甘草。经云，中满者，勿食甘，其汤不与病相左邪？余曰：不然。伤寒既经吐后，则胸中之实已去。其腹胀满者，实热在胃之下脘也。若用枳朴，与病无与，徒伤其上焦之阳气。且甘草虽能作满，亦能引泻满之药，直至胀满之所，以导去其实热。所以调胃承气汤中用甘草者，其佐硝黄，而泻满之功更神，非俗医所能拟议也。上二条证自本篇麻仁丸后移附于此。总按：上五条证，皆系太阳病。今入《阳明篇》者，以其病自太阳经起，转属阳明，胃腑实热，乃太阳阳明也。故俱入《阳明篇》中。

阳明病，脉迟，虽汗出不恶寒者，其身必重，短气，腹满而喘，有潮热者，此外欲解，可攻里也。手足濈然而汗出者，此大便已硬也，大承气汤主之。若汗多，微发热恶寒者，外未解也，其热不潮，未可与承气汤。若腹大满不通者，可与小承气汤，微和胃气，勿令大泄下。

阳明病，脉当大或长，今则脉迟，脉迟义，注见前。脉迟，虽汗出，惟不恶寒者，此为外欲解。盖汗出，与下汗多相照应。汗出为表已解，然汗出多，亦有表未解者。故云虽汗出，必以不恶寒为表证罢也。身必重者，阳明主肌肉，邪在表之阳，则身轻易以转侧，入里之阴，则身重也。短气者，气实促急也。腹满而喘，此因满而致喘，皆里实可攻之证。然亦必有潮热者，为外证确乎欲解，里证确乎可攻。否则虽汗出，身重，短气，腹满而喘，据脉迟而言，恐非实热之证，不可攻也。其热既潮，手足又濈然而汗出。手足汗出者，胃中郁热亢甚，蒸发于四肢之间。汗去，则津液燥，此大便已硬也。成注云：与大承气汤，以下胃热。若其人汗出多，肌表间微发热而恶寒者，外未解也，不可攻里。即不恶寒，而热不潮者，胃未全实，大便未硬，虽可攻里，未可与大承气汤。若其人腹大满，大便不通者，止可与小承气汤，微和胃气，而使之平。勿令大泄下者，盖言病有缓急，治有轻重。医者当知通变之法也。

大承气汤方

大黄四两，酒洗　厚朴半斤，炙，去皮　枳实五枚，炙　芒硝三合

上四味，以水一斗，先煮二物，取五升，去滓，内大黄，煮取二升，去滓，内芒硝，更上火微一两沸，分温再服，得下，余勿服。

成氏《明理论》云：承，顺也。伤寒邪气入胃者，谓之入腑，腑之为言聚也。胃为水谷之海，营卫之源。水谷会聚于胃，变化而为营卫。邪气入于胃也，胃气郁滞，糟粕秘结，壅而为实，是正气不得舒顺也。《本草》曰，通可去滞，泄可去闭。塞而不利，闭而不通，以汤荡涤，使塞者利而闭者通，正气得以舒顺，是以承气名之。王冰曰，宣下必以苦，宜补必以酸，言酸收而苦泄也。枳实味苦寒，溃坚破结，苦寒为主，是以枳实为君。厚朴味苦温，《内经》曰，燥淫于内，治以苦温。泄满除

燥，苦温为辅，是以厚朴为臣。芒硝味咸寒，《内经》曰，热淫于内，治以咸寒。人伤于寒，则为病热，热气聚于胃，则谓之实，咸寒之物，以除消热实，故以芒硝为佐。大黄味苦寒，《内经》曰，燥淫所胜，以苦下之。热气内胜，则津液消而肠胃燥，苦寒之物，以荡涤其燥热，故以大黄为使，是以大黄有将军之号也。承气汤，下药也，用之尤宜审焉。审知大满大实，坚有燥屎，乃可投之。如非大满，犹生寒热则病不除，况无满实者？而结胸痞气之属，由是而生矣。是以《脉经》有云伤寒有承气之戒，古人亦特谨之。

王海藏云：厚朴去痞，枳实泄满，芒硝软坚，大黄泄实。必痞满燥实四证全者，方可用之。

《内台方议》云：中满者，泻之于内，此方通泻之剂也。伤寒之邪，自表传里，若至阳明，则为内实之盛也。如谵言，有燥屎，大热便秘，腹满不得通，烦热，脉沉实，阳明汗多，少阴口燥，厥阴囊缩，非此大下泄之剂，不能已也。轻者，小承气汤；重者，大承气汤。小承气少厚朴，而无芒硝，以芒硝性寒而能润坚，厚朴能破大实，病未至盛，以此减之。大承气多厚朴，而加芒硝，以其病之盛而大满大实，非此不能除也。仲景所用大承气者，二十五证，虽曰各异，然即下泄之法也。其法虽多，不出大满大实大热，其脉沉实滑者之所当用也。

或问：大承气汤，乃阳邪入腑，大实痞满且坚者，方可用之。今《内台方议》云，少阴口燥，厥阴囊缩，非此大下泄之剂，不能已。何也？余答云：仲景法，三阴热证，总系胃腑邪实。阴经近里，腑实则经壅热。所以热伤太阴，则嗌干腹满；伤少阴，则口燥咽干；伤厥阴，则烦满囊缩。此为入腑可下，均宜用大承气汤主之也。

小承气汤方

大黄四两，酒洗　厚朴二两，炙，去皮　枳实三枚，大者，炙

上三味，以水四升，煮取一升二合，去滓，分温二服。初服汤当更衣，不尔者，尽饮之，若更衣者，勿再服。

成注云：大热结实者，与大承气汤。小热微结者，与小承气汤。以热不大甚，故于大承气汤，去芒硝。又以结不至坚，故少减厚朴、枳实也。

王海藏云：大黄泄实，厚朴去痞。必痞实全者，可用。

琥按：厚朴乃泄胀满之药，其去痞者，当是枳实一味也。

吴院判云：或问承气汤，仲景有大、小、调胃之名，何也？然伤寒邪热，传变入里，谓之入腑。腑者，聚也。盖邪热与糟粕，蕴而为实也，实则潮热谵语。手足濈濈汗出者，此燥屎所为也。如人壮大热大实者，宜大承气汤下之；小热小实者，与小承气汤下之。又热结不坚满者，减去厚朴、枳实，加甘草而和缓之，故曰调胃承气也。若病大而以小承气攻之，则邪气不伏；病小而以大承气攻之，则过伤正气。且不及还可再攻，过则不能复救，可不谨哉。凡用攻法，必须妙算料量合宜，则应手而效。若不料量，孟浪攻之，必至杀人。

武陵陈氏云：方名承气，殆即亢则害承乃制之义乎。亢极反兼胜已之化，承者以下承上也。夫天地一理，万物一气，故寒极生热，热极生寒，物穷则变，未有亢极而不变者。伤寒邪热入胃，津液耗，真阴虚，阳胜阴病，所谓阳盛阴虚，汗之则死，下之则愈。急以苦寒胜热之剂，救将绝之阴，泻亢甚之阳，承气汤所以有挽回造化之功也。然不言承亢，而言承气，何哉？

夫寒热流转，不过一气之变迁而已。用药制方，彼气机之不可变者，力难矫之。亦第就气机之必变者，而一承之耳。设其气有阳无阴，一亢而不可复，则为脉涩，直视喘满者死。何则？以其气机已绝，更无可承之气也。由是言之，圣人虽尽人工之妙，止合乎天运之常耳，不云承气而云何？

阳明病，潮热，大便微硬者，可与大承气汤；不硬者，不可与之。若不大便六七日，恐有燥屎，欲知之法，少与小承气汤，汤入腹中，转失气者，此有燥屎，乃可攻之。若不转失气者，此但初头硬，后必溏，不可攻之，攻之必胀满不能食也。欲饮水者，与水则哕。其后发热者，必大便复硬而少也，以小承气汤和之。不转失气者，慎不可攻也。

此条阳明病，以潮热失气，示人以可下之法也。阳明病潮热，虽属可攻，然亦必以大便之微硬不硬，以定大承气汤之与不与。微硬者，犹言略硬也。若潮热不大便已六七日，恐其腹中有燥屎，欲知之法，须少与小承气汤探之。汤入腹中，转失气者，可攻；不转失气者，不可攻。转失气者，成注云，转气下失也。转失气，则知其人大便已硬，肠胃中燥热亢甚，故其气时转而下，俗谓之屁气是也。不转失气，则肠胃中虽有热而未至于燥，犹挟水湿，此但初头硬，后必溏薄也。故虽六七日不大便，不可以大承气汤攻之。攻之，则其人肠胃受伤，必至胀满不能食也。欲饮水者，津液去，思欲得水以自救也。与水则哕者，胃虚不能消水，以故气逆而作哕也。设其人于误攻之后，复发潮热，则虽有胀满不能食等证，不可为虚，其大便必当复硬。但溏者，既去，则所留者虽硬而甚少耳，止须复以小承气汤和之，足矣。和之者，以肠胃中小热小实，用小承气汤下之，则实热去而胃气自和。然亦必转失气者，乃可攻之。若仍不失气，并小承气不可攻之，盖慎之至也。

夫实则谵语，虚则郑声。郑声，重语也。

重，平声。此一节辨郑声谵语之不同，以为下文诸节谵语之纲领。谵语者，自言也，注已见前。郑声者，语声转而重复，故仲景以重语作郑声注脚也。夫谵语与郑声，有虚实之辨。成注引经云：邪气盛则实，精气夺则虚。谵语由邪气盛而神识昏，郑声由精气夺而声不全。愚以神识昏，则妄见妄闻，其语诞妄，其声高大，而不以次，故谓之实邪。实则胃实，所以下文用大小承气，皆谵语证也。愚以声不全，则无妄见妄闻之状，其语倒乱，其声低微不正，故谓之虚。仲景恐人以谵语认作郑声，而以实证作虚证治，故其于郑声别无证治之条，可见伤寒无虚证明矣。究竟郑声一候，亦由邪实而正虚，不可认以为真虚也。后人有以郑声为虚证，无邪可攻，而以温补法治之者，大半皆死。可不审之。

直视谵语，喘满者死，下利者亦死。

此先言谵语之死证也。经云五脏六腑之气，皆上注于目，而为之精。直视者，邪干于脏精，不荣于目也。夫谵语非死证，加之直视，则危矣。更加喘满者，及下利者，成注云，喘满为气上脱，下利为气下脱，是皆主死，为不治之证。

发汗多，若重发汗者，亡其阳，谵语，脉短者死，脉自和者不死。

此系太阳病，转属阳明谵语之证。本太阳经得病时，发汗多，转属阳明。重发其汗，汗多亡阳。汗本血之液，阳亡则阴亦亏，津血耗竭，胃中燥实而谵语。谵语者，脉当弦实，或洪滑，为自和。自和者，言脉与病不相背也，是病虽甚，不死。

若谵语脉短者，为邪热盛，正气衰，乃阳证见阴脉也，以故主死。或以阳亡为脱阳，脱阳者见鬼，故谵语，拟欲以四逆汤急回其阳，大诀之极。殊不知仲景云亡阳者，乃亡津液之通称。津液亡，而反用附桂等辛热之剂，吾恐脉虽和，亦必至死。《条辨》云此疑《太阳篇》错简。

伤寒若吐若下后不解，不大便五六日，上至十余日，日晡所发潮热，不恶寒，独语如见鬼状。若剧者，发则不识人，循衣摸床，惕而不安，微喘，直视，脉弦者生，涩者死。微者但发热，谵语者，大承气汤主之。若一服利，止后服。

此条举谵语之势重者而言。伤寒若吐若下后，津液亡而邪未尽去，是为不解。邪热内结，不大便五六日，上至十余日，此为可下之时。日晡所发潮热者，腑实燥甚，故当其经气王时，发潮热也。不恶寒者，表证罢也。独语者，即谵语也。《字释》云，病人自言为谵。则是独语如见鬼状，乃阳明腑实而妄见妄闻。病剧，则不识人。剧者，甚也。成注云：热气甚大，昏冒正气，故不识人。循衣摸床者，阳热偏胜而躁动于手也。惕而不安者，胃热冲膈，心神为之不宁也。又胃热甚而气上逆，则喘。今者喘虽微而直视，直视，则邪干脏矣，故其死生之机，须于脉候决之。《后条辨》云，以上见证，莫非阳亢阴绝，孤阳无依而扰乱之象。弦涩皆阴脉。脉弦者为阴未绝，犹带长养，故可生。脉涩者为阴绝，已成涸竭，以故云死。其热邪微而未至于剧者，但发潮热谵语，宜以大承气汤，下胃中实热，通肠中燥结。一服利，止后服者，盖大承气虽能抑阳通阴，若利而再服，恐下多反亡其阴，必至危殆。可不禁之。

阳明病，其人多汗，以津液外出，胃中燥，大便必硬，硬则谵语，小承气汤主之。若一服谵语止，更莫复服。

此条病并下条，乃谵语宜用小承气汤之证。阳明病，指胃家实而言。其人多汗者，乃自汗出而多也。汗多，则津液外泄。胃亡津液，则燥。肠与胃相通，胃中燥，则大便必硬。硬则热邪不得下泄，阳明腑实，因作谵语。治法止须与小承气汤，下其实热。若一服，实热得下，胃中稍空，则谵语止。更莫复服者，以亡津液，不堪过下故也。或问：芒硝能润燥软坚，今者胃中燥大便硬，何以不用大承气汤？余答云：武陵陈氏云，大承气汤证，必如前条不大便五六日，或至十余日之久，渐渐搏实，而后用之。今则汗多，燥硬而谵语，其机甚速，此亡津液之故，而非渐渐搏实，虽坚而不大满，故止当用小承气主之。且津液不足，非大承气所宜。服药后，谵语虽止，即未大便，亦莫尽剂，恐过伤元气耳。斯言实得仲景之旨。

阳明病，谵语发潮热，脉滑而疾者，小承气汤主之。因与承气汤一升，腹中转失气者，更服一升。若不转失气，勿更与之。明日不大便，脉反微涩者，里虚也，为难治，不可更与承气汤也。

阳明病至谵语发潮热，下证亦已审矣。本当用大承气以攻之，只因脉滑而疾，滑者，往来流利。加之急疾，虽主有宿食内热，然成注云，脉未沉实者，为里热未实，不可攻也。止须以小承气汤主之。然亦未敢多用，先与承气汤一升，视其失气与否，以为用药进退之法。设明日不大便，前脉滑疾者，今反变而为微涩，乃正气内衰之诊，故曰里虚，此为难治。热邪虽盛，不可更与承气汤也。按：《后条辨》云，谵语潮热，脉反微涩，为里气大虚。并前此之脉滑疾，亦属虚阳泛上之假象。其言似是而非。愚以谵语潮热，脉滑疾者，乃阳证见阳脉，其人邪气盛，而正气未衰也，故云可与承气汤。脉反微涩者，是阳证见阴脉，其人邪气盛，正气衰，故云不可更与承气汤也。不转失气，并不大便，非肠中空虚而无物，乃胃家正气既衰，虽得汤药内助，其恶浊之物，仍然不能下泄，故云难治。后之人，议用补虚回阳之法，是与仲景初时用承气汤之意相反。《补亡论》常器之云可用黄芪人参建中汤，亦与证不合。大抵此条病，但云难治，其非不治之证明矣。如欲用药，还宜补泻兼施之剂。

阳明病，谵语有潮热，反不能食者，胃中必有燥屎五六枚也。若能食者，但硬尒，宜大承气汤下之。尒与尔同。

自此以下二条，乃谵语宜用大承气汤之证。谵语潮热，下证已具也。不能食，为肠胃皆实，故其屎既燥且硬；若能食，为肠实胃虚，故其屎但硬耳，俱宜大承气汤下之。《尚论篇》云：同一谵语潮热，故同一治法。至于药剂之大小，必有分矣。愚按：《补亡论》“宜大承气汤下之”句，在“若能食者”之前。盖能食既异，治法必不相同。仲景法，宜另以调胃承气汤主之也。

附后例 阳明病，下血谵语者，此为热入血室，但头汗出者，刺期门，随其实而泻之，濈然汗出则愈。

此条系刺法。正文与注并穴图，详见后第十四卷《刺热论》中。

汗出谵语者，以其有燥屎在胃中，此为风也，须下者，过经乃可下之。下之若早，语言必乱，以表虚里实故也。下之则愈，宜大承气汤。

此条系太阳阳明证。汗出者，本太阳经有风邪也。然汗出既多，则胃中燥实，必至谵语。所以汗出之时，谵语者，主有燥屎在胃中。夫燥屎非胃中之物，要之胃实而至谵语，则肠中之屎必燥。此为风胜，故至燥也。须下之者，然亦必邪过太阳经，至八九日之时。成注云：无表证，乃可下之。若下之早，则表邪乘虚，尽入于里，将向之谵语者，至此必邪热更甚，而语言必乱。何也？以经中之邪虽罢，而表因虚，在腑之热愈结，而里则实故也。皆须下之则愈，宜大承气汤。盖过经可下者，固宜用是汤，下早里实者，亦宜用是汤也。《尚论篇》云：必再一大下，庶大肠空，而风邪得以并出，故自愈。此是下早里实，宜再下之义。《补亡论》以末二句，移之“过经乃可下之”句下，误矣。

伤寒四五日，脉沉而喘满，沉为在里，而反发其汗，津液越出，大便为难，表虚里实，久则谵语。

此条亦系太阳阳明证。本太阳伤寒，至四五日表邪入里，已非发汗之时。兼之脉沉而喘满，此喘非麻黄汤证之喘，乃胃腑实热，胸膈满而作喘，据脉沉而论，又为在里之证。医反发其汗，致津液越出。越出者，其出不顺，言津液由内而越于外也。津液既亡，则胃中干燥，大便必难。表虚里实义，注已见前条中。惟里实，故久则谵语。病至谵语，则下证已急。虽不出方，此承上文之意，亦宜用大承气汤主之。以表虚里实既同，故同一治法也。《补亡论》用调胃承气汤，殊出不解。或问：大便为难，何至用大承气？余答云：既久而至谵语之时，则大便不惟难，而且硬。仲景法，还宜用大承气汤，的当无疑。

附例二阳并病，太阳证罢，但发潮热，手足漐漐汗出，大便难而谵语者，下之则愈，宜大承气汤。

此条系并病谵语之证。二阳并病者，乃太阳阳明二经相并而病也。经病无可下之理，今者，太阳证罢，已无恶寒头痛在表之邪矣，但发潮热，手足漐漐汗出，大便难而谵语，是为阳明入腑之证。故云下之则愈，亦宜用大承气汤也。

阳明病，下之，心中懊侬而烦，胃中有燥屎者，可攻。腹微满，初头硬，后必溏，不可攻之。若有燥屎者，宜大承气汤。

此条言阳明病下后，当再攻之证。阳明病既下之后，心中懊侬而烦，似为虚烦。成注云：当与栀子豉汤。若胃中有燥屎者，宜攻而不宜涌也。何以知之？下节云绕脐痛云云，此为辨燥屎之法。如病人腹微满而不痛，乃初硬后溏，不可攻之。若有燥屎可攻者，还宜用大承气汤也。或问：阳明病既下之矣，何以胃中犹有燥屎？余答云：病人痞满燥实证俱全，本当用大承气。医人或止用小承气，为下之未尽，此即是上条证。

病人不大便五六日，绕脐痛，烦躁，发作有时者，此有燥屎，故使不大便也。

此节承上文而辨有燥屎之法。阳明病下之后，若病人不大便，又五六日，绕脐痛。绕脐痛者，邪已入下脘，及肠中也。燥实，气不得通则痛。烦躁者，邪热内盛也。发作有时者，邪乘未申之时，阳明经气王，故当其时，则烦躁发作，此是有燥屎之征，故使不大便也。愚按：仲景用大承气汤证，必辨其有燥屎。则是前言潮热谵语，手足汗出转失气，其法可谓备矣。此条复云绕脐痛，可见证候多端，医者所当通变而诊治之也。

病人烦热，汗出则解，又如疟状，日晡所发热者，属阳明也。脉实者，宜下之；脉浮虚者，宜发汗。下之与大承气汤，发汗宜桂枝汤。

此条系太阳阳明证。病人烦热者，此太阳经风邪犹未尽也。

汗出者，自汗出也。自汗出，则其热暂解，至明日又烦，故云有如疟状，乃表证仍在也。日晡所发热者，热传阳明，邪已入腑而发潮热，乃里证已具也，然亦当审其脉。如脉实者，里证已的，宜下之，故云与大承气汤。如脉虚浮者，为表证未解，虽日晡发热，不过是烦热而非潮热，其邪未全入腑，犹在于经，故云宜桂枝汤以透发其汗。俟表证罢，然后斟酌下药。或问：病如疟状，则脉实者，何以不用大柴胡汤？余答云：上云如疟状者，乃烦热时，得汗则解，有如疟，非云寒热如疟也。但脉虚浮者，宜发汗，愚以此必是太阳阳明经证。仲景法，还宜用桂枝加葛根汤方也。

大下后，六七日不大便，烦不解，腹满痛者，此有燥屎也。所以然者，本有宿食故也，宜大承气汤。

此条乃大下后，腑实未尽，更当大下之证。不大便烦满腹痛者，下证具也。因有下证，故大下之。今者，大下之后，又六七日不大便，烦仍不解，腹中满而作痛者，此有燥屎也。夫既经大下，何以里实如是？所以然者，以其人本有宿食，故下之而犹未尽也。成注云：与大承气汤以下除之。或问：大下后，六七日不大便，此是下证否？余答云：大下之后，胃中虚，新谷未入，虽六七日不大便，亦非下证。惟烦不解，腹满痛，此是有燥屎之征。故宜复与大承气汤，下除之也。

病人小便不利，大便乍难乍易，时有微热，喘冒不能卧者，有燥屎也，宜大承气汤。

此条病未经下而有燥屎，乃医人不易识之证。成注云：小便利，则大便硬，此有燥屎，乃理之常。今者，病人小便不利，大便乍难乍易，何以知其有燥屎邪？盖大实大满之证，则前后便皆不通，大便为燥屎壅塞。其未坚结者，或有时而并出，故乍易。其极坚结者，终着于大肠之中，故乍难。燥屎结积于下，浊气攻冲于上，以故时有微热。微热者，热伏于内，不得发泄，此比潮热，则更深矣。《后条辨》云：浊气乘于心肺，故既冒且喘。不得卧者，胃家为燥热所扰，即经云胃不和则卧不安也。凡此者，皆是有燥屎之征，故云宜大承气汤。陈亮斯云，此为识燥屎之变法。医人不可以不知也。

太阳病，若吐、若下、若发汗，微烦，小便数，大便因硬者，与小承气汤和之，愈。

此条系太阳阳明证。太阳病既经汗吐下，其邪为已减矣。所未解者，内入于胃，胃腑实热，必不大甚，故曰微烦。微烦者，大便未必能硬，其硬者，只因小便数故也。此非大满大实之证，故云与小承气汤，和之则愈。愚按：此条病，乃汗吐下不解，非误汗吐下之比，故成注止云损津液，而非亡津液也。大便因硬，乃大便略觉硬，非大便坚结而难出。成注以脾约作解，大误之极。

得病二三日，脉弱，无太阳柴胡证，烦躁心下硬，至四五日，虽能食，以小承气汤，少少与，微和之，令小安。至六日，与承气汤一升。若不大便六七日，小便少者，虽不能食，但初头硬，后必溏，未定成硬，攻之必溏；须小便利，屎定硬，乃可攻之，宜大承气汤。

此条乃申言大小承气，不可多用及骤用之意。得病二三日，不言伤寒与中风者，乃风寒之邪皆有，不须分辨之病也。脉弱者，谓无浮紧等在表之脉也。无太阳柴胡证，谓无恶寒发热，或往来寒热，在表及半表半里之证也。烦躁，心下硬者，全是阳明腑热邪实。至四五日，则足阳明胃腑实热者，下而传于手阳明，当大肠之腑实热也。经云肠实则胃虚，故能食。能食者，其人不痞不满，为下证未急，非阳明胃强，发狂能食比也。故云虽能食，止须以小承气汤，少少与，微和之。因其人烦躁，必不大便，欲令其小安也。至六日，仍烦躁不安，而不大便者，前用小承气汤，可加至一升，使得大便而止。此言小承气汤，不可多用之意。“若不大便”句，承上文“烦躁心下硬”而言。至六七日不大便，为可下之时。但小便少，乃小水不利，此系胃中之水谷不分清，故不能食，非谵语潮热，有燥屎之不能食也。故云，虽不能食，但初头硬，后必溏。未定成硬而攻之，并硬者，必化而为溏矣。须待小便利，屎定成硬，乃可用大承气汤攻之。此言大承气，亦不可骤用之意。《条辨》云：太阳不言药，以有桂枝、麻黄之不同也。柴胡不言证，以专少阳也。此等文，皆是互相发明之义。《后条辨》云：能食者，结在肠间而胃火自盛，故烦躁。不能食者，胃弱不能布水，水渍胸中，以故脉弱。愚以心下硬，此是二三日之见证，至四五日、六七日之时，其硬当更下矣。或问：脉弱则胃气亦弱，何以用大承气？余答云：大承气汤中有芒硝，直走大肠，攻其硬屎，斯邪去而胃不伤。如未定成硬而遽攻之，斯邪不能去，徒伤胃气耳。医人不可不知。

伤寒六七日，目中不了了，睛不和，无表里证，大便难身微热者，此为实也，急下之，宜大承气汤。

无表里证，“里”字当是传写错误，宜从删。此条系邪热侵脏，急当下之之证。伤寒至六七日，为邪气入里之时。目中不了了，不了了者，病人之目，视物不明了也。睛不和者，乃医者视病人之睛光，或昏暗，或散乱，是为不和。为阳明热邪亢盛，土来乘水，肾水将绝，瞳子不能照物故也。当其时已无表证，但大便难者，里实也。身微热者，里热也。里实热盛，故于身外候之，亦微热，非在表发热也。此为里实，当下。兼之目睛不和，此为里实热盛，当急下。宜大承气汤，以泻土之郁，救水之涸，不可迟也。按：此条系阳明腑病，《条辨》以阳明经脉络目作解，大谬之极。

阳明病，发热汗多者，急下之，宜大承气汤。

此条病亦当急下，以救胃涸之证。邪热入腑，里热盛而蒸发于外，故云发热汗多。成注云：热迫津液将竭，急与大承气汤。以下其腑热，存其津液也。

发汗不解，腹满痛者，急下之，宜大承气汤。

此条病乃正阳阳明宜急下之证。发汗不解者，此发阳明经中之汗，表证罢而邪不解也。不解，则邪热传入于腑，腑中大实，腹满而痛，成注云传之迅者也。惟传之迅，故宜大承气汤急下之，以通其在里之实热。

腹满不减，减不足言，当下之，宜大承气汤。

此承上条而申言之。腹中满痛，急用大承气汤下之后，腹满不减，言胀满之形，不因下之而减。成注云：邪气仍实也。减不足言者，言下之后，纵减一二分。《尚论篇》云：不足以杀其势也。故云当复下之，宜大承气汤。

阳明少阳合病，必下利，其脉不负者，顺也。负者，失也。互相克贼，名为负也。脉滑而数者，有宿食也，当下之，宜大承气汤。

此条系合病，然亦必俟少阳之邪总归阳明，故为当下之证。《条辨》云：阳明属土，其主水谷。少阳属木，其主风。风主飧泄，以故二阳合病，必至下利也。阳明脉大，少阳脉弦。其脉不负者，谓阳明大脉，与少阳弦脉相敌，乃为顺候也。若少阳脉胜而弦，阳明脉负而不大，乃阳明之正气失而其候不顺也。木为土之贼，土受木克。其名为负，此下利不治之证也。若其脉滑而数者，滑主食数主热，乃有宿食也，此为少阳之邪，尽归阳明之腑，而成腑实证。成注云：与大承气汤以下除之。以上十三条证，即从本篇之后移附于此。

下利谵语者，有燥屎也，宜小承气汤。

此条自《厥阴篇》移附于此。下利者，肠胃之疾也。若谵语则胃家实，与厥阴无与，主肠中有燥屎，不得下也。治宜小承气汤者，此半利半结，止须缓以攻之也。或问：既下利矣，则热气得以下泄，何由而致谵语有燥屎也？余答云：此系阳明腑实，大热之证。胃中糟粕，为热邪所壅，留着于内。其未成硬者，或时得下；其已成硬者，终不得出。则此燥屎者，为下利之根也。燥屎不得出，则邪热上乘于心，以故谵语。要之此证，须以手按脐腹，当必坚痛，此为有燥屎之征。

三阳合病，腹满身重，难以转侧，口不仁而面垢，谵语，遗尿，发汗则谵语，下之则额上生汗，手足逆冷。若自汗出者，白虎汤主之。

此条虽系合病，实则阳明经与腑气分热极之证。三阳合病者，阳证多热。病合三阳，其热甚矣。热甚，则肢体倦怠而神昏，以故身重，难以转侧，口不仁而谵语。不仁者，不正也。《条辨》云：饮食不利，便无口之知觉也。凡此者，皆是阳明主证。经云：少阳病甚，则面微尘，垢亦尘也。面垢者，少阳热而青黯之色不泽也。遗尿者，太阳热而膀胱之腑不约也。成注云：三者以阳明证多，故出《阳明篇》中。三阳合病为表里有邪，医因身重而误发其汗，则邪并阳明胃中燥热，故谵语益甚。复因谵语而误下之，则肠胃之阴受伤，阳无依而上越，故额上生汗。手足逆冷者，胃虚热极而见厥，乃热深厥亦深也。若不因发汗，而自汗出者，成注虽云三阳热甚，终是阳明气分燥热，以故肌肉之间，自汗时出也。成注复云与白虎汤以解内外之热，此是合经与腑俱治之义。或问：白虎汤何以能解三阳之热？余答云：病至自汗出，则太少之邪，总归阳明矣，安得不从阳明而专治之？或又问云：既从阳明而治之，何以下之而不愈？余又答云：腹满谵语，似乎可下，要之阳明胃腑气分燥热亢极者，亦致谵语。其腹满者，气滞也。身重者，气困也。口不仁者，气不和也。面垢者，气不舒也。遗屎者，气不摄也。自汗出者，气不敛也。凡此者，皆气分燥热所致也。气燥热而反用大小承气等血药以攻之，故见头汗手足冷等变证也。白虎汤能清阳明气分热，滋肠胃中之燥，故为上证必用之药。

白虎汤方此方自原论中第四卷《太阳下篇》移附于此

知母六两　石膏一斤，碎　甘草二两　粳米六合

上四味，以水一斗，煮米熟，汤成，去滓，温服一升，日三服。

成氏《明理论》云：白虎，西方金神也，应秋而归肺。热甚于内者，以寒下之；热甚于外者，以凉解之。其有中外俱热，内不得泄，外不得发者，非此汤则不能解也。夏热秋凉，暑暍之气，得秋而止。秋之令曰处暑，是汤以白虎名之，谓能止热也。知母味苦寒，《内经》曰，热淫所胜，佐以苦甘。又曰热淫于内，以苦发之。欲彻表热，必以苦为主，故以知母为君。石膏味甘微寒，热则伤气，寒以胜之，甘以缓之。热胜其气，必以甘寒为助，是以石膏为臣。甘草、粳米味甘平，脾欲缓，急食甘以缓之。热气内余，消烁津液，则脾气燥，必以甘平之物缓其中，故以甘草、粳米为使。是太阳中暍，得此汤则顿除，即热见白虎而尽矣。立秋后不可服，白虎，为大寒剂，秋王之时，若不能食，服之而为哕逆，成虚羸者多矣。徐春沂云：立

秋后云云，疑是后人所加。

李东垣云：身以前，胃之经也。胸，胃肺之室也。邪在阳明，肺受火制，故用辛寒以清肺，所以号为白虎汤也。

琥按：白虎汤大都是甘寒清肺胃之剂。成注云，缓脾燥者，以胃热得清，而脾自不燥也。成注又云，太阳中暍，得此汤则顿除。此不过暂假以为用耳。至仲景云，三阳合病，用白虎汤，能兼主少阳经热。殊为不解。况上文云面垢，愚以面垢者，亦阳明经病。盖阳明经之脉，实循面而行故也。细审上条，全是阳明经中暍证。曰腹满者，阳明之脉，循腹里也。曰身重者，阳明脉行身之前，身以前热甚，故困极而重也。曰口不仁而面垢，及额上生汗者，阳明之脉挟口，循两颊，上行于面而至额颅也。经云，因于暑，汗，烦则喘渴，静则多言。上证虽未至喘渴，然既谵语自汗出矣，则胃中燥热，已具喘渴之势，复何疑而不用白虎汤也？《尚论篇》云此证夏月最多，斯言甚是有理。

张兼善云：《活人书》谓白虎汤治中暍，并汗后一解表药耳，非正伤寒药也。夫白虎汤，具载仲景之书，证治昭然明白，何为而言非正伤寒之药也？况《伤寒论》言无表证者，可与白虎汤，今云汗后一解表药耳，于法既无表证，何解之有？

琥按：白虎汤，《活人书》谓汗后一解表之药，不为误也。阳明病汗多表热不解用之，与太阳病用桂枝汤解表之义相同。张氏不明此义，引《伤寒论》言无表证者，可与白虎汤主之。殊不知仲景云无表证者，乃表无恶寒无汗等证也。今既有汗而大热不解，其邪仍在肌肉之间，斯时而用白虎，谓非仍是解表药邪？即如仲景大青龙汤中用石膏，且能治汗不出而烦躁。则是石膏之解肌表，愈可信矣。

张兼善又云：《活人书》谓夏月阴气在内，白虎尤宜戒之。

而《明理论》又云立秋后不可服白虎。夫伤寒之法，有是证则投是药，安可拘于时而为治哉？假如秋冬之间，患伤寒，身无表证而大烦渴，于法合用白虎汤，苟拘其时，何以措手。若以白虎为大寒，其承气又何行于冬令乎？夏既宜戒，秋后又不可行，然则宜于何时也？

琥又按：白虎汤，张氏云于法合用，不可拘于时令，实为有理。故《内台方议》亦云，古人一方对一证。若严冬之时，果有白虎汤证，安得不用石膏？斯言实与张氏之论相合。但张氏云，伤寒身无表证，后用白虎汤。竟认白虎汤非解表热之药，此与仲景之论又相反矣。《内台方议》又云，发汗后大热不解，多汗出不恶寒，大渴能饮水者，用白虎汤。乃知无表证者，但谓无恶寒汗不出证也。若阳明汗出，肌表间大热不解，仍为必用之药。

琥又按：白虎汤，病人于夏秋热燥时，大宜用。热邪伤气，此汤乃解阳明经与腑气分燥热之药也。冬寒时所当慎用，此为不易之论。

琥又按：白虎汤，古无下走大肠之说。余曾治一人伤寒，六七日不大便，热渴多汗，谵语，饮水不解。医曾以小承气试之，虽大便，亦不多，而病依然。医复欲以大承气下之，余往诊其脉，得洪大而长，此热伤阳明气分也，因以白虎汤去粳米加陈皮、芦根。一服后，得大便而病悉愈。乃悟石膏一味，不但外解肌表之热，其性沉寒，兼能内入大肠而下气分热秘。此诚千古未发之义。

附例 伤寒脉浮滑，此表有热，里有寒，白虎汤主之。

此条自《太阳下篇》移附于此。伤寒脉浮滑者，滑为里热，浮滑为表兼风，而亦主热。此太阳风寒之邪，已传入阳明，而经与腑齐病热也。今则云表有热，里有寒。《补亡论》校正云：伤寒脉浮滑，此表里有热。斯言乃为定论。《条辨》云：里有寒者，以伤寒之热，本寒因也。实则表里俱热，故用白虎汤以内外两解之也。

伤寒脉滑而厥者，里有热也，白虎汤主之。

此条病自《厥阴篇》移附于此。伤寒本热病，热伤阳明，则脉滑。脉滑者，《脉经》云：往来流利，乃热盛气壅之诊也。脉虽滑而外证见厥，厥者，手足逆冷也。叔和因其手足逆冷，遂撰入《厥阴篇》。以厥阴者，阴之尽，邪伤其经，不分冷热，而外证见厥者多。殊不知足阳明胃腑属土，土主四末，腑热亢极，则气壅而血不流通，以故四肢之末见厥。在里则燥热实盛，乃热深者厥亦深也，故宜用白虎汤以解其里热。

《金镜内台方议》云：仲景所用白虎汤三证，然有大小不同处，亦皆古人载之经典。复详味之，若果用白虎汤，无差误矣，必须多汗饮水也。所以白虎汤戒曰，白虎乃大寒之剂，若非大热多汗渴饮水者，不可服也。又古赋曰，无汗喜渴，而脉单浮者，勿投白虎。学者须明识此，则用汤自无差错矣。

重出例二阳并病，太阳证罢，但发潮热，云云至宜大承气汤。注已见前。

阳明病，脉浮而紧，咽燥口苦，腹满而喘，发热汗出，不恶寒反恶热，身重。若发汗则躁，心愦愦反谵语。若加烧针，必怵惕烦躁不得眠。若下之，则胃中空虚，客气动膈，心中懊侬，舌上苔者，栀子豉汤主之。

此条连下条，乃阳明病宜吐之证也。阳明病见浮紧之脉，其风寒之邪，当自太阳经传来也。阳明之脉挟口，太阴之脉挟咽，二经表里相合。阳明病热，故口苦而并咽亦燥也。然胆热则口苦，咽又为胆之使，故口苦也。腹满者，热入阳明之腑也。

但发热而喘，此是太阳经风寒未尽。风寒未尽者，当恶寒不恶热。今者，汗出不恶寒，反恶热而身重。身重者，阳明主肌肉，湿土重着也。盖此条病，表里之证两未全具，不可误汗误下。若加烧针，则更误矣。医人不识而发其汗，则津液伤而邪愈炽，当见心躁极而愦乱，及谵语而病剧矣。若加烧针，则火热犯心，当见怵惕、烦躁不眠等变证矣。怵惕者，恐惧之貌也。若误下之，则邪未内实，徒伤胃气，将客邪之气，乘虚而入于膈中，多变动等证矣。心中懊侬，注已见前《太阳篇》中。既懊侬而舌上又生苔者，此为寒邪郁热于胸之验也。成注云：与栀子豉汤以吐胸中之邪。可见阳明病，亦有宜吐之证也。愚按：舌上苔，仲景不言何色。成注云舌上苔白，知热气客于胸中。胸中者，胃口也。若热聚胃中，当见苔黄，热结大肠，当见苔黑矣。若然，则是仲景云舌苔，当是白苔无疑。陈亮斯云：按本文汗下烧针，独详言误下治法者，以阳明一篇，所重在下，故辨之独深悉焉。栀子豉汤方见前第四卷《太阳中篇》。

附例阳明病下之，其外有热，手足温，不结胸，心中懊侬，饥不能食，但头汗出者，栀子豉汤主之。

此亦阳明病误下之变证。阳明误下，邪热虽应内陷，不比太阳病误下之深，故其身外犹有余热，手足温，不结胸。手足温者，征其表和而无大邪；不结胸者，征其里和而无大邪。表里已无大邪，其邪但在胸膈之间，以故心中懊侬。饥不能食者，言懊侬之甚，则似饥非饥，嘈杂不能食也。但头汗出者，成注云：热自胸中熏蒸于上，故但头汗出而身无汗也。与栀子豉汤，以吐胸中之邪热。此条即从后移附于此。

若渴欲饮水，口干舌燥者，白虎加人参汤主之。

此条本在前条栀子豉汤证之下。成注云：此下后之见证。愚意云：此条不但误下，兼之误汗所致。误下，则胃中虚；误汗，则胃中不惟虚，而且燥热极矣。渴欲饮水，口干舌燥者，此热邪伤气耗液之征也。故用白虎加人参汤，以清热补气，润津液。或问：舌者，心之苗。白虎加人参汤，但治胃虚燥热，何为而兼主心也？余答云：胃居中州，胃热则脾困，心肺亦受其熏蒸，以故口干者，口为脾之窍也。汤名白虎，专能清肺。心肺相连，以故兼治舌燥，一气可相通也。然亦必心肺脾气分燥热者，宜用之。若热在血分，又当改用泻心汤方也。

白虎加人参汤方此方自原论中第十卷采附于此

于白虎汤内加人参三两。余依白虎汤法。

《内台方议》云：白虎汤证，前已议之。加人参者，取其生津止渴之义也。

琥按：白虎汤加人参，虽云取其生津液、止渴，然亦必汗下后，胃气大虚，更兼汗多，热渴不解者，方可议加人参，否则勿轻加也。

附例伤寒病若吐若下后，七八日不解，热结在里，表里俱热，时时恶风，大渴，舌上干燥而烦，欲饮水数升者，白虎加人参汤主之。

自此以下共三条，皆自《太阳下篇》移附于此。此条伤寒病，虽自太阳经传来，要之既吐且下，而其邪不解，至七八日之时，寒郁为热，已入阳明之腑，而邪热更甚矣。里者，腑也。表者，经也。热结在里者，谓腑热甚于经也。表里俱热者，表热，则阳明经肌肉间热。时时恶风者，乃热极汗多，不能收摄，腠理疏，以故时时恶风也。里热，则胃腑中燥热，以故大渴。舌上干燥而烦，欲饮水数升，此因吐下之后，胃气虚，内亡津液以故燥渴甚极也。与白虎汤加人参，扶正气以分解内外之邪热。要之此汤，惟正气虚而邪气微者宜之，若邪气甚者，不敢轻加人参也。

伤寒无大热，口燥渴，心烦，背微恶寒者，白虎加人参汤主之。

伤寒当身有热，今者身无大热，此太阳之表证已解也。口燥渴，心烦，是阳明之里证方盛也。背微恶寒，此非太阳经有余邪，乃病人燥渴心烦之极，内蒸热而表必多汗，以故恶寒。与上条恶风之义相同，系肌表虚极也。与白虎汤以解里热，加人参以固表虚。愚按：此条伤寒，当即是上条病于吐下之后，胃气亦虚，故敢加人参也。

伤寒脉浮，发热无汗，其表不解者，不可与白虎汤。渴欲饮水，无表证者，白虎加人参汤主之。

伤寒脉浮，此兼有风也。发热无汗，乃太阳在表风寒之邪未除也。白虎汤，但能解肌表之热，不能解皮表之寒，故云不可与也。若渴欲饮水，无太阳在表之证，腑燥热极，有汗者，方可与白虎汤。成注疑其不可加人参，因云临病之工，大宜精别。愚以人参一味，诚不宜轻加也。

若脉浮发热，渴欲饮水，小便不利者，猪苓汤主之。

此条病，本接前第一条白虎加人参汤证，而申言之也。成注云此亦下后邪热客于下焦之证。阳明病误下，胃中空虚，上焦受伤，与下焦何与？盖下后则胃中津液亡，而燥渴欲饮水。但渴未甚而与之水，水不能消，积于下焦，小便因而不利。其脉浮者，非风邪在表之脉浮，乃热邪伤气之脉浮也。夫热伤阳明血分，则潮热；热伤阳明气分，仍发热。故与猪苓汤以专清里热，利小便，而脉浮发热自愈。此又阳明病，利小便之一法也。或问：渴欲饮水，与白虎汤证相同。且也，白虎汤证，亦未尝云小便利，兹何以因其小便不利，即改用猪苓汤也？余答云：白虎汤证，即或有小便不利者，但病人汗出多，水气得以外泄。今观下条云，汗出多，不可与猪苓汤。乃知此证，其汗亦少。汗与溺俱无，则所饮之水，安得不停，故用猪苓汤，上以润燥渴，下以利湿热也。或又问云：病人既停水湿，何以犹见燥渴？余又答云：今人病热，大渴引饮，饮愈多，则渴愈甚。所饮之水既多，一时小便岂能尽去。况人既病热，则气必偏胜，水自趋下，火自炎上，此即是水湿停而燥渴之征。

猪苓汤方

猪苓去皮　茯苓　阿胶　滑石碎　泽泻各一两

上五味，以水四升，先煮四味，取二升，去滓，内下阿胶，烊消，温服七合，日三服。

成注云：甘甚而反淡，淡味渗泄为阳，猪苓、茯苓之甘，以行小便。咸味涌泄为阴，泽泻之咸，以泄伏水。滑利窍，阿胶、滑石之滑，以利水道。

琥按：上成注云甘甚而反淡，以二苓之味，虽云甘而实淡故也。猪苓汤专于利水，则是上文云脉浮发热，非关表证明矣。

《后条辨》云：猪苓汤之治，与太阳五苓散颇同。在太阳为寒水气化，不避桂术者，从寒也；在阳明为燥金气化，改桂术为滑石阿胶者，从燥也。同是小便不利，而在太阳则从寒，在阳明则从燥。病机之际，各有气宜，医者可漫焉施治乎哉？

或问：小便不利，其水亦蓄在膀胱中否？余答云：不然。太阳病小便不利，其水当蓄在膀胱之中，以膀胱为太阳之腑也。五苓散中有桂枝之热以通之，以桂枝为太阳经药也。兹者阳明病小便不利，其水当积在胃下脘，以胃为阳明之腑也。故猪苓散中有滑石之寒以利之，以滑石为阳明经药也。

或又问云：水既积在胃，成注何以云热客下焦也？余又答云：胃中之水，虽有停积，终当入于小肠。但其水至阑门分水之处，遂阻绝不行，不能渗入膀胱，以故小便不利。阑门分水之处，谓非下焦主之邪。乃今而知猪苓汤证之小便不利，为肠胃中之水，不入膀胱而不利。非若五苓散证之小便不利，为膀胱中有水，气化不出而不利也。医者能达是理，则用药之道自明。

阳明病，汗出多而渴者，不可与猪苓汤，以汗多胃中燥，猪苓汤复利其小便故也。

此承上文而言猪苓汤之禁。渴欲饮水，小便不利者，猪苓汤证也。然其证汗必不多，若汗出多，虽小便不利，不可与猪苓汤。何也？汗出既多，则胃中水液外输，随饮随燥，津液少，以故作渴。复用猪苓汤以利小便，是重亡其津液，故示戒也。

脉浮而迟，表热里寒，下利清谷者，四逆汤主之。

此条系真寒证，表热是假，里寒是真，故与四逆汤主之。正文与注见《中寒论》中。

若胃中虚冷，不能食者，饮水则哕。

此亦真寒之证。正文与注见《中寒论》中。

脉浮发热，口干鼻燥，能食者则衄。

脉浮发热，此阳明经有风也，甚至口干鼻燥，经中之热炽矣。能食者，成注云里和也。仲景法，阳明病能食者，名中风，风热壅甚于经又不传里，势必致鼻衄也。按：此条论，仲景无治法。《补亡论》常器之云，可黄芩汤。愚意云，宜犀角地黄汤。

重出例阳明病，下之，其外有热，云云至但头汗出者，栀子豉汤主之。正文与注已见前。

附后例阳明病，发潮热，大便溏，小便自可，胸胁满不去者，小柴胡汤主之。

阳明病，胁下硬满，不大便而呕，舌上白苔者，可与小柴胡汤。云云至身濈然而汗出解也。

上二条证，虽云阳明病，实少阳经病居多，故皆与小柴胡汤。正文与注见后第七卷《少阳篇》中。

阳明中风，脉弦浮大而短气，腹部满，胁下及心痛，云云至耳前后肿，云云至与小柴胡汤。脉但浮，无余证者，与麻黄汤。若不尿，腹满加哕者，不治。

此条阳明病，亦少阳证居多。至末后脉但浮云云，虽略兼太阳，终非主证。其主证云，脉弦，胁下痛，耳前后肿。可见少阳经病偏重，故与小柴胡汤。正文与注见后第七卷《少阳篇》中。

阳明病，自汗出，若发汗，小便自利者，此为津液内竭，虽硬不可攻之，当须自欲大便，宜蜜煎导而通之。若土瓜根及与大猪胆汁，皆可为导。

此条乃详言导法，以佐下法之穷也。阳明病自汗出者，不可发汗。若发其汗兼之小便自利者，此为津液内竭。内，指肠胃而言。汗泄于外，溺去于下，皆内耗其津液，故云竭也。津液既竭，则大便硬，不问而可知矣。大便虽硬，成注云，此非结热，不可攻之，当待其自欲大便时，遂因其势而行导之之法。如蜜煎、土瓜根、大猪胆，皆可用也。或问：小便自利，大便硬，何以不用麻仁丸？余答云：麻仁丸治胃热，屎结于回肠以内。兹者，胃无热证，屎已近肛门之上，直肠之中，故云因其势而导之也。

蜜煎导方

蜜七合，一味，内铜器中，微火煎之，稍凝似饴状，搅之勿令焦着，欲可丸，并手捻作挺，令头锐，大如指，长二寸许。当热时急作，冷则硬。以内谷道中，以手急抱，欲大便时乃去之。《内台方》用蜜五合，煎，凝时，加皂角末五钱，蘸捻作挺，以猪胆汁，或油润，谷道内之。

猪胆汁方

大猪胆一枚，泻汁，和醋少许，以灌谷道中，如一食顷，当大便出。《内台方》不用醋，以小竹管插入胆口，留一头，用油润内入谷道中，以手将胆捻之，其汁自入内。此法，用之甚便。

土瓜根方缺

琥按：土瓜，即王瓜。月令，四月王瓜生，即此也。王瓜，系蔓草类。李氏《纲目》云其根作土气，其实似瓜，故名土瓜。根似栝蒌根而小，气味苦寒。《肘后方》治大便不通，采根捣汁，筒吹入肛门内，取通，此与上猪胆汁方同义。《内台方》用土瓜根，削如挺，内入谷道中，误矣。盖蜜挺入谷道，能烊化而润大便，土瓜根不能烊化，如削挺用之，恐失仲景制方之义。

阳明病，脉迟，汗出多，微恶寒者，表未解也，可发汗，宜桂枝汤。

此条言阳明病，非胃家实之证，乃太阳病初传阳明，经中有风邪也。脉迟者，太阳中风缓脉之所变，传至阳明，邪将入里，故脉变迟。汗出多者，阳明热而肌腠疏也。微恶寒者，太阳在表之风邪未尽解也。治宜桂枝汤以解肌发汗，以其病从太阳经来，故仍从太阳经例治之。愚以上条证，虽从太阳例治，但既云阳明病，仲景法，还宜用桂枝加葛根汤方也。

阳明病，脉浮，无汗而喘者，发汗则愈，宜麻黄汤。

此条言阳明病，亦非胃家实之证，乃太阳病初传阳明，经中有寒邪也。脉浮无汗而喘者，此太阳伤寒之证仍在也。但脉浮而不紧，为其邪传入阳明。脉虽变，而麻黄汤证不变，故仍用麻黄汤，以发其汗则愈。或问：无汗而喘，但脉浮不紧，何以定其为阳明证？余答云：病人必见目疼鼻干，故云阳明证也。以其病从太阳经来，故从太阳麻黄汤例。要之既云阳明病，仲景法，还宜用葛根汤方也。

阳明病，发热汗出，此为热越，不能发黄也。但头汗出，身无汗，剂颈而还，小便不利，渴引水浆者，此为瘀热在里，身必发黄，茵陈蒿汤主之。

此条乃阳明湿热发黄之证。阳明病发热汗出，则热气得以散越，故不发黄。今但头汗出，身无汗，剂颈而还，此为热不得越也。剂颈而还义，注已见前《太阳下篇》。热不得越于外，庶几小便利，则热气得以下泄，亦不至于发黄。兹者，小便又不利，则热气内郁，郁热愈深，则发渴愈盛，其所引饮必多，此为瘀热在里。里者，阳明之腑胃也。胃属土，其色黄。胃实热甚，兼有水湿瘀积，则蒸其色而发出于外，其身必黄。用茵陈蒿汤者，以清湿热，下里实也。

茵陈蒿汤方

茵陈蒿六两　栀子十四枚，擘　大黄二两，去皮

上三味，以水一斗二升，先煮茵陈，减六升，内二味，煮取三升，去滓，分温三服。小便当利，尿如皂角汁状，色正赤，一宿腹减，黄从小便去也。

成氏《明理论》云：王冰曰，小热之气，凉以和之；大热之气，寒以取之。发黄者，热之极也，非大寒之剂，则不能散其热。茵陈蒿味苦寒，酸苦涌泄为阴，酸以涌之，苦以泄之。

泄甚热者，必以苦为主，故以茵陈蒿为君。心法南方火而主热，栀子味苦寒，苦入心而寒胜热。大热之气，必以苦寒之物胜之，故以栀子为臣。大黄味苦寒，宜补必以酸，宜下必以苦。推除邪热，必假将军攻之，故以大黄为使。苦寒相合，虽甚热大毒，必祛除分泄，前后复得利而解矣。

琥按：上茵陈蒿汤，乃前后通泄之药。所以上方后云，黄从小便去，未足以尽其义。成注复云，前后得利而解。斯为至当之论。

附例 伤寒七八日，身黄如橘子色，小便不利，腹微满者，茵陈蒿汤主之。

此条亦湿热发黄之证。伤寒七八日，成注云：正当热甚之时，热甚于内，黄发于外。身黄如橘子色者，其黄鲜明而且润泽，乃湿热俱盛之候也。小便不利，腹微满者，湿热之气，不能施化，阳明胃腑实，故外作胀满之形也。与茵陈蒿汤，以清湿热，下胃实。此条即从本篇之后，移附于此。

阳明证，其人喜忘者，必有蓄血。所以然者，本有久瘀血，故令喜忘。屎虽硬，大便反易，其色必黑，宜抵当汤下之。

此条乃阳明胃腑血分实热之证。阳明证其人喜忘者，好忘前言往事也。《条辨》云：志伤则好忘。心之所之谓志，心又为血之主。血为热壅，蓄积于胃，其瘀既久，必上干于心，故令喜忘。屎虽硬，非承气汤证。须验其大便易而色黑，此为瘀血欲下之征，治宜抵当汤以下瘀血，乃通因通用之法也。或问：屎既云硬，何以大便反易？余答云：大便中所下黑物，乃败血而非屎也。阳明本多血，故虽不至如太阳发狂之甚，亦当以抵当汤下之。又仲景法，辨太阳蓄血证，必验其小便利；辨阳明蓄血证，必验其大便易。亦各从其腑而言之。抵当汤方见前第四卷《太阳中篇》。

附例病人无表里证，发热七八日，虽脉浮数者，可下之。假令已下，脉数不解，合热则消谷善饥，至六七日不大便者，有瘀血，宜抵当汤。

此条乃阳明大肠腑血分实热之证。病人者，阳明病之人也。阳明表证，当身热目疼，鼻干不得卧；阳明里证，当痞满燥实谵语。今则两证俱无，但内发热，是里证未全具也。脉浮而数，是表证未全具也。数为里热，然脉浮者，犹带表，为不可下。其可下者，止因七八日之久，阳明邪热已深，故脉虽浮数，而可下之。既下之后，则邪热去，而浮数之脉，皆当解矣。假令已下，浮脉去而数脉不解，则外来风邪之热，与胃中真火之热相合，故云合热。夫人胃中有真火，则能消化水谷，今则复合邪热，故不惟消谷而且善饥，善之为言易也。谷食既能消而易饥，则后必时常大便。今至六七日不大便者，此下焦有瘀血并绝其大便之道路也。何也？盖阳明多气多血。成注云：热客于气则脉浮，热客于血则脉数。数脉见于既下之后，则胃中空虚。邪热并合，迫血下行，蓄积于大肠之间，以故并大便亦不得下。成注云：与抵当汤以下去之。或问：此条云瘀血，与上条蓄血，有以异否？余答云：蓄血者，血但蓄积而可流通，以故大便反易。瘀血者，其血瘀积，甚至阻塞，以故大便不行。又按：成注云，可下之，与大承气汤。以承气汤为清涤阳明里热之药故也。《尚论篇》注云，可下之，如大柴胡汤之类。误矣。

若脉数不解，而下不止，必协热而便脓血也。

此承上文脉数不解而言。下不止者，成注云：下利不止，为热得下泄，则血不致瘀，必协热而便脓血。协，合也，犹迫协也。肠胃之气，为热邪所迫协，故便脓血也。按：此条论，仲景无治法。《补亡论》常器之云，可白头翁汤。上二条证即从本篇之后移附于此。

重出例阳明病，下之，心中懊侬而烦云云，若有燥屎者，宜大承气汤。

病人不大便五六日云云，此有燥屎，故使不大便也。

病人烦热汗出则解，又如疟状云云，下之与大承气汤，发汗宜桂枝汤。

大下后，六七日不大便云云，本有宿食故也，宜大承气汤。

病人小便不利，大便乍难乍易云云，有燥屎也，宜大承气汤。

上五条证俱见前大承气汤方下。

食谷欲呕者，属阳明也，吴茱萸汤主之。得汤反剧者，属上焦也。

此条系胃家虚寒证。正文与注并吴茱萸汤方俱见《中寒论》中。

重出例太阳病，寸缓关浮尺弱，云云至渴者，宜五苓散。

上条证见前第三卷五苓散方之下。

脉阳微而汗出少者，为自和也，汗出多者，为太过。

此条系阳明经自汗出之证。脉阳微者，寸关以前之脉，微而无力也。阳明病，原当有汗，今者汗出少，成注云：脉阳微者，邪气少，汗出亦少，为适当，故自和。汗出多者，反损正气，是为太过。《脉经》云：脉阳微者，当自汗出。愚以其汗出少，而自和者，邪由汗解也。其汗出多者，邪不因汗而解，且失于救治，故为太过也。

阳脉实，因发其汗，出多者，亦为太过。太过，为阳绝于里，亡津液，大便因硬也。

此承上文而言。阳明病，阳脉不微而实。实者，按之搏指而有力也。阳脉既实，则邪实，虽有汗，当更发其汗。汗出多者，因用药过剂，以故汗出多，亦为太过。凡汗出太过者，皆为阳绝于里。阳绝者，成注即云亡阳。阳亡，则津液外泄。仲景云阳绝于里者，即津液绝于里也。津液既亡，则肠胃干燥，大便因硬。按：此条论，仲景无治法。愚意云，总于后条，用麻仁丸以主之。《补亡论》议用小柴胡汤，又柴胡桂枝汤，以通津液；如大便益坚，议用承气等汤。大误之极。

脉浮而芤，浮为阳，芤为阴，浮芤相搏，胃气生热，其阳则绝。

此又承上文而申言阳绝之脉也。浮为阳之阳，言阳邪。其阳之阳，言人身真阳之气。真阳气积于里，即成津液。今者，脉轻取之则浮，浮为阳邪独盛于外；重按之则芤，芤为津液已亡于中。阳邪乘津液之亡而相搏，则胃中之气，皆郁而变热。热则津液愈竭，其真阳之气因绝，而不能复生津液也。所谓阳绝于里者，有如此。

趺阳脉浮而涩，浮则胃气强，涩则小便数，浮涩相搏，大便则难，其脾为约，麻仁丸主之。

此条病系脾约，乃麻仁丸正治之证。趺阳者，胃脉也，在足趺上五寸骨间，去陷谷三寸，即足阳明经冲阳二穴。按之，其脉应指而起。盖古人切脉，必通身诊视，如人迎脉之出于结喉两旁，可以类推。浮为阳盛，故主胃强；涩为阴虚，故小便数。二脉既相搏击，则水愈亏，火愈炽，肠胃燥结，因大便难，而成脾约之证。脾约义已见前。与麻仁丸者，以通肠胃而润燥结也。按：成注以胃强脾弱，为脾约作解。推其意，以胃中之邪热盛为阳强，故见脉浮；脾家之津液少为阴弱，故见脉涩。仲景用麻仁丸者，以泻胃之阳，而扶脾之阴也。

麻仁丸方《明理论》即名脾约丸

麻子仁二升　芍药半斤　枳实半斤，炙　大黄一斤，去皮　厚朴一尺，去皮，炙　杏仁一升，去皮尖，熬，别作脂

上六味，为末，炼蜜为丸，桐子大，饮服十丸，日三服，渐加，以知为度。

成氏《明理论》云：约者，结约之约，又约束之约也。《内经》曰，饮入于胃，游溢精气，上输于脾，脾气散精，上归于肺，通调水道，下输膀胱，水精四布，五经并行。是脾主为胃行其津液者也。今胃强脾弱，约束津液，不得四布，但输膀胱，致小便数而大便硬，故曰其脾为约。麻仁味甘平，杏仁味甘温。《内经》曰，脾欲缓，急食甘以缓之。麻仁、杏仁润物也，《本草》曰，润可去枯。脾胃干燥，必以甘润之物为之主，是以麻仁为君，杏仁为臣。枳实味苦寒，厚朴味苦温。润燥者，必以甘，甘以润之；破结者，必以苦，苦以泄之，枳实、厚朴为佐，以散脾之结约。芍药味酸微寒，大黄味苦寒。酸苦涌泄为阴，芍药、大黄为使，以下脾之结燥。肠润结化，津液还入胃中，则大便可，小便少而愈矣。

琥按：上成氏注云，酸苦涌泄为阴，芍药、大黄为使，以下脾之结燥。愚以散结自有厚朴、枳实，润燥自有麻子、杏仁，

至于下泄便难，莫如大黄之苦寒，与芍药何与焉？据《伤寒论》中原注云，芍药之酸以敛津液，此为正解。脾约证，津液不足，以故小便数而大便难。津液不足，以酸收之，芍药味酸而能走阴，气平而能补津液。麻仁丸虽泄胃强之药，要之泄者自泄，补者自补，道并行而不相悖耳。

重出例太阳病三日，发汗不解，蒸蒸发热者，属胃也，调胃承气汤主之。

伤寒吐后，腹胀满者，与调胃承气汤。

上二条证已见前调胃承气汤方下。

太阳病，若吐若下云云，大便因硬者，与小承气汤和之愈。

得病二三日，脉弱，无太阳柴胡证，云云至屎定硬，乃可攻之，宜大承气汤。

伤寒六七日，目中不了了云云，急下之，宜大承气汤。

阳明病，发热汗多者，急下之，宜大承气汤。

发汗不解，腹满痛者，急下之，宜大承气汤。

腹满不减，减不足言，当下之，宜大承气汤。

阳明少阳合病，必下利，云云至有宿食也，当下之，宜大承气汤。

上七条证俱见前大、小承气汤方下。

病人无表里证，发热七八日，云云至六七日不大便者，有瘀血，宜抵当汤。

若脉数不解，而下不止，必协热而便脓血也。

上二条证已见前抵当汤方下。

伤寒发汗已，身目为黄，所以然者，以寒湿在里不解故也，以为不可下也，于寒湿中求之。

伤寒寒湿在里，此内伤生冷之寒也。内伤生冷之寒，则表之不解，徒致发黄。下之不可，以无郁热。愚意云：此海藏老人所云阴黄者是也，于寒湿中求之，则知非热证矣。正文与注详见《中寒论》中。

重出例伤寒七八日，身黄如橘子色，云云至茵陈蒿汤主之。此条证已见前茵陈蒿汤方下。

伤寒身黄发热者，栀子檗皮汤主之。

此条系阳明发黄证。阳明伤寒而病身黄者，阳明居中属土，其色黄。兹者，身黄发热，则湿热已从里而发出，非若茵陈蒿汤证之里热腹满，为可下也。王太仆云，小热之气，凉以和之。故用栀子檗皮汤，以清解郁热。

栀子檗皮汤方

栀子一十五个，擘　甘草一两，炙　黄檗二两

上三味，以水四升，煮取一升半，去滓，分温再服。

《内台方议》云：伤寒身黄发热者，为表里有热，其热未实，不可汗下。故以栀子为君，能泻相火，去胃热，利小便；黄檗为臣，能去郁滞之热；甘草为佐，使能缓其中，以泻经中之热也。

武林陈氏云：发热，表证也，何不兼用麻黄、桂枝、葛根等发表之剂乎？答曰：身黄兼发热者，乃黄证中之发热，而非麻黄、桂枝证之发热也。热既郁而为黄，虽表而非纯乎表证，但当清其郁以退其黄，则发热自愈。

或问：下条发黄证，何以又用麻黄？余答云：下条言身必

发黄者，乃瘀热在经络之里，黄欲发而尚未发出，故用麻黄连轺赤小豆汤。若既发黄，则麻黄在所不用矣。

伤寒瘀热在里，身必发黄，麻黄连轺赤小豆汤主之。

此条系阳明湿热，在半表半里之证。成注云：湿热相交，民多病瘅。瘅，黄也。今者，伤寒瘀热在里，夫寒邪自外而来，则必挟湿。湿瘀于经络之中，则郁而变热，湿热既盛，其人遍身必将发黄。与麻黄连轺赤小豆汤者，以湿热方盛，于在表之里，治宜仍从表，以散其湿而除其热也。

麻黄连轺赤小豆汤方

麻黄二两，去节　赤小豆一升　连轺二两，连翘根也　杏仁四十个，去皮尖　大枣十二枚，擘　生梓白皮一斤　生姜二两，切　甘草二两，炙

上八味，以潦水一斗，先煮麻黄，再沸，去上沫，内诸药，煮取三升，分温三服，半日服尽。

成注引《内经》曰：湿上甚而热，治以苦温，佐以甘辛，以汗为故正，此之谓也。又煎用潦水者，亦取其水味薄，则不助湿气。“故”字疑有误，当从删。

或问：瘀热在里，身必发黄。仲景法，当用茵陈蒿汤。今不用大黄，以下里热，反用麻黄汤加减，以发其汗，何也？余答云：此条病，当是太阳经传来者。太阳伤寒，理宜用麻黄汤，止因邪传阳明，热郁于里，里非胃腑，以阳明经居太阳之里，即《尚论篇》所云躯壳之里是也。惟其里热，所以上方中用麻黄汤，而去桂枝之辛热，更加赤小豆、姜、枣之甘辛，以祛散在表之寒湿；复加连轺、生梓白皮之苦寒，以清解肌里之瘀热。《内台方议》云：伤寒汗不尽，则阳明经为瘀热所凝，身必发

黄，其脉当浮，取此汤以微汗之。此即成注所云以汗为正，同一义也。

琥按：以上阳明病，脉证并治法，仲景原论中止一篇，列之第五卷。然其方亦不可尽执，须合昔贤方论，通变而行，则医之为道，庶乎其近之矣。

附昔贤治阳明病方论变法

深师疗伤寒，一日至三日应汗者，作此汤方。

葛根半斤　乌梅十四枚　葱白一握　豉一升，绵裹

上四味，切，以水九升，煮取三升，分为三服，初一服，便厚覆取汗，汗出，粉傅之。崔氏取名葛根汤，方中无乌梅。

琥按：上主疗云伤寒一日至三日，是初起即入阳明。至三日为应汗之时，故以葛根、葱白之甘辛，以解肌发汗；豆豉之苦甘，以泄热除烦。乃阳明经发表之神剂。但方中乌梅一味，味酸收敛为不可用也。

又石膏汤，疗伤寒病已八九日，三焦热，其脉滑数，昏愦，身体壮热，沉重拘挛，或时呼呻，而已攻内，体犹沉重拘挛，由表未解。今直用解毒汤，则挛急不差；直用汗药，则毒因加剧。而方无表里，疗者意思，以三黄汤以救其内，有所增加以解其外，故名石膏汤方。

石膏　黄连　黄檗　黄芩各二两　香豉一升，绵裹　栀子十枚，擘　麻黄三两，去节

上七味，切，以水一斗，煮取三升，分为三服。一

日并服，出汗。初服一剂，小汗其后，更合一剂，分两日服。常令微汗出，拘挛烦愦即差。得数行利，心开令语，毒折也。

琥按：上方即三黄石膏汤也。虽云疗三焦热，实则阳明经腑齐热。但表邪尚在，里未结实，故不可下。此方为清解最重之剂。愚意以方中栀子太少，麻黄太多，石膏宜倍用，其效更神。

孙真人治疫气伤寒，三日以前，不解者方

好豉一升，绵裹　葱白一升，切　童尿三升

上三味，先熬豉葱，令相得，则投童尿，煮取二升，分再服，徐徐服之，覆令汗，神验。

琥按：上主治云疫气伤寒，则知此疫气，非大瘟大疫，即四时反凉反热之气。人不及备，而病者率多相似，以故云疫乃四时伤寒也。葱豉辛凉，以散肠胃之郁；童尿咸寒，以降阳明之热，热郁去，而病自解矣。

又治伤寒四五日，头痛，壮热，四肢烦疼，不饮食方

栀子仁　黄连　黄檗　大黄各半两　好豉一升　葱白七茎

上㕮咀，以水八升，煮上四物六七沸，内葱豉，煮三升，顿服一升，日三。服汤讫，温覆令汗出。不得汗者，复服重发。此药无忌，特宜老小，神良。

琥按：上方乃治阳明经腑齐热，又疗三焦实热之剂。头痛壮热，四肢烦疼，经中热也。不能饮食，腑中实也。解除实热，此汤最神。

又治夏月伤寒，四肢烦疼，发热，其人喜烦呕逆支满，剧如祸祟，寒热相搏，故令喜烦，宜七物黄连汤方。

黄连　茯苓　黄芩各十八铢　芍药　葛根各一两　甘草一两六铢　小麦三合

上㕮咀，以水七升，煮取三升，分三服。不能一升者，可稍稍服之。汤势安，乃卧。药主毒气，服汤之后，胸中热，及咽喉痛，皆差。其明日，复煮一剂，如法服之。此汤无毒但除热，下气，安病人。小儿服者，取三分之一，以水四升，煮得二升，稍稍服。

琥按：上方乃清解阳明风热之剂。其用小麦者，犹仲景白虎汤中加粳米也。

又治时气病，烦热如火，狂言欲走，宜水导散方。

甘遂半两　白芷二两　大黄四两　厚朴八两　枳实五枚　芒硝二合

上六味，㕮咀，以水一斗，先煮厚朴枳实，取五升去滓，内大黄，煎取二升，去滓，下芒硝，更煎一两沸，分再服，得快利止。

琥按：上方乃治阳明经腑，内外实热之剂。

又治伤寒有热，虚羸少气，心下满，胃中有宿食，大便不利，宜生地黄汤方。

生地黄三斤　大黄四两　甘草四两　芒硝二合　大枣二十枚

上五味，合捣烂，蒸五升米下，熟绞取汁，分再服。

琥按：上方乃治阳明燥结，肠胃实热之剂。阴虚人大宜服之。

张文仲疗伤寒，已四五日，头疼，体痛，肉热如火，病入肠胃，宜利泻之方

生麦门冬一升，去心　生地黄一斤　知母二两　生姜五两半　芒硝二两半

上五味，以水八升，煮取二升半，内芒硝，煎五沸，分五服，取利为度。

琥按：上主疗云肉热如火者，阳明主肌肉也。阳明腑热，肠胃燥结，热气上攻，则头疼；热气外蒸，则体痛。故用麦门冬、生地黄之甘寒以降火，知母之苦寒以除热，生姜之辛凉以散邪，芒硝之咸寒以润燥软坚。坚燥通，而头疼体痛肉热等证自除矣。此方治病人大便不通，但燥坚而不痞满者，宜用之。又阴虚人具下证者，亦宜用。

又若十余日，不大便者，服承气丸方

大黄　杏仁去皮尖，各二两　枳实一两，炙　芒硝一合

上五味，捣下筛，蜜和为丸，如弹子，以生姜汤六七合，研一丸，服之，须臾即通。不通更服一丸，取通为度。

琥按：上方即仲景承气汤与麻仁丸，变其制而用之。

《活人》升麻汤方

治伤寒中风，头痛，憎寒壮热，肢体痛，发热畏寒，鼻干不得睡。兼治寒暄不时，人多疾疫，乍暖，脱着衣巾，及暴热之次，忽变阴寒，身体疼痛，头重如石者。

升麻　白芍药　甘草炙　干葛各等分

上锉如麻豆大，每服五钱，以水一盏半，煎至八分，去滓。若大假寒，即热服。若热，即温服。服药已，身凉，止药。

琥按：上主疗云伤寒中风头痛云云，发热畏寒，鼻干不得睡，是阳明经受病也。方中用升麻、葛根、甘草，乃辛甘发散风寒之义。但其中白芍药一味，惟发热有汗者，宜用之。如畏寒无汗者，不宜用也。愚意云，须以赤芍药代之为稳。

又葛根葱白汤方，治头痛不止。

葛根　芍药　知母各半两　葱白一把　川芎　生姜各一两

上锉如麻豆大，以水三升，煎取一升半，去滓，热分二服。

琥按：上方乃治阳明风热燥极头痛之剂。

韩祗和治伤寒病，以脉为先，证为后。如病人两手脉浮数而紧者，名曰伤寒。若寸脉力小，尺脉力大，虽不恶风，不自汗出，此乃阴气已盛，先见于脉也。若不投药和之，后必恶风，及自汗出。若立春以后，至清明以前，宜调脉汤主之。既曰伤寒，则证当恶寒无汗。今则云后必恶风，及自汗出，于证不合，恐有错误。

《微旨》调脉汤方

葛根一两　前胡去苗　防风各七钱半　甘草炙，半两

上为粗末，每服五钱，水一盏，生姜一块，如小指大，劈破，煎七分，去滓，温服。如寸脉依前力小，加枣三枚，同煎。

琥按：上方乃阳明经发汗之的剂。又手太阴经感冒风寒，亦宜用之。

又如病人两手脉浮数而缓，名曰中风。若寸脉力小云云文同前，宜薄荷汤主之。

《微旨》薄荷汤方

薄荷一两　葛根　人参　甘草炙，各半两　防风去芦，二两

上㕮咀，每服五钱，水一盏，煎至七分，去滓，热服，如三五服。寸脉力尚小，加薄荷二分。

琥按：上方亦足阳明手太阴发表之的剂。气虚人病风寒者，乃可服之，否则人参一味，勿轻用也。又前方后云寸脉力小加枣，此方则加薄荷者，何也？盖前方中辛药居多，故用大枣之甘以助之。此方中有人参，力大于枣，且辛药又少，故又加薄荷二分，使辛甘相合，而成发散之功。

《宣明》凉膈散一名连翘饮子

治伤寒表不解，半入于里，下证未全，下后燥热，怫结于内，烦心懊侬，不得眠。脏腑积热，头昏唇焦，咽燥喉闭，目赤，烦渴，口舌生疮，咳唾稠粘，谵语狂妄，肠胃燥涩，便溺秘结，风热壅滞等证。

连翘一两　山栀子　大黄　薄荷叶　黄芩各半两　甘草一两半　芒硝一分

上为末，每服二三钱，水一盏，蜜少许。《直格》云：或无蜜亦可。旧用竹叶，或亦不须。煎至七分，去滓，温服。《准绳》云：加黄连五钱，名清心汤。

琥按：上方乃治内外三焦气血实热之剂。散名凉膈者，以

胃居于膈，实清涤胃腑风热壅滞之方也。又上主疗云表不解，乃表之而邪热不解，非表证仍在也。学者宜以意会之。

《宣明》三一承气汤

治伤寒杂病，内外所伤，日数远近，腹满咽干，烦渴谵妄，心下按之硬痛，小便赤涩，大便结滞，热甚喘咳，闷乱惊狂等证。脉数沉实者，并皆治之。

大黄锦文者　芒硝　厚朴去皮　枳实各半两　甘草一两　《准绳》方中甘草止五钱，四味皆一两

上锉如麻豆大，水一盏半，生姜三片，煎至七分，内硝，煎一二沸，去滓，温服。

王宇泰云：此汤治伤寒大承气汤证。腹满实痛，调胃承气证；谵语下利，小承气汤证；内热不便，三者合而为一。此下剂也。

琥按：云岐子《保命集》云，凡治伤寒，发表有浅深，攻里有微甚。承气攻里，立法有三。大承气者，厚朴苦温去痞，枳实苦寒泄满，芒硝咸寒而能软坚，大黄苦寒能泄实。痞满燥实四证全，则可用，故曰大承气汤。小承气者，大黄苦寒泄实，厚朴苦温去痞。痞实两全，可用也，故曰小承气汤。按：此段少“枳实泄满”句。调胃承气者，大黄苦寒泄实，芒硝咸寒而能软坚润燥，甘草甘平和其中。燥实坚三证全者，可用，故曰调胃承气汤。攻里之不同，若此。又按：王海藏《此事难知》云，假令调胃承气证，用大承气下之，则愈后元气不复，以其气药犯之也；大承气证，用调胃承气下之，则愈后神痴不清，以其气药无之也；小承气证，若用芒硝下之，则或下利不止，变而成虚矣。三汤之不可乱投又若此。今《宣明》方合而为一，犹曰此俱系泻阳明胃腑实热之药，只须学者临证增损用之，不

致大误。至陶氏《杀车槌》方，复加柴胡、黄芩、芍药，改名六一顺气汤，而云用此以代三承气及大柴胡、大陷胸等汤之神药，以致后不罔顾病人上中下三焦气血虚实，一概合用，其流祸至今更甚，不亦悲夫。

陶氏　黄龙汤

治有患心下硬痛，下利纯清水，谵语，发渴，身热。庸医不识此证，但见下利，便呼为漏底伤寒，而用热药止之，就如抱薪救火，误人死者多矣。殊不知此因热邪传里，胃中燥屎结实。此利非内寒而利，乃日逐自饮汤药而利也，直急下之，名曰结热利证。身有热者，宜用此方。

大黄　芒硝　枳实　厚朴　甘草　人参　当归

年老气血虚者，去芒硝。

水二钟，姜三片，枣子二枚，煎之。后再加桔梗，一沸，热服为度。

琥按：上方即前三一承气汤中，加人参、当归也。以病人气血虚，故加此二味药。方后再加桔梗者，以其能引大黄等药，上至胸中至高之分而成功，此洁古法也。虽然，愚曾细评此方，为不可用之剂，及见今医用之，而病人无一效者，何也？夫人身之中，一阴阳耳；阴阳之分，一气血耳。病热之人，皆阳有余而阴不足，乃知其气必实，其血必虚。所以《病机气宜》中，有当归承气汤方者，用之以补血而益阴也。若加人参，则徒助有余之阳气，而邪热愈盛。故少则无济于病，多则必致杀人。问或有用之而效者，必参少而诸泻药之力也。俗医不晓此义，至有用此汤，而人参加至一二两者，此正所云抱薪投火，误人于必死也。

或问：气虚人，岂无患热病者？余答云：气虚者，阳虚也。阳虚之人，多病中寒。其病伤寒者，皆精血少而水虚，是为阴虚，故不胜伤寒之邪热耳。据上主疗云，谵语发渴身热，胃中燥屎结实。此数者，皆阳有余而阴不足之证。陶氏犹以为气虚而用人参，抑何不明理而自相矛盾欤？

琥总按：上古今诸名家，治阳明病方论，虽与仲景之法互相变通，然亦不可执用。须临证参合加减施之，则庶乎其不差矣。

卷之七

辨少阳病脉证并治法此系仲景原文

少阳之为病，口苦，咽干，目眩也。

此少阳经病热之纲也。少阳者，胆经也，其脉起于目锐眦。《灵枢经》云：足少阳之正，上挟咽，出颐颔中。又曰：是动则病口苦。苦者，胆之味，苦味从火化，咽又为胆之使，故胆热则口苦，而并咽亦干也。眩者，目旋晕也。少阳属木，为风，风主动摇，故其经病热，则目眩也。愚按：上三证，不足以尽少阳病，故云此仅举其病热之大纲耳。

少阳中风，两耳无所闻，目赤，胸中满而烦者，不可吐下，吐下则悸而惊。

此节辨少阳中风证。成注云：少阳之脉，起于目锐眦，走于耳中，其支者，下胸中，贯膈。风伤气，风则为热，少阳中风，气壅而热，故耳聋目赤，胸满而烦。邪在少阳，有吐下之禁，止因烦满，故误行吐下之法。成注又云：吐则伤气，气虚者悸；下则亡血，血虚者惊。愚以惊悸皆主于心。胸满而烦者，邪已离表，未全入里，为半在表半在里之证，乃上焦病也。上焦与心相近，误吐且下，则气血衰耗，而神明无主，以故忪然而悸，惕然而惊也。按：此条论，仲景无治法。《补亡论》庞安时云可小柴胡汤。吐下悸而烦者，郭白云云当服柴胡加龙骨牡蛎汤。

伤寒，脉弦细，头痛发热者，属少阳。少阳不可发汗，发汗则谵语，此属胃，胃和则愈，胃不和，则烦而悸。

此节辨少阳伤寒证。少阳属木，其脉当弦。脉细者，成注云，邪渐传里也。少阳之脉，上抵头角，故曰头痛。寒郁则发热，此属少阳伤寒证无疑矣。邪在少阳，发汗又所当禁。且其经多气少血，误发其汗谵语者，《条辨》云夺其血液而胃干，以故心慌而言乱也。此少阳之邪，已转属胃。胃和则愈者，言当用药以下胃中之热，而使之和平也。不下则胃不和，不但谵语，更加烦扰忪悸。此言胃热亢极，而上犯于心肺，故藏神不自宁也。按：此条论，仲景无和胃之药。成注云与调胃承气汤。此言少阳之邪已入胃，故可下也。愚以邪自少阳经传来，还须用大柴胡汤下之为妥。

本太阳病不解，转入少阳者，胁下硬满，干呕不能食，往来寒热，尚未吐下，脉沉紧者，与小柴胡汤。

此条言太阳病转入少阳之证。本太阳病不解，转入少阳，此但言邪所从来之路，医者止就少阳经议证可耳。足少阳之脉，循胁里，邪入少阳，故胁下硬满。胆热气上逆而犯胃，以故干呕不能食。往来寒热者，邪在半表半里。《明理论》云：邪之客于表者，为寒邪与阳相争，则为寒。邪之入于里者，为热邪与阴相争，则为热。邪居表里之间，或出或入，以故寒热且往且来也。尚未吐下者，治犹未误也。少阳之脉当弦，曰沉紧者，邪将传里。陈亮斯云：邪入胆腑，故脉沉紧而不弦，此是少阳经与腑齐病也。胆腑清净，无地容邪，故其邪仍结于经而胁下硬满，止宜与小柴胡以和解之。

小柴胡汤方此方自原论中第三卷移附于此

柴胡半斤　黄芩　人参　甘草各三两　半夏半升，洗

生姜三两，切　大枣十二枚，擘

上七味，以水一斗二升，煮取六升，去滓，再煎取三升，温服一升，日三服。

成氏《明理论》云：伤寒，邪气在表者，必渍形以为汗；邪气在里者，必荡涤以为利；其于不外不内，半表半里，既非发汗之所宜，又非吐下之所对，是当和解则可矣。小柴胡为和解表里之剂也。柴胡味苦平微寒，黄芩味苦寒。《内经》曰，热淫于内，以苦发之。邪在半表半里，则半成热矣。热气内传，变不可测，须迎而夺之，必先散热，是以苦寒为主，故以柴胡为君，黄芩为臣，以成彻热发表之剂。人参味甘温，甘草味甘平。邪气传里，则里气不治，甘以缓之，是以甘物为之助，故用人参甘草为佐，以扶正气而复之也。半夏味辛微温，邪初入里，则里气逆，辛以散之，是以辛物为之助，故用半夏为佐，以顺逆气而散邪也。里气平正，则邪气不得深入，是以三味佐柴胡以和里。生姜味辛温，大枣味甘温。《内经》曰，辛甘发散为阳。表邪未已，迤逦内传，既未作实，宜当两解。其在外者，必以辛甘之物发散，故生姜、大枣为使，辅柴胡以和表。七物相合，两解之剂当矣。

后加减法。《明理论》又云：邪气自表，未敛为实，乘虚而凑，则所传不一，故有增损以御之。

若胸中烦而不呕，去半夏、人参，加栝蒌实一枚；烦者，热也。呕者，气逆也。胸中烦而不呕，则热聚而气不逆，邪气欲渐成实也。人参味甘为补剂，去之使不助热也。半夏味辛为散剂，去之以无逆气也。栝蒌实味苦寒，除热必以寒，泄热必以苦，加栝蒌实以通胸中郁热。若渴者，去半夏，加人参合前成四两半，栝蒌根四两；津液不足则渴。半夏味辛性燥，渗津液物也，去之则津液易复。人参味甘而润，栝蒌根味苦而坚，坚润相合，津液生而渴自已。愚以胃实热甚而渴者，人参恐不宜用，加药法不可执也。若腹中痛者，去黄芩，加芍药三两；宜通而塞为痛。邪气入里，里气不足，寒气壅之，则腹中痛。黄芩味苦寒，性坚而寒中，去之则中气易和。芍药味酸苦微寒，酸性泄而利中，加之则塞气得通而痛自已。愚以此必是里寒血滞而腹中痛，以故去黄芩，加芍药。若邪热实结而腹中痛，恐黄芩不宜去，芍药不宜加也。又上云芍药性泄而利中，亦非正解。若胁下痞硬，去大枣，加牡蛎四两；《内经》曰，甘者令人中满，大枣味甘温，去之则痞者消；咸以软之，牡蛎味酸咸寒，加之而硬者软。若心下悸，小便不利者，去黄芩，加茯苓四两；心下悸，小便不利，水蓄而不行也。《内经》曰，肾欲坚，急食苦以坚之。坚肾则水益，黄芩味苦寒，去之则蓄水浸行。《内经》曰，淡味渗泄为阳。茯苓味甘淡，加之则津液通流。愚以津液通流，则蓄水自行矣。若不渴，外有微热者，去人参，加桂三两，温覆取微汗愈；不渴则津液足，去人参，以人参为主内之物也。外有微热，则表证多，加桂以取汗，发散表邪也。愚以此邪必自太阳经传来者。若咳者，去人参、大枣、生姜，加五味子半升，干姜二两。肺气逆则咳。甘补中，则肺气愈逆，故去人参、大枣之甘。五味子酸温，肺欲收，急食酸以收之。气逆不收，故加五味子之酸。生姜、干姜一物也，生者温而干者热。寒气内淫，则散以辛热。盖诸咳皆本于寒，故去生姜，加干姜，是相假以正温热之功。愚以如肺有邪热而作咳，恐五味子太敛，干姜又太热，不宜加也。成氏又云：识诸此者，小小变通，触类而长。则知以上加减法，不可拘也。

琥按：上柴胡汤方，专治少阳经往来寒热，头角痛，耳聋口苦，胁痛脉弦者。倘其病初伤本经，或初自太阳阳明二经传来，邪气方盛，人参一味断不可用。若其病过经不解，或本经中有留邪未尽，正气已虚，人参一味，方可加之也。

琥又按：加减法，不但原方后所传云云，外有师传加减者。《内台》《金镜》云，如发热小便不利者，和五苓散；呕恶者，加橘红；胸中痞结者，加枳实；咳逆而发热者，加丁香、柿蒂；呕吐者，加竹茹。据上师传加减法云咳逆发热，咳逆当是呃逆。呃逆候，未必尽由于胃寒，其加丁香，不无所误。

附例 伤寒五六日中风，往来寒热，胸胁苦满，默默不欲饮食，心烦喜呕，或胸中烦而不呕，或渴，或腹中痛，或胁下痞硬，或心下悸，小便不利，或不渴，身有微热，或咳者，小柴胡汤主之。

此条系太阳风寒传入少阳之证。既曰伤寒，复曰中风者，成注引《玉函》云：中风五六日，伤寒往来寒热，此即是或中风，或伤寒。于五六日时，太阳风寒之邪，传于少阳，皆有此往来寒热之证，非是既伤于寒，复中于风也。胸胁者，少阳经所行之部分。邪传少阳之经，则胸胁苦满也。胸胁既满，则胃中之水谷亦不消，以故默默不欲饮食也。默默者，《尚论篇》云：即昏昏之意，邪热甚而神思不清也。邪在胸膈，上逼于心，则烦；犯于胃，则呕。心烦喜呕者，成注云：邪在表，方传里也。邪初入里，未有定处，则所传不一，故有或渴或痞等证。总以小柴胡汤加减主之。或胸中烦云云，注已见上加减法中，兹不复赘。

血弱气尽，腠理开，邪气因入，与正气相搏，结于胁下，正邪分争，往来寒热，休作有时，默默不欲饮食，脏腑相连，其痛必下，邪高痛下故使呕也，小柴胡汤主之。

此条病，乃承上条中风，所以往来寒热之故，而申言之也。少阳本少血之经，故云血弱。中风者，风伤气。至五六日之时，则正气渐消，故云气尽。血弱气尽，则营中之阴既虚，卫外之阳不固，以故腠理开疏。风邪之气，因入于里，与正气相搏击而结于胁下，正当少阳之部分也。正邪分争者，正气与邪气互相并争，是以往来寒热也。休作有时者，此发明往来之意，盖言寒休则热作，热休则寒作，往来有时而不能止也。默默不欲饮食，注见上条。五脏惟肝与胆腑相连，位近于下，此即《脉经》云肾肝居沉之义，故其痛亦必在胁之下也。痛虽在下，而病邪之气，必挟肝胆之火，上而犯胃，故使呕也。"高"字作"上"字解。脏腑相连，脏从腑治，故与小柴胡汤，以和解半表半里之邪。愚以汤中人参宜加用，以此条病，本血弱气尽故也。

服柴胡汤已，渴者，属阳明也，以法治之。

未服柴胡汤而渴，渴亦柴胡汤兼主之候。今者，服汤已而渴，则邪传阳明，热已入胃。以法治之者，盖言白虎、承气，各随其宜而用之耳。

得病六七日，脉迟浮弱，恶风寒，手足温，医二三下之，不能食，而胁下满痛，面目及身黄，颈项强，小便难者，与柴胡汤，后必下重。本渴而饮水，呕者，柴胡汤不中与也，食谷者哕。

此条系太阳阳明证居多，医人不可以其胁下满痛而呕，全以为少阳之证，而轻用柴胡汤也。得病六七日而脉迟者，当是阳明受病。手足温者，系在太阴，故医家认以为可下之证。殊不知脉虽迟而兼浮弱，手足虽温而恶风寒，纵六七日，其邪犹在太阳之经，未入于腑，为不可下，医反二三下之为误也。误下之则损其胃气，故不能食。热邪传里，搏于少阳，故胁下满痛。面目及身黄者，胃气损，为热所蒸，故发黄色也。颈项强者，太阳阳明之证犹在也。小便难者，内亡津液，膀胱之气燥热，故小水涩也。若此者，医人不可以其胁下满痛，而与小柴胡汤。以柴胡汤中有半夏，乃解肌兼燥津液之剂，如误与之，则大便后，必燥涩而下重也。本渴而饮水呕者，水停心下也，此非少阳证喜呕之比，故云柴胡不中与也。食谷而哕者亦然，哕者，食入气逆而呕也。凡此者，皆轻用柴胡汤之所当禁也。愚按：此条论，本《太阳中篇》移附于此。曰脉浮弱、曰恶风寒、曰项强，皆系太阳病。医人不识，以六七日为可下而误下之，邪入少阳，又不专在少阳，故柴胡在所当禁。本渴饮水而呕者，《补亡论》常器之云宜五苓散。愚以身黄未退者，加茵陈；颈项强者，还宜以葛根汤加减增入用之。

伤寒四五日，身热恶风，颈项强，胁下满，手足温而渴者，小柴胡汤主之。

此条系三阳经齐病，当是少阳之邪居多。太阳伤寒，已至四五日之时，不曰发热恶风，止曰身热者，此太阳之邪渐衰也。其兼阳明证，不曰鼻干不得卧，而止曰颈项强者，此阳明之邪亦将衰也。惟胁下满，为少阳经之专证。况兼手足温而又渴，此为邪将传里之机。成注云：手足温者，知邪在表里之间也，故与小柴胡汤，以和解表里之邪。《尚论篇》云：此用小柴胡汤，当从加减法，去半夏，加栝蒌根为是。

伤寒，阳脉涩，阴脉弦，法当腹中急痛者，先与小建中汤，不差者，与小柴胡汤。

此条乃少阳病兼挟里虚之证。伤寒脉弦者，弦本少阳之脉，宜与小柴胡汤。兹但阴脉弦，而阳脉则涩，此阴阳以浮沉言。脉浮取之则涩而不流利，沉取之又弦而不和缓。涩主气血虚少，弦又主痛，法当腹中急痛。与建中汤者，以温中补虚，缓其痛而兼散其邪也。先温补矣，而弦脉不除，痛犹未止者，为不差，此为少阳经有留邪也。后与小柴胡汤，去黄芩，加芍药以和解之。盖腹中痛，亦柴胡证中之一候也。愚以先补后解，乃仲景神妙之法，然亦必少阳经气虚，无郁热者宜之。小建中汤方见前第四卷《太阳篇》中。

伤寒中风，有柴胡证，但见一证便是，不必悉具。

伤寒中风者，谓或伤寒，或中风，不必拘也。柴胡证者，谓邪入少阳，在半表半里之间也。但见一证，谓或口苦，或咽干目眩，或耳聋无闻，或胁下硬满，或呕不能食，往来寒热等，便宜与柴胡汤治之，不必待其证候全具也。愚按：此条系用柴胡汤之法，兼总上文以申明之。

凡柴胡汤病证而下之，若柴胡证不罢者，复与柴胡汤，必蒸蒸而振，却发热汗出而解。

凡柴胡汤病证而下之者，误下之也。若柴胡证不罢，以无变证，故其病犹在也，当复与柴胡汤，以和解之，得汤必蒸蒸而振。振者，战也。战而后发热，故云蒸蒸，互辞以见义也。正气与邪气相争，正气胜，则邪气还表，故汗出而解。愚以柴胡非发汗之药，然邪气不因下而陷入于里，原因在里之正气胜，藉药力而祛邪欲出之表，故必自汗出而解也。上八条证俱自《太阳中篇》移附于此。

妇人中风七八日，续得寒热，发作有时，经水适断者，此为热入血室，其血必结，故使如疟状，发作有时，小柴胡汤主之。

妇人中风与男子同，惟热入血室之证，必从少阳主治，故于此条复附及之。成注云：中风七八日，乃邪气传里之时。发作有时者，此言往来之状也，以其初无寒热，故云续得寒热。经水适断者，此值经水正来，适遇邪热，壅其经而不行，故云断也。此其病名为热入血室，其血必结以下文，此申明经断所以寒热之义。与小柴胡汤，以解邪热，则所结之血，必自行而愈矣。愚按：血室者，即血海，人身中冲脉是也。经云冲脉者，经脉之海，言受纳诸经之灌注，营血于此而蓄藏，故谓之海，亦谓之室也。或问云：经云，冲脉者，为十二经之海。当是血脉之所会聚，男子妇人皆有之，何以热入血室之证，仲景但指妇人，不指男子也？余答云：然，男女皆有此冲脉也。但妇人阴类，血亦属阴。经脉流通，惟妇人易盈。盈则必聚于冲脉之中，故有热入血室之证。乃邪热内入，与血相结，瘀而不行，此为血有余而邪实也。其治以小柴胡汤者，《保命集》云，妇人天癸既行，皆从厥阴。厥阴与少阳相为表里，故下条治法云无犯胃气，及上二焦。以胆经有三禁，故止宜用小柴胡汤也。又刺法，热入血室者，当刺期门，随其实而泻之。期门者，肝之募，厥阴之经也。其不用小柴胡汤，即刺期门者，二经可相通而治故也。

妇人伤寒，发热，经水适来，昼日明了，暮则谵语，如见鬼状者，此为热入血室，无犯胃气，及上二焦，必自愈。

此条言妇人伤寒者，可见风寒之邪，皆有热入血室证也。发热者，寒郁而成热也。经水适来者，盖言经水适当其时而来。过多不止，则血室空虚，邪热乘虚而入也。昼日明了云云者，昼属阳，阳主气；暮属阴，阴主血。今则热邪入血室而为病，以故昼日明了，而病轻；暮则谵语，如见鬼状，而病剧也。谵语者，系胃家实，医人用下药者多。此非胃家实，故云无犯胃气，言不可下也。上二焦者，营卫之所出也。汗伤营血，吐伤卫气，此言三法，皆不可用也，必也与小柴胡汤以和解邪热。斯不调其经而经血调，谵语等证，可不治而自愈。按：此条论，仲景不言用小柴胡。《补亡论》郭白云云，如不愈者，服小柴胡汤。则知其汤与证甚相对，可无疑矣。

伤寒五六日，头汗出，微恶寒，手足冷，心下满，口不欲食，大便硬，脉细者，此为阳微结，必有表，复有里也，脉沉亦在里也。汗出为阳微，假令纯阴结，不得复有外证，悉入在里，此为半在里半在外也。脉虽沉紧，不得为少阴病。所以然者，阴不得有汗，今头汗出，故知非少阴也，可与小柴胡汤。设不了了者，得屎而解。

此条系太阳病传入少阳之证，但其脉似少阴，医人所当审也。伤寒五六日，成注云：邪当传里之时。头汗出，微恶寒，手足冷者，此在表之邪未解也。心下满，口不能食，此在里之邪方结也。大便硬者，此本阳明腑证，只因脉细，有似乎阴邪入结于里，故云大便硬。而脉细者，此为阳邪微结。成注云：大便硬为阳结，此邪热虽传于里，然以外带表邪，则热结犹浅，故曰阳微结。必有表，指头汗出云云言；复有里，指心下满云云言，故言有表复有里也。又脉不细而沉者，亦为阳邪微结于里。何也？以头汗出，故云阳微结。盖诸阳之经，皆上于头也。假令纯阴结，纯者，真也，诸阴之经皆至颈胸中而还，不得复有头汗出之外证。其真阴之邪，悉当入于里矣。此为阳微结，邪当在半表半里间也。又脉虽沉而且紧者，终不得为少阴寒证。所以然者云云，是重言以申明头汗出为阳微之义。可与小柴胡汤者，乃和解半表半里之邪也。设不了了者，言服汤后而病，犹未愈也。得屎而解者，言少阳之表邪既除，大便仍硬，须用药以微利之，则愈。按：此条论，仲景于小柴胡汤之外，别无利大便之药。《补亡论》郭白云云，实者大柴胡，虚者蜜煎导之。其说甚是。上三条证俱自《太阳下篇》移附于此。

阳明病，发潮热，大便溏，小便自可，胸胁满不去者，小柴胡汤主之。

此条系阳明病传入少阳之证。阳明病，发潮热，若似乎胃家实矣。但胃实者，大便必硬，小便赤涩。今则大便溏，小便自可，是热虽潮，邪犹在经，非入腑之证也。更加胸胁满不去者，已传入少阳也。故与小柴胡汤，以和解半表半里之邪。

阳明病，胁下硬满，不大便而呕，舌上白苔者，可与小柴胡汤。上焦得通，津液得下，胃气因和，身濈然而汗出解也。

此条阳明病，实少阳之证居多，故从少阳例治。胁下硬满而呕者，此皆少阳证也。惟不大便，为阳明病。兼之舌上白苔，成注云：为邪未入腑，在表里之间，故与小柴胡汤以和解之。上焦得通者，硬满去而呕止也。津液得下者，大便自行也。胃气和，则阴阳升降而里邪平。身汗出，则内外通达而表邪散，故云解也。

阳明中风，脉弦浮大而短气，腹部满，胁下及心痛，久按之气不通，鼻干不得汗，嗜卧，一身及面目悉黄，小便难，有潮热，时时哕，耳前后肿，刺之小差，外不解，病过十日，脉续浮者，与小柴胡汤。脉但浮，无余证者，与麻黄汤。若不尿，腹满加哕者，不治。

此条病虽云阳明中风，观其脉弦，胁下痛，时时哕，耳前后肿，少阳之证偏重，故从柴胡例治。其用麻黄汤者，虽除太阳之邪，而非专证也。少阳脉弦，太阳脉浮，阳明脉大。三阳之脉齐见，而先曰弦者，少阳之邪居多也。短气者，风热甚而气壅逆也。气逆壅甚，故虽以手按抑之，而气愈不能通也。腹满鼻干，嗜卧，一身及面目悉黄，潮热者，阳明风热甚也。惟小便难为太阳腑证。胁下及心痛者，以本胁痛，而连及于心胸之分，此为少阳经主病。兼之时时哕者，哕即气逆而呕，呕亦少阳之兼证。耳前后肿者，少阳之脉上耳后，其支者，从耳后，入耳中，出走耳前，当其既肿之时，愚以纵有阳明风热，已传入少阳之经矣。《条辨》注耳前后肿为三阳见证，殊不知太阳当脑后肿，阳明当面肿。此耳前后肿，当是少阳经证无疑。刺之小差者，谓以针刺其肿处，而肿少愈也。外不解者，谓短气胁痛等证未除也。邪传少阳，浮脉当去，今者病过十日而脉续浮，脉续浮者，谓弦脉本在而仍得浮脉也。脉虽续浮，以过十日，则邪不在表，当从少阳例治，故与小柴胡汤，以和解表里之邪。若脉但浮无余证者，谓脉不弦而但浮，且无短气胁痛等证，此邪气欲出而还于表也，故与麻黄汤以汗之。否则少阳证不可汗，岂有更用麻黄汤之理？若不尿云云，是承上短气胁痛等证而言。不尿，则比之小便难更甚；腹满加哕，则比之腹部满时时哕，亦更甚矣。真气已衰，邪气又盛，谓非不治之证而何？或云，不尿者，宜五苓散；腹满者，宜大柴胡汤。独不思经云病深者其声哕，虽治之复何益哉！上三条证俱自《阳明篇》移附于此。

呕而发热者，小柴胡汤主之。

成注引经云：呕而发热者，柴胡证具。愚以其呕，必兼口苦也。此条病自《厥阴篇》移附于此。

见后例若已吐下、发汗、温针，谵语，柴胡汤证罢，此为坏病。知犯何逆，以法治之。

少阳病有三禁，医若不知而妄行吐、下、发汗，更加温针，损耗津液，胃中干燥，以故谵语。成注云：此木邪干胃也。最前条云若柴胡证不罢者，复与柴胡汤。今柴胡证罢，此为坏病。正文与注见后第十二卷《救逆法》中。

三阳合病，脉浮大，上关上，但欲眠睡，目合则汗。

此条虽系合病，实则少阳之邪居多，故从少阳篇例。成注云：关脉以候少阳之气，太阳之脉浮，阳明之脉大，脉浮大，上关上，则知太阳阳明之邪，将并归于少阳经矣。经热则胆亦热，故多眠睡。目合则汗者，目合，则欲寐，寐属阴，寐则卫气行于里，邪在半表半里，故目暂合，而汗即出也。按：此条论，仲景无治法。《补亡论》常器之云，可柴胡桂枝汤。庞安时云，脉不言弦者，隐于浮大也。

伤寒六七日，无大热，其人躁烦者，此为阳去入阴故也。

此条病，乃少阳之邪欲传入阴经也。伤寒六七日，为邪退正复之时，其人身无热而安静者，此为欲愈也。今者身无大热，是热未尽退也。反加躁扰烦乱，以邪去阳经而入于阴，故躁烦也。成注云：表为阳，里为阴，少阳之邪，居半表半里之间，邪去少阳，则入三阴经矣。医者可不于六七日之间，而预为调治，以截其入阴之路乎。

伤寒三日，三阳为尽，三阴当受邪，其人反能食而不呕，此为三阴不受邪也。

此承上条之病而言，乃少阳之邪自解，不传入于阴经也。伤寒三日者，即《素问》相传日数。上条言六七日，此止言三日，可见日数不可拘也。邪在少阳，原呕而不能食，今反能食而不呕，可征里气之和，而少阳之邪自解也。既里和而少阳邪解，则其不传三阴，断断可必，故云三阴不受邪也。此条注本武陵陈亮斯语。

伤寒三日，少阳脉小者，欲已也。

此条以脉辨少阳病欲已之法也。少阳伤寒，以脉弦大为病进，今者脉不弦而且小，乃邪气已退，正气将复也。故云其病欲已。已，止也。

少阳病，欲解时，从寅至辰上。注已见前第三卷太阳病欲解注中。

附例太阳病，过经十余日，反二三下之，后四五日，柴胡证仍在者，先与小柴胡汤。呕不止，心下急，郁郁微烦者，为未解也，与大柴胡汤，下之则愈。

此条系太阳病，传入少阳，复入于胃之证。太阳病过经十余日，知其时已传入少阳矣，故以二三下之为反也。下之而四五日后，更无他变，前此之柴胡证仍在者，其时纵有可下之证，须先与小柴胡汤，以和解半表半里之邪。如和解之，而呕止者，表里气和，为已解也。若呕不止，兼之心下急，郁郁微烦。心下者，正当胃腑之中。急则满闷已极，郁烦为热结于里，此为未解也。后与大柴胡汤，以下其里热，则愈。上条证并下汤自《太阳中篇》移附于此。

大柴胡汤方

柴胡半斤　黄芩三两　芍药三两　半夏半升，洗　生姜五两，切　枳实四枚，炙　大枣十二枚擘

上七味，以水一斗二升，煮取六升，去滓，再煎，温服一升，日三服。一方用大黄二两，若不加大黄，恐不为大柴胡汤也。

许叔微云：若不加大黄，恐不为大柴胡。此系王叔和语。又大黄须酒洗，生用有力。

成氏《明理论》云：虚者补之，实者泻之，此言所共知。至如方有峻缓轻重，又当临时消息焉。大满大实，坚有燥屎，非驶剂则不能泄，是以有大小承气汤之峻也。如不至大坚满，邪热甚，而须攻下者，又非承气汤之可投，必也轻缓之剂攻之。大柴胡汤用以逐邪热，为下剂之缓者也。柴胡味苦平微寒。伤寒至于可下，则为热气有余。热应火而归心，苦先入心，折热必以苦为主，故以柴胡为君。黄芩味苦寒，王冰曰，大热之气，寒以取之。推除邪热，必以寒为助，故以黄芩为臣。芍药味酸苦微寒，枳实味苦寒。《内经》曰，酸苦涌泄为阴。泄实折热，必以酸苦，故以枳实、芍药为佐。半夏、生姜味辛温，大枣味甘温。辛者，散也，散逆气者，必以辛甘者；缓也，缓正气者，必以甘，故用半夏、生姜、大枣为之使也。一方加大黄，以大黄有将军之号，而功专于荡涤。不加大黄，恐难攻下，必应以大黄为使也。用汤者审而行之，十全之功可得矣。

王海藏云：大柴胡汤，治表里内外俱热之证。治有表者，或脉浮，或头痛，或恶风，或恶寒。四证中，或有一二尚在者，乃十三日过经不解是也。治有里者，或谵语，或妄语，或掷手扬视，此皆里之急者也。若欲汗之，则里证已急；欲下之，则表证尚在，通宜大柴胡汤主之。

琥按：上海藏言里证已急，表证尚在，用大柴胡汤极是。但表证云脉浮、头痛、恶风寒，大抵系太阳经表邪居多，吾恐大柴胡非对证之药。必也脉浮弦，头角痛，或往来寒热，此方是大柴胡汤之表证也。

娄全善云：伤寒至十余日外，用小柴胡不愈者，若大便硬，看证可下，则用大柴胡下之。以过经，其人稍虚，当下者，用大柴胡汤则稳当，恐承气太紧，病人不禁也。

琥按：娄氏之意，因论大柴胡证，偶及承气耳。俗医不察，竟有畏承气之太紧，辄不敢用，以大柴胡汤为稳当而代之者。噫！是又失仲景之旨矣。

或问：大柴胡汤，仲景用以治过经不解，下证具，而病人稍涉虚者宜之。故大柴胡汤，即小柴胡加减，何为乎不留人参也？余答云：小柴胡汤中用人参者，乃辅正气以除邪气也。大柴胡汤证，为邪实而正未虚，云稍涉虚者，后人之私议也。故去人参而加大黄、枳实，并甘草亦恐其满中而不用。其留大枣者，和诸药之性也；其加芍药者，非酸以涌泄之意，取其和营而助阴也。况病热之人，止虞阴虚，勿虑阳损。所以刘河间有当归承气汤方，即仲景于此汤中用芍药之意也。

陶节庵制黄龙汤，而以人参加入承气汤中，此与仲景之意，不大相悖谬欤！

伤寒十余日，热结在里，复往来寒热者，与大柴胡汤。但结胸，无大热者，此为水结在胸胁也，但头微汗出者，大陷胸汤主之。

此条伤寒乃柴胡证与陷胸证并举，太阳之邪已传少阳，故并入少阳篇例。伤寒十余日，热结在里，里者，胃腑以内也。结胸证邪结于胸，未全入里，此则热结于里，为可下矣。复往来寒热者，太阳之邪，犹留于少阳半表半里之分也，止可与大柴胡汤以内下其实，外解其邪。曰但结胸者，言结不在里也。无大热者，言表里不甚热也。热不甚，故知是水结胸胁，此太阳之邪，连及少阳经也。但头汗出，乃水气上蒸使然，故与大陷胸汤以逐其水，并下其微热。此条证自原论中第四卷《太阳下篇》移附于此。大陷胸汤方见前第五卷《太阳篇》中。

伤寒发热，汗出不解，心下痞硬，呕吐而下利者，大柴胡汤主之。

此条亦太阳病传于少阳，兼入胃腑之证。伤寒发热者，寒已成热也。汗出不解，其邪已进于表，当在半表之间。心下痞硬，呕吐下利，其邪又进，而入于肠胃之里矣。成注云：吐利心腹软，软为里虚。今者心下痞硬，是里实也，与大柴胡汤，以外解其半表之邪，内攻其在里之实。上条证自《太阳下篇》移附于此。

伤寒十三日不解，胸胁满而呕，日晡所发潮热，已而微利，此本柴胡证，下之而不得利，今反利者，知医以丸药下之，非其治也。潮热者，实也，先宜小柴胡汤以解外，后以柴胡加芒硝汤主之。

此条本系太阳伤寒过经不解，邪留少阳，兼入于胃之证。伤寒十三日，邪当解矣，而不解，胸胁满而呕者，少阳之邪正盛也。日晡所发潮热者，胃腑之热方结也。邪热方结，何为热已而即微利？盖此病本大柴胡两解之证，当其未热时，已经下之而不得利。今潮热后，反得利者，知医以丸药下之，丸药性缓，以故利偏迟也。丸药大都热毒之物，以热攻热，故其利不通畅而甚微，此非善治之法也。夫潮热者，胃腑热结而实也。然胸胁之邪未已，故先宜小柴胡汤，以解少阳之表邪，后即以小柴胡加芒硝汤，以下胃腑之热结。或问：医以丸药下之，虽非其治，然下之后，大柴胡证仍在，何以不用大柴胡汤？余答云：医用丸药，此是许学士所云巴豆小丸子药，强迫溏粪而下。夫巴豆辛烈，大伤胃气，若仍用大柴胡，则枳实、大黄之峻，胃中之气，已不堪受其削矣。故易以小柴胡加芒硝汤，用人参、甘草以扶胃气。且微利之后，溏者既去，燥者自留，加芒硝者，能胜热攻坚，又其性速下而无碍胃气，乃一举而两得也。

柴胡加芒硝汤方此方自原论中第十卷采附于此

小柴胡汤内加芒硝六两，余依前法服，不解，更服。

《内台方议》问曰：潮热者实也，即实且热，何不用大柴胡、大小承气汤下之，却用芒硝，何也？答曰：潮热虽实，奈何先以丸药，伤动脏腑，再用大黄下之，则脾气伤而复成坏证，只得用芒硝以浸润之而取利也。

伤寒八九日，下之，胸满烦惊，小便不利，谵语，一身尽重，不可转侧者，柴胡加龙骨牡蛎汤主之。

此条乃太阳病并于少阳，兼入胃腑之证。伤寒八九日，若似乎可下矣。既下之后，而胸满云云者，此下之不得其宜，阳热乘虚入里，而客于胸中，故烦满也。惊者，心恶热而神不安也。小便不利者，膀胱约而水不行也。惟烦满，故热入于胃而谵语。惟小便不利，故湿渍于脾。脾困，则四肢不健运，而身重不可转侧。与柴胡加龙骨牡蛎汤者，外以解热邪，内以除水湿，兼镇浮越之气，而补其中州之虚也。上二条证并下方自《太阳中篇》移附于此。

柴胡加龙骨牡蛎汤方

半夏二合，洗　大枣六枚　柴胡四两　生姜　人参　龙骨　铅丹　桂枝去皮　茯苓各一两半　大黄二两　牡蛎一两半，熬

上十一味，以水八升，煮取四升，内大黄，切如棋子，更煮一二沸，去滓，温服一升。

琥按：上方用柴胡为君，专走少阳，以解胸膈之烦满；用人参、半夏、姜枣、茯苓为臣，以健脾利小便而疗身重；用龙

骨、牡蛎、铅丹为佐，以镇心除惊热；辅以大黄者，乃涤胃实而止谵语也；使以桂枝者，兼入太阳而外行肢体也。要是方也，表里齐走，补泻兼施，通涩并用，恐非仲景之旧，或系叔和采辑时有差错者。若临是证而用是药，吾不敢也，何也？倘谓胸满谵语，是实证，则当用大黄者，不当用人参；倘谓惊烦、小便不利、身重，是虚证，则当用人参、大枣、茯苓、龙骨等药者，不当用大黄，况龙骨、牡蛎、铅丹，皆系重坠收涩阴毒之品，恐非小便不利身重所宜。《尚论篇》称此方有安内攘外、补天浴日之功，余实愚蒙，不敢信以为是也。

伤寒六七日，发热，微恶寒，支节烦疼，微呕，心下支结，外证未去者，柴胡桂枝汤主之。

此条系太阳病传入少阳之证，少阳邪多，太阳邪少，故从少阳篇例。伤寒六七日，邪气传里之时，成注云：支者散也。谓邪气之结，虽起于心下，而散于胁旁。《后条辨》以“支”字解作“撑”，若有物支撑在胸胁间，其义甚明。兼之微呕者，此系少阳之邪正盛也。外证未去，此指上文发热恶寒，支节烦疼而言。夫寒热而曰微，支节疼而曰烦，此可征太阳之表邪已轻，其势渐趋于里矣，故以柴胡合桂枝汤以两解之。

柴胡桂枝汤方此方自原论中第十卷采附于此

柴胡四两　桂枝去皮　黄芩　人参各一两半　甘草一两，炙　半夏二合半，洗　芍药一两半　大枣六枚，擘　生姜一两半，切

上九味，以水七升，煮取三升，去滓，温服。

琥按：上方乃柴胡合桂枝汤两方相合之复方。其不曰桂枝柴胡汤者，以柴胡为君也，益可见少阳邪甚，太阳邪微矣。

伤寒五六日，已发汗而复下之，胸胁满微结，小便

不利，渴而不呕，但头汗出，往来寒热心烦者，此为未解也，柴胡桂枝干姜汤主之。

此条亦太阳病传入少阳之证。伤寒五六日，已发汗矣，而复下之不无少误。惟误下，以故胸胁满微结。微结者，言其邪不甚，未入于腑，正当表里之间也。小便不利者，此因汗下之后，而津液少也。惟津液少而非停饮，以故渴而不呕。但头汗出者，此热郁于经不得外越，故但升于头而汗出也。心烦者，即胸烦，往来寒热胸烦者，此为少阳之邪未解也。故与柴胡桂枝干姜汤，以专解其半表之邪，兼散其半里之结也。上二条证并下汤方俱自《太阳下篇》移附于此。

柴胡桂枝干姜汤方

柴胡半斤　桂枝三两，去皮　干姜二两　栝蒌根四两　黄芩三两　牡蛎二两，熬　甘草二两，炙

上七味，以水一斗二升，煮取六升，去滓，再煎取三升，温服一升，日三服，初服微烦，复服，汗出便愈。

成注引《内经》曰：热淫于内，以苦发之，柴胡、黄芩之苦，以解传里之邪；辛甘发散为阳，桂枝、甘草之辛甘，以散在表之邪；咸以软之，牡蛎之咸，以消胸胁之满；辛以润之，干姜之辛，以固阳虚之汗；津液不足而为渴，苦以坚之，栝蒌之苦，以生津液。

琥按：上成注云，干姜之辛，以固阳虚之汗。其说甚误。夫头汗出者，乃阳郁于表，非阳虚于上也。如系阳虚，不堪再汗，岂有方后云复服使汗出之理。况干姜亦辛热之品，助以桂枝，能散太阳未尽之表邪。若云固汗，吾不信矣。

琥按：上方即小柴胡汤加减方也。据原方加减法云，胸中

烦而不呕者，去半夏、人参，加栝蒌实。若渴者，去半夏；兹者，心烦渴而不呕，故去人参、半夏，加栝蒌根四两。若胁下痞硬，去大枣，加牡蛎；兹者，胸胁满微结，即痞硬也，故去大枣，加牡蛎二两。若心悸，小便不利者，去黄芩，加茯苓；兹者，小便不利，心不悸而但烦，是为津液少而躁热，非水蓄也，故留黄芩，不加茯苓。又云若咳者，去人参、大枣、生姜，加五味子、干姜，兹不因咳而以干姜易生姜者，何也？盖干姜味辛而气热，其用有二，一以辛散胸胁之微结，一以热济黄芩、栝蒌根之苦寒，使阴阳和而寒热已焉。

伤寒五六日，呕而发热者，柴胡证具，而以他药下之，柴胡证仍在者，复与柴胡汤。此虽已下之，不为逆，必蒸蒸而振，却发热汗出而解。若心下满而硬痛者，此为结胸也，大陷胸汤主之。但满而不痛者，此为痞，柴胡不中与之，宜半夏泻心汤。

此条系少阳病误下，而成痞结之证。成注云：伤寒五六日，邪在半表半里之时，呕而发热，邪在半表半里之证。柴胡证具云云，至汗出而解，注已见前小柴胡汤附例之下。心下满云云，乃复言下后之变，以出其治。然心下满，须有阴阳之分。若下后邪气传里，陷于胸中，成注云：胸中为阳受气之分。邪结虽高，而硬痛必下，此为结胸证也，与大陷胸汤以下其结。若下后邪气传里，留于心下，成注云：心下为阴受气之分。痞塞虽下而气逆则高，此为痞证也，宜半夏泻心汤以通其痞。柴胡不中与之者，此言结胸痞气，皆系柴胡证罢，故宜另与陷胸等汤也。愚按：此条可见少阳病误下之，亦有痞结之证。前第五卷《太阳下篇》云，太阳病误下之，因作结胸；太阴病误下之，因作痞气。兹者少阳病误下，邪在半表半里，居阴阳之间，故亦有痞结证也。夫人身腹阴而背阳，少阳行身之侧，居阴阳之间，为半表里。然人身膈以下属阴，膈以上属阳，少阳居清道而协乎膈之间，亦为半表里。此可征少阳病误下，邪气乘虚入里，而结胸痞气所由分矣。大陷胸汤已见前第五卷《太阳下篇》。

半夏泻心汤方

半夏半升，洗　黄芩　干姜　甘草炙　人参以上各三两　黄连一两　大枣十二枚，擘

上七味，以水一斗，煮取六升，去滓，再煮取三升，温服一升，日三服。

成注云：辛入肺而散气，半夏、干姜之辛，以散结气；苦入心而泄热，黄连、黄芩之苦，以泄痞热；脾欲缓，急食甘以缓之，人参、甘草、大枣之甘，以缓之。愚以结胸挟实，痞气挟虚，故用人参、甘草、大枣之甘缓以补之也。

《内台方议》曰：病在半表半里，本属柴胡汤，反以他药下之，虚其肠胃，邪无所归，故结于心下。重者成结胸，心下满而硬痛也；轻者为痞，满而不痛也。若此痞结不散，故以黄连为君，苦入心以泄之；黄芩为臣，降阳而升阴也；半夏、干姜之辛温为使，辛能散其结也；人参、甘草、大枣之甘，以缓其中，而益其肠胃之不足，使气得平，上下升降，阴阳得和，其邪之留结者，散而已矣。经曰，辛入肺而散气，苦入心而泄热，甘以缓之。三者是矣。

太阳与少阳合病，自下利者，与黄芩汤；若呕者，黄芩加半夏生姜汤主之。

此条虽系太少合病，实则少阳之证居多，故从少阳篇例。成注云：太阳阳明合病，自下利，为在表，宜发汗；阳明少阳合病，自下利，为在里，宜下之；此太阳少阳合病，自下利，

为在半表半里，非汗下所宜，故与黄芩汤，以和解半表半里之邪。呕者，胃气逆也，加半夏、生姜以散逆气。愚意以此必是胃中有停饮而作呕，故宜加也。

黄芩汤方

黄芩三两　甘草二两，炙　芍药二两　大枣十二枚，擘

上四味，以水一斗，煮取三升，去滓，温服一升，日再，夜一服。若呕者，加半夏半升，生姜三两。原论中第十卷方，用生姜止一两半。

成注云：虚而不实者，苦以坚之，酸以收之，黄芩、芍药之苦酸，以坚敛肠胃之气；弱而不足者，甘以补之，甘草、大枣之甘，以补固肠胃之弱。

琥按：上黄芩汤，成氏既云和解半表半里之邪，及其注方中药味，止云坚敛补固肠胃之气弱，而不及解表，何也？盖太少合病，而至自利，则在表之寒邪，悉郁而为里热矣。里热不实，故与黄芩汤以清热益阴，使里热清，而阴气得复，斯在表之阳热自解。所以此条病若太阳桂枝，在所当禁，并少阳柴胡，亦不须用也。《内台方议》云上方用黄芩为君，以解少阳之里热，此言与成注之意相合。又云用芍药为臣，以解太阳之表热，而行营气。吾恐芍药无桂枝，不能走表。若云解太阳之热，而行营气，牵强钮合，殊悖于理。上二条证并汤，俱自原论中第四卷《太阳下篇》移附于此。

琥按：上少阳病脉证并治法，仲景原论中止十条，列之第五卷《阳明篇》后，其余方论杂入《太阳篇》者居多，愚因采附本篇，复合下昔贤方论，共为一卷。斯医人临证拣方，始为备而可据耳。

附昔贤治少阳病方论变法

深师疗伤寒六七日，发汗不解，呕逆下利，小便不利，胸胁痞满，微热而烦，有黄芩汤方。

黄芩　桂心各三两　茯苓四两　前胡八两　半夏半升，洗

上五味，切，以水一斗二升，煮取六升，分为六服，日三服，夜三服，间食生姜粥，投取小便利为差。

琥按：上主疗云发汗不解，邪入胸胁痞满者，少阳病也。其曰呕逆，曰小便不利，曰微热而烦，当是小柴胡加减之证。但其曰下利，又当是太少合病。此方名黄芩汤，与仲景黄芩汤大不相同，然亦各尽其妙。方中用黄芩、前胡者，治胸胁烦热而痞满也；用半夏、茯苓者，止呕逆而利小便也，小便利，而利自止矣。其用桂心有二义焉，一以佐前胡而散在表不解之寒邪，一以导茯苓而通膀胱不利之水湿。要之是方也，亦不可执，倘里热而阳盛，宜去桂也。愚以呕逆甚者，加橘红；痞满甚者，加枳实；烦甚，加栝蒌实；下利腹痛，加白芍药。临证加减，全在以意会之而已。

姚氏《集验》疗伤寒七八日不解，默默烦闷，腹中有干粪，谵语，大柴胡汤方。

柴胡　半夏汤洗，各八两　生姜四两　知母　芍药　大黄　葳蕤各二两　甘草炙

一方加枳实四两　黄芩二两

上十味，切，以水一斗，煮取三升，去滓，温服一升，日三服。

琥按：上方即仲景大柴胡汤，少变其制。仲景方有大枣，无甘草。要之甘草与大枣，同一甘温也。又按：上主疗云默默烦闷，当即是仲景大柴胡汤证中云郁郁微烦义同。但烦闷者，其热已极，甚于微烦，所以大柴胡汤中，复加知母、葳蕤之苦寒甘润，以清解之也。

《千金》疗伤寒头痛壮热百节疼痛汤方

柴胡　芍药　栀子仁　知母各四两　香豉一升，绵裹　石膏八两，碎　黄芩　大青　升麻　杏仁去双仁、皮尖，各三两

上十味，切，以水九升，煮取二升七合，分三服。若热盛者，加大黄四两。

琥按：上方乃疗少阳阳明经中有郁热，兼清肺胃燥热之剂。其曰头痛，乃火热上攻而痛，非寒邪中于经也。曰百节疼痛，乃热蒸骨节而疼痛，亦非寒邪束于表也。据上方后云，若热盛者，加大黄，则知经中之热尽入于胃矣。此方与仲景大柴胡汤同义，但大柴胡治里实湿热，此汤治里实燥热为少异耳。

崔尚书疗伤寒六七日不解，寒热往来，胸胁苦满，默默不欲饮食，心烦喜呕，寒疝腹痛，小前胡汤方。

前胡八两　半夏半升，洗　生姜五两　黄芩　人参　甘草炙，各三两　干枣十二枚，擘

上七味，以水一斗，煮取三升，分四服。

琥按：上方即仲景小柴胡汤，去柴胡而易前胡也。陶弘景云，前胡与柴胡同功。愚以治证虽同，然柴胡纯阳而能上升，此则阳中之阴，其功长于下气耳。据上主疗云云，皆系少阳经病，但其云寒疝腹痛，病属厥阴，恐非上汤所能兼疗也。

又疗伤寒八九日不解，心腹坚满，身体疼痛，内外有热，烦呕不安，大前胡汤方。

前胡半斤　半夏半升　生姜五两　枳实八片，当是八枚，炙　芍药四两　黄芩三两　干枣十二枚，擘

上七味，以水一斗，煮取三升，分四服，日三，夜一。

琥按：上方又即仲景大柴胡汤方，去柴胡而易前胡也。仲景原方中本无大黄。王叔和云，若不加大黄，恐不名大柴胡汤。今崔氏名大前胡，恐亦当加大黄二两也。况上主疗云，心腹坚满，烦呕不安，此即大柴胡汤证云心下急、痞硬、呕不止、郁郁微烦同也。表既不解，里证又急，其当加大黄无疑。

张文仲疗晚发伤寒，三月至年末，为晚发方。

生地黄一斤，打碎　栀子二十枚，擘　升麻三两　柴胡　石膏各五两

上五味，以水八升，煮取三升，分五服，频频服。若不解，更服。若头面赤，去石膏，用干葛四两。无地黄，用豉一升，煮取三升，分三服。

琥按：上主疗云三月至年末为晚发，乃知四时皆有伤寒病也。然年末系冬，为正伤寒，不得云晚发，则晚发当自秋止矣。上方乃治少阳阳明二经燥热之剂。

《活人》柴胡半夏汤方，治痰热头疼，利膈，除烦闷，手足烦热，营卫不调，肢节拘倦，身体疼痛，嗜卧少力，饮食无味。兼治五饮，消痰癖。

柴胡八两　半夏二两半，洗　白术　甘草炙　人参

黄芩　麦门冬去心，各三两

上锉如麻豆大，每服钞五钱匕，水一盏半，生姜五片，枣子一枚，煮至八分，去滓温服。

琥按：上方即仲景小柴胡汤中加白术、麦门冬也。推制方之意，以白术能燥脾，而治痰之本；麦冬能清肺，而防热所伤。愚以痰热虽甚，方中既有黄芩，则麦冬亦可以不用。况湿热之痰，非麦冬所能清也。据上主疗云，头疼体痛，膈间烦闷，当是风寒外来，热郁于少阳之经而生痰，恐未必骤至于虚耳。方中若人参、白术，宜审用之。或者病已久，嗜卧少力，能饮食而无味，是为实证成虚，如人参、白术不妨加用，然亦须以枳实、陈皮等相佐服之。

《宣明》柴胡饮子，治伤寒发汗不解，寒热往来，或中外诸邪热，口干烦渴，或下后热未愈，汗后劳复等证。

柴胡　人参　黄芩　甘草　大黄　当归　芍药各半两

上为末，每服钞三钱，水一盏，生姜三片，煎至七分，温服，日三。病热甚者，加减之。

琥按：上方即仲景大柴胡汤，去半夏、枳实、大枣，加人参、当归也。以口干烦渴，故去半夏。复去大枣者，因烦渴一候，必邪热甚而气上逆，恐大枣之甘，能壅气也。又以胃腑但热而不实，故去枳实。或问热而不实，何以不去大黄？殊不知方中用大黄者，止以除里热，又恐有伤阴分之血，所以方中用芍药，复加当归也。愚又以方中惟人参一味，不宜与大黄并用。有如中外邪热，或下后热未愈，则宜用大黄者，不宜加人参，恐人参甘温，反能助邪热也。又如汗后劳复，则宜加人参者，不宜用大黄，以大黄苦寒，徒以致里虚也。且方后原云，病热甚者，加减之。夫热甚必实，寒甚必虚。若热甚，还当加大黄，减人参也。后人不原制方之意，不知加减，一概并用，譬之陶氏黄龙汤，流祸至今而未已也。

《难知》小柴胡汤方，疗伤寒少阳证，胸胁痛，往来寒热而呕，或咳而耳聋，脉尺寸俱弦。忌发汗，忌利小便，忌过大便，止宜和解，故名三禁汤。

即仲景小柴胡汤七味，分两减半。其原方加减法同，复有新增加减法，兹录于后。

如寒热往来，经水不调者，去半夏，加秦艽、芍药、当归、知母、地骨皮、丹皮、川芎、白术、茯苓；妇人虚劳发热，加蛤蚧、赤茯苓。如小柴胡汤，与四物汤各半，名调经汤。愚以妇人伤寒，或中风，经水适来适断，寒热发作如疟者，宜用此汤也。无孕呕者，加半夏；无汗者，加柴胡；恶寒者，加桂；有汗者，加地骨皮；嗽者，加紫菀；通经者，加京三棱、广茂；劳者，加鳖甲。按上加药法，系治妇人杂证法也。

琥按：上汤名三禁，而以利小便为一禁。其说盖自云岐子《保命集》始。《保命集》云，治少阳有三禁，不可汗，不可下，不可利小便，此为三禁。独不观仲景辨少阳中风，首云不可吐下；辨少阳伤寒，又云不可发汗。成无己《明理论》亦云，少阳病，邪在半表半里，既非发汗所宜，又非吐下所对，止宜和解，故云三禁。若然，则是汗下之禁虽同，利小便与吐大异。先圣后贤，其说孰是孰非？愚曾细思之，而以仲景之言为是。

若利小便，不在所禁也。据《少阳篇》坏病云，若已吐下、发汗、温针，谵语者，柴胡证罢，此为坏病。未闻云利小便而至坏也。又据柴胡汤后加减法云，若心下悸，小便不利者，去黄芩，加茯苓。又《内台方》加药法云，如发热，小便不利者，和五苓散。益可见利小便，在所不禁矣。或云胆有上窍，宜吐。木性曲直，风寒郁其经，则屈而不升，故宜用吐，以升发之。所以《可吐篇》云，大法，春宜吐。胆属少阳，而时应乎春，是吐在所不禁。禁利小便者，以胆无下窍，且逆其性而导之也。其说近是，其理则非，断不可从，戒之慎之。

《宝鉴》小柴胡加地黄汤方，治妇人室女，伤寒发热，经水适来适断，昼日明了，夜则谵语，如见鬼状。亦治产后恶露方来，忽然断绝欲死。

柴胡一两二钱半　人参　半夏汤泡七次　黄芩　甘草炙　生地黄酒洗，各七钱

云岐子方用牡丹皮二两，无生地黄。

上六味，㕮咀，每服五钱，水二盏，生姜三片，枣子一个，煎至一盏，去粗，温服不拘时。

琥按：上方即仲景小柴胡汤加生地黄也。妇人热入血室，系血虚且瘀者，宜此方，必经水既来而适断也。若欲来而忽断者，为热入而血实证，还宜加当归、赤芍、桃仁、红花等药。若热入而经水过多者，为血虚而不瘀，又宜加川芎、白芍、发灰等药。此云岐子法也。

陶氏柴胡双解饮，治少阳胆经受证，耳聋胁痛，寒热，呕而口苦，脉来弦数，属半表半里，宜和解。此经胆无出入，有三禁，不可汗下吐也。止有小柴胡一汤随

病加减，再无别汤。

柴胡　黄芩　半夏　甘草　人参　陈皮　芍药近本上七味，无分两

水二钟，姜一片，枣二枚，槌法，入生艾汁三匙，煎之温服。

琥按：上方即仲景小柴胡汤内加陈皮、芍药也。方后入生艾汁三匙者，以生艾气温味苦辛。《肘后方》用以治时气温疫，头痛壮热，脉盛，故陶氏加之耳。若云加入上汤中，如杀车槌之有力，此亦甚形其功，吾不信也。

附陶氏加减法：本经证小便不利者，加茯苓；本经呕者，入姜汁、竹茹；胁痛，加青皮；痰多，加瓜蒌仁、贝母愚以贝母力缓，不如改用枳实；寒热往来似疟者，加桂枝；渴者加天花粉、知母，去半夏；齿燥无津液，加石膏；嗽者，加五味、金沸草愚以五味宜用南产黄色者；坏证，加鳖甲。本经证心下饱闷，未经下者，非结胸，乃表邪传至胸中，未入于腑证，虽满闷，尚为在表，只须小柴胡，加枳桔，未效，就以本方对小陷胸加枳桔，一服豁然，其妙如神。虚烦，类伤寒证，本方加竹叶、炒粳米愚以方中，无石膏、粳米，不须加也。本经与阳明合病，本方加葛根、芍药，如拾芥言不须多用也。妇人热入血室，加当归、红花；男子热入血室，加生地黄。愚按：血室义，已见前小柴胡附例之后，即血海也，男子妇人皆有之。但男子之血，不能充于血室，血不充，则不盈，不盈，亦不去也。不去则血无所亏，无所亏，则热亦不能入，所以在男子，从无热

入血室之证。今陶氏不读书，不明理，止知男子之身，亦有血室，因取巧而造立病名，令人喷饭。老弱人，伤寒无表证，其热胜者，本方加大黄；甚者，加芒硝。

琥总按：上古今诸名家，治少阳病方论，实与仲景之旨互相参合者，医人不可以不知也。

卷之八

辨太阴病脉证并治法此系仲景原文

太阴之为病，腹满而吐，食不下，自利益甚，时腹自痛。若下之，必胸下结硬。

此条言太阴病，乃阳邪传里之证也。太阴之脉，入腹属脾络胃，邪热壅甚，则为腹满。邪迫于上，则吐而食不下；邪迫于下，则利甚而腹时痛。成注云：阴寒在内，则腹中常痛，此阳邪干里，故虽痛而不常。但时时腹自痛，言有时而痛，有时则又止也。邪虽干里，既痛且利，则此腹痛之候，宜和而不宜下矣。若误下之，必胸下结硬。此即前第五卷《太阳下篇》云病发于阴而反下之，因作痞者，此之谓也。或问：此条病，在未下之先。仲景法，当用何药？余答云：太阴受病，当四五日发，以其脉布胃中，络于嗌，故腹满嗌干。庞安时以大承气汤下之。今者，腹虽满而嗌不干，是病热不甚。既吐且利，其邪未实，故不可下。愚以仲景法，还宜以桂枝加芍药汤主之。要之此汤，本太阳病误下，腹满时痛，转属太阴之药。若未经误下，而病已属太阴者，则此汤中桂枝，另宜以升麻或葛根代之。

太阴中风，四肢烦疼，阳微阴涩而长者，为欲愈。

此条系太阴中风证。一言太阴，当见腹满等候矣。兼之四肢烦疼者，太阴之经属脾，脾主四肢，成注云风淫末疾是也。

夫烦疼一候，似兼表邪，今者阳脉既微，表邪少也；阴脉则涩，里未和也。《条辨》云：血凝气滞则脉涩，此非向愈之征，其欲愈者，乃脉长故也。《尚论篇》云：微涩之中，更察其脉之长，此为邪气已退，正气欲复，故其病为欲自愈也。

太阴病，欲解时，从亥至丑上。注已见前第三卷《太阳上篇》。

太阴病，脉浮者，可发汗，宜桂枝汤。

此条太阴病，当是太阳经传来者。夫曰太阴病，当见腹满等候。诊其脉不沉细而浮，则知太阳经风邪犹未解也，故宜桂枝汤以汗解之。汤见前第三卷《太阳篇》中。

自利不渴者，属太阴，以其脏有寒故也，当温之，宜四逆辈。

此条系真寒病。正文与注并汤见《中寒论》中。

伤寒脉浮而缓，手足自温者，系在太阴。太阴当发身黄，若小便自利者，不能发黄。至七八日，虽暴烦下利日十余行，必自止，以脾家实，腐秽当去故也。

此条系太阴伤寒，自利欲解之证。前《阳明篇》中，伤寒脉浮而缓云云，至八九日，大便硬者，此为转属阳明。今者以脾家实，故虽暴烦，要之腐秽当自利而去，何也？盖太阴病，必腹满，腹满者，胃中有物也。胃中水谷之积，既变而为腐秽，则邪应从大小便出。其暴烦者，邪欲泄而正气与之争也。成注云：下利烦躁者死，此为先利而后烦，是正气脱而邪气扰也。兹则先烦后利，是脾家之正气实，故不受邪而与之争，因暴发烦热也。下利日十余行者，邪气随腐秽而得下泄也。以故腐秽去尽，利必自止，而病亦愈。

本太阳病，医反下之，因尔腹满时痛者，属太阴也，桂枝加芍药汤主之。

此条系太阳病，传入太阴之证。太阳病，何以骤传入太阴？成注云：表邪未罢，医下之，邪因乘虚传于太阴。里气不和，故腹满时痛，此阳邪陷入于阴分也。故仍用桂枝汤，以解太阳未尽之表邪。加芍药，以和太阴里虚之腹痛。

桂枝加芍药汤方此方自原论中第十卷采附于此

于桂枝汤方内更加芍药三两，通前共六两，余依桂枝汤法。

琥按：上方乃治太阳表邪未尽，太阴里气虚热，而腹痛者也。武陵陈氏云：上证原从误治，引太阳之邪入里，其邪未尽离乎太阳，未全归于太阴。自表而入，还欲其自表而出，故仍用桂枝汤驱太阳未尽之邪。况桂枝辛温，建中亦可温中，而救误下之害。其加芍药者，专主腹痛。腹痛宜和，凡属寒之痛，宜姜附之热以和之，而芍药在所不用；属热之痛，宜芍药之寒以和之，而姜附又非所宜。此阳经之邪，侵入太阴作痛者，故当以芍药和之。芍药性寒，寒能御热而泻侵脾之热邪；芍药味酸，酸能收敛脾气，使不受外邪所侵，此其所以用桂枝汤而加芍药也。后世不论寒痛热痛，而概用芍药者，岂不谬哉！

大实痛者，桂枝加大黄汤主之。

此承上文而言。如腹满痛甚，又为大实之证，其用桂枝汤，不可加芍药以治之，何也？以其人胃家本实，虽因太阳病误下，热邪传入太阴之经，然太阴之邪，已归阳明而入于腑，此非里虚痛，乃里实痛也。成注云：大实大满，自可下除之，故加大黄以下里实。其仍用桂枝汤者，以太阳之邪，犹未尽故也。

桂枝加大黄汤方此方自原论中第十卷采附于此

桂枝三两，去皮　大黄一两　芍药六两　生姜三两，切　甘草二两，炙　大枣十二枚，擘

上六味，以水七升，煮取三升，去滓温服一升，日三服。

琥按：上方仲景既云加大黄，则不当加芍药矣。而方中用芍药至六两，所以《条辨》云此皆后人之苟用者，当斟酌也。《内台》于上方，止用赤芍药一两，虽变仲景之法，实得用药之旨。

《内台方议》曰：表邪未罢，若便下之，则虚其中，邪气反入里。若脉虚弱，因而腹满时痛者，乃脾虚也，不可再下，急与桂枝加芍药汤，以止其痛。若脉沉实，大实而痛，以手按之不止者，乃脾实也。即胃实急宜再下，与桂枝汤以和表，加芍药、大黄以攻其里。且赤芍药性凉而能泻中，大黄苦寒而能除其实，泻其脾也。

《内台方》疑问曰：桂枝加芍药汤用白芍药，加大黄汤用赤芍药，二证皆同，何得有异？答曰：白芍药能补脾止痛，赤芍药能泻脾利痛。前证加芍药汤，乃治虚邪；后证加大黄汤，乃治实邪。以此虚实之不同，故补泻之有异，非明智者孰能辨之。

琥又按：上桂枝加大黄汤，仲景虽入太阴经例，实则治太阳阳明之药也，与大柴胡汤治少阳阳明证义同。

太阴为病，脉弱，其人续自便利，设当行大黄芍药者宜减之，以其人胃气弱，易动故也。

此承上两节而言。太阴病者，腹满时痛是也。但腹满痛者，

其脉未必尽弱。今者太阴之脉既弱，其人肠胃之气，必不能固，其大便必接续，自利而通。设于未利之先，当行大黄、芍药者，方中宜减用之，以其人脉弱，则胃气亦弱，大便易于动利故也。诊其脏脉，可以知腑，医人用药，可不详慎，以保其中州之气乎。或问：大黄能伤胃气，故宜减。芍药能扶脾阴，何以减之？余答云：脉弱而胃气弱者，弱则气馁不充。仲景以甘温之药能生气，芍药之味酸寒，虽不若大黄之峻，要非气弱者所宜多用，以故减之亦宜。

琥按：以上方论，乃仲景治太阴病法也。要之人病太阴伤寒，其脉证实不止此，学者须于昔贤方论参合用之。

附昔贤治太阴病方论变法

庞安时云：尺寸俱沉细者，太阴受病也，当四五日发。其经布胃中，络于嗌，故腹满而嗌干，宜大承气汤下之。

郭河南云：此即仲景辨太阴之说也，当详证而后可下。

琥按：上条论，仲景于序例中不言汤药。庞氏以腹满嗌干，的系太阴热证，故云宜大承气汤。郭氏云未可遽下者，以其脉沉细，恐胃中未结实。琥又按：《伤寒例》云，太阴受病，脉尺寸俱沉细；少阴受病，脉尺寸俱沉；厥阴受病，脉尺寸俱微缓。凡言脉处，大都系叔和补入，兼之传写时，不无所误。以理论之，三阴经居里，脉皆当沉，岂有太阴少阴脉既见沉，而厥阴更居于里，其脉反不言沉之理？今校正尺寸俱微缓者，当是太阴受病；尺寸俱沉细者，当是厥阴受病。“细”字，乃“弦”字传写之误。尺寸俱沉，是少阴受病，无烦议耳。凡三阴证，宜用承气汤者，于沉脉中，必数而有力，惟太阴脉微带缓。此为辨证最妙之法。

又云：伤寒脉浮缓，手足自温者，系在太阴云云，以脾家实，腐秽当去故也，橘皮汤主之。

《总论》橘皮汤方

橘皮一两　生姜二两

细锉，水一升半，煎七合，去滓，分二服，稍热呷。未差，再作服。

琥按：上主疗云云，即仲景原论也。仲景云腐秽当自去，故无方治。今庞氏用橘皮汤者，内安太阴，去秽恶，扶助正气故也。

《活人》桔梗半夏汤方，治伤寒冷热不和心腹痞满，时发疼痛。顺阴阳，消痞满。

桔梗微炒，细锉　半夏生姜汁制　陈橘皮各一两　枳实半两，麸炒，赤色

上锉如麻豆大，每服钞五钱匕，水一盏半，生姜三片，同煎七分，去滓，温服。

琥按：上主疗云心腹痞满，时发疼痛，此太阴病也。故上药入足太阴，兼走手太阴、足阳明，为散邪泄实之剂。

《宣明》槟榔散方，治伤寒阴病，下之太早，成痞，心下痞满而不痛，按之软，虚也。

槟榔　枳壳等分

上为末，每服三钱，煎黄连汤调下，不计时候，温服。

琥按：上主疗云心下痞满，乃腹满也。腹满，为太阴经病。仲景云，太阴为病，脉弱，设当行大黄、芍药者，宜减之。今者，伤寒阴病，当是太阴病，误下之而成痞。按之不痛，比大实之证略虚，非真虚也。上方乃手足太阴，兼入阳明之剂。

陶氏桂枝大黄汤方，治足太阴脾经受证，腹满而痛，咽干而渴，手足温，脉来沉而有力。此因邪热从阳经传入阴经也。

桂枝　赤芍药　甘草　大黄　枳实　柴胡此味可删

水二钟，姜一片，枣二枚，煎之，临服槌法，入槟榔磨，水三匙，热服。

本经腹满，不恶寒而喘者，加大腹皮，去甘草。

琥按：上方即仲景桂枝加大黄汤也。其用赤芍药者，此本许氏《内台方》之议。加枳实、槟榔者，此合河间《宣明》散方而用之也。据上主疗云云，与少阳证毫无与，其用柴胡，殊悖于理。又加减法云，腹满者，去甘草。愚以海藏法，若满者，并不加大枣也。

琥按：仲景云，太阴为病，脉弱，其人续自便利，设当行大黄、芍药者，宜减之。或问云：二药既所当减，另有他药以代之否？余答云：太阴病，当行大黄、芍药者，乃腹满实热作痛，此阳邪陷于阴分也。热痛者，不可减芍药；自利者，法当去大黄，宜以黄芩芍药汤代之。

新增黄芩芍药汤方

黄芩　芍药俱酒炒　生姜各一两

水二升，煎八合，去滓，热服，不愈，再作服。

上方乃手足太阴泄热散邪之剂，兼入手足阳明。仲景虽云脉弱，要之脉弦数而腹痛者，更宜用此方也。

琥总按：上方论乃治太阴病活变之法也，可以佐仲景方论之未备者。要之人病多端，并上方论亦不足以尽其变，在学者推广而通之耳。

卷 之 九

辨少阴病脉证并治法此系仲景原文

少阴之为病，脉微细，但欲寐也。

此少阴病热困极之状也。少阴者，肾经也。肾为水脏，主寒，其脉当沉，今曰脉微细者，与沉相类之脉也。邪在三阳，脉皆洪大，传入少阴，则变微细者，此热邪深而脉内伏也。成注云：邪传少阴，则气行于阴而不行于阳，故但欲寐。愚以此非真寐，乃热极而神志昏愦，若欲寐然。《条辨》谬以欲寐为静，若果静，则邪去而无病矣，此与仲景立论之意大悖。愚按：少阴病但欲寐，此仅举病热之端，以故不及治法。

少阴病，欲吐不吐，心烦，但欲寐，五六日自利而渴者，属少阴也，虚故引水自救。若小便色白者，少阴病形悉具。小便白者，以下焦虚有寒，不能制水，故令色白也。

此条少阴病，非自三阳经传来者，乃少阴经自中之寒气已深，内迫于脏，故见以上等证。正文与注俱见《中寒论》中。

病人脉阴阳俱紧，反汗出者，亡阳也，此属少阴，法当咽痛而复吐利。

此亦少阴真寒证也。注见《中寒论》中。

见后例少阴病，咳而下利谵语者，被火气劫故也，小便必难，以强责少阴汗也。

此火逆证也。正文与注见第十二卷《救逆论》中。

少阴病，脉细沉数，病为在里，不可发汗。

此条乃阳邪传入少阴之证。夫曰少阴病者，此承首条但欲寐，而申言治法之不可误也。诊其脉，于细沉之中带数，可见热邪虽伏而终不可掩，乃热入于里之征也。里，指胃腑而言。仲景云：三阴经受病，已入于腑者，可下而已。病热在里，正当议下，故云不可发汗。

少阴病，脉微，不可发汗，亡阳故也。阳已虚，尺脉弱涩者，复不可下之。

此条少阴病，乃寒邪直中之阴证。故不可汗而并无可下之理。正文与注见《中寒论》中。

少阴病，脉紧，至七八日，自下利，脉暴微，手足反温，脉紧反去者，为欲解也，虽烦，下利必自愈。

此条病亦寒邪直中少阴之证。脉暴微，为阳气得回，故为欲解。可见脉微不但指阴证而言。则是首条云脉微细，为阳热传阴之证，无疑矣。正文与注见《中寒论》中。

少阴病，下利，若利自止，恶寒而蜷卧，手足温者，可治。

少阴病，恶寒而蜷，时自烦，欲去衣被者，可治。

上二条皆真寒证。正文与注见《中寒论》中。

少阴中风，脉阳微阴浮者，为欲愈。

此条言少阴中风，虽不明指其证，要之辨其脉，可以知其证之轻矣。少阴中风，风为阳邪，其初必自太阳经传来者。但邪在太阳，脉本阳浮阴弱，传至少阴，又自有微细之本脉。曰微细者，其脉于尺寸之间，浮沉取之俱微而细，乃阴阳皆微细也。夫微细之脉，为表邪已缓，里邪深伏，兹者，阳脉虽不细而见微，此在表之风邪已解也。阴脉不微细而反浮，此在里之正气自和也。《尚论篇》云：阳微则外邪不复内入，阴浮则内邪尽从外出，故为欲愈。

少阴病，欲解时，从子至寅上。注已见前第三卷《太阳上篇》。

少阴病，吐利，手足不逆冷，反发热者，不死。脉不至者，灸少阴七壮。

此条系真寒证，故宜用艾灸法。正文与注见《中寒论》中。

少阴病，八九日，一身手足尽热者，以热在膀胱，必便血也。

此条乃少阴经邪热，传入太阳腑证也。少阴，肾经也，与太阳膀胱经为表里。少阴病八九日，寒邪郁而变热，热势已极，有不入阳明胃腑而入本经之腑者，故云热在膀胱也。一身手足尽热者，言其热自内达外，与表热不同。膀胱为多血之经，肾又开窍于二阴，热在膀胱，则下焦之血受伤，故从前后便而出也。按：此条论，仲景无治法。《补亡论》常器之云，可桃仁承气汤、芍药地黄汤。愚以桃仁承气汤，仲景用以治太阳病不解，热结膀胱，下焦有蓄血者。此条证，成注云血散下行，上汤断难借用，如欲用药，还宜芍药地黄汤。郭白云云未见方。愚意云，想即是芍药、地黄二味药，煎汤服也。

少阴病，但厥无汗，而强发之，必动其血，未知从何道出，或从口鼻，或从目出，是名下厥上竭，为难治。

此条少阴病乃传经热证。厥，冷也。热深者，厥亦深。热邪深入，表虽发厥而无汗，成注所云热行于里者是也。医人不知，不攻其里，而反用麻桂等药，以强发其汗。汗不得出，则在内燥热已极，必击动少阴之血而出于上窍，错经妄行，故从口鼻或目中出也。《条辨》云：下厥者，以少阴居下而热深也；上竭者，以血妄逆而几尽也。汗与血一而已，得汗固非易治，得血其治尤难，此为最逆之候。愚按：此条论，仲景但云难治，其非必死之证明矣。《补亡论》常器之云，可芍药地黄汤。

少阴病，恶寒，身蜷而利，手足逆者，不治。

少阴病，吐利躁烦，四逆者死。

少阴病，下利止而头眩，时时自冒者死。

少阴病，四逆，恶寒而身蜷，脉不至，不烦而躁者死。

以上四条，皆中寒死证。正文与注俱见《中寒论》中。

少阴病，六七日，息高者死。

少阴病至六七日，传经之热已深。少阴属水，水生气。成注云，肾为呼吸之门。息高，则邪热甚而水将涸，肾虚不能纳气归源，其鼻息但呼出，而声甚高，故主死也。或云此亦中寒死证。殊不知少阴经中寒者，乃命门火衰而阳虚也，阳虚则气馁，而鼻不能报息矣。今云息高，明系热证无疑。

少阴病，脉微细沉，但欲卧，汗出不烦，自欲吐，至五六日自利，复烦躁，不得卧寐者死。

少阴病，始得之，反发热脉沉者，麻黄附子细辛汤主之。

麻黄附子细辛汤方

少阴病，得之二三日，麻黄附子甘草汤，微发汗。以二三日无证，故微发汗也。

麻黄附子甘草汤方

以上证三条方二首俱见《中寒论》中。

少阴病，得之二三日以上，心中烦，不得卧，黄连阿胶汤主之。

此条少阴病虽得之二三日，当是三阳经传来者。少阴之脉，出络心，注胸中。肾经邪热，上凌于心，故发烦也。第少阴病热，当但欲寐，兹则不得卧者，何也？盖热微则昏沉而欲寐，热甚则反扰乱而不得卧也。成注云：与黄连阿胶汤以扶阴散热。或问云：心中烦，不得卧，非少阴独有之证，何以知其为少阴病邪？余答云：此条少阴病，必口燥舌本干而渴者，否则心烦不得卧，几与阳明病无别矣。学者临证，宜细诊之。

黄连阿胶汤方

黄连四两　黄芩一两　芍药二两　鸡子黄二枚　阿胶三两

上五味，以水五升，先煮三物，取二升，去滓，内胶烊尽，小冷，内鸡子黄，扰令相得，温服七合，日三服。

成注云：阳有余，以苦除之，黄芩、黄连之苦以除热；阴不足，以甘补之，鸡子黄、阿胶之甘，以补血；酸，收也，泄也，芍药之酸，收阴气而泄邪热。

琥按：上方乃治足少阴肾水不足，手少阴心火有余。火有余者，阳热内盛也。阳热盛，必以苦泄之，以寒胜之，故用黄连为君，黄芩佐之。水不足者，阴血下虚也。阴血虚，必以甘温补之，酸平收之，故以阿胶、鸡子黄为君，白芍药为使也。且也，白芍药能敛阴益血，成注反云其泄邪热，殊非善解。

琥又按：此方凡系好色之徒，精血内虚而病邪热者，宜用之。或问：好色之徒，复病风寒，此系阴证伤寒，须急投附子四逆辈，犹恐未及，若用上药，是以寒治阴，不几速其死邪？余答云：人身一阴阳耳，而阴阳之根蒂，皆本于肾。好色之徒，两肾受伤，阴虚者多，阳虚者少。阳虚者，命门火衰也；阴虚者，肾中水竭也。凡人入房过度，则精多所遗。所遗之精，皆为水而属阴。况其作强之时，心火先炽，火炽则水流，水愈流则火愈炽。五内燥热，外复伤寒而病邪热，两热相夹，肾水必枯，其人发烦躁，而舌黑生芒，则就死矣。语云伤寒偏打下虚人者，正此谓也。又今人有耽于淫乐，精泄不止而死者，世俗不云走阴，而反云走阳，何谬之极邪！或又问云：诚如吾子所言，则是人病伤寒，无所谓阴证矣。余答云：有之阴证者，中寒也，其病乃是阳虚。阳虚之人，命门火衰，其平日必言语低微，饮食不化，四肢无力，腰以下冷，前阴不举，小便清白。此为真气不足，复为外寒所袭，表里四末皆冷，是为真阴之证。然亦不全因入房所致，即小儿亦有病阴证者，以胃中阳气虚，不能作郁热故也。其证详《中寒论》中。

少阴病，得之一二日，口中和，其背恶寒者，当灸之，附子汤主之。

附子汤方

少阴病，身体痛，手足寒，骨节痛，脉沉者，附子汤主之。

上二条证并汤方俱见《中寒论》中。

少阴病，下利便脓血者，桃花汤主之。

桃花汤方

少阴病，二三日至四五日腹痛，小便不利，下利不止，便脓血者，桃花汤主之。

上二条证并汤方俱见《中寒论》中。

少阴下利，便脓血者，可刺。

此条即上条桃花汤证。愚意云可刺者，当是可灸之讹。正文与注并灸法俱见《中寒论》中。

少阴病，吐利，手足厥冷，烦躁欲死者，吴茱萸汤主之。

此条病亦真阴证。正文与注并汤俱见《中寒论》中。

少阴病，下利、咽痛、胸满、心烦者，猪肤汤主之。

此条少阴病，亦自三阳经传来者。热邪传入少阴，少阴之经气虚，故下利。其咽痛胸满心烦者，以其经之脉循喉咙，其支者从肺出，络心，注胸中。《尚论篇》云：少阴邪热，充斥上下中间，无所不到故也。成注云：与猪肤汤以调阴散热。

猪肤汤方

猪肤一斤

上一味，以水一斗，煮取五升，去滓，加白蜜一升，白粉五合，熬香，和令相得，温分六服。

成注云：猪，水畜也，其气先入肾。少阴客热，以猪肤解之，加白蜜以润燥除烦，白粉以益气断利。

琥按：上汤治少阴客热，虚燥下利之药也。猪肤甘寒，白蜜甘凉，白粉甘平，三物皆能清热润燥补虚，热清则烦满除，燥润则咽痛解，虚补则利自止矣。

或问：下利一候，乃水来侮土。今者少阴经有热邪，当是湿热利，何为而云有燥热也？余答云：下利既多，则亡阴致虚而津液去，故燥、咽痛、心胸烦满，此是燥热之征无疑。

少阴病，二三日，咽痛者，可与甘草汤。不差者，与桔梗汤。

此条少阴病，亦阳邪入于阴经之证。经中客热，故咽痛。用甘草汤者，甘以发其热，缓其痛也。服汤后不差者，与桔梗汤，即于甘草汤内加桔梗，以开提其邪，邪散则少阴之气自和矣。

甘草汤方

甘草二两

上一味，以水三升，煮取一升半，去滓，温服七合，日二服。

桔梗汤方

桔梗一两　甘草二两

上二味，以水三升，煮取一升半，去滓，分温再服。

成注云：桔梗辛温以散寒，甘草甘平以除热。甘梗相合，以调寒热。

或问：仲景于甘桔二汤证，无所谓寒热者。成注云甘梗相合，以调寒热，何也？余答云：少阴为寒水之脏，今者热客其经，故成注又云寒热相搏，则为咽痛。乃热邪与经中之寒气相搏，故宜用甘梗相合以调和之也。

武陵陈亮斯云：咽痛既属热邪，何不兼用寒凉之味？不知少阴病真脏气寒，得热证，犹为易治，若纯寒，则已滨于死。故虽属热证，不敢轻用寒凉，以其热非极热，而骤用寒凉，势必变极寒之证，其去死不远矣。此猪肤汤治热痛热利，亦止用粉蜜、猪肤，不用苦寒，兢兢防正气之虚寒，而热证之易变为寒证，同一意耳。学者不可不识此意。

少阴病，咽中伤，生疮，不能语言，声不出者，苦酒汤主之。

此条少阴病，亦系阳邪所传入者。邪热客于经络，甚至咽伤生疮，比之上条咽痛，则更剧矣。不能语言，声不出者，以少阴之脉入肺循喉咙，肺属金主声，金空则鸣，肺受热邪所实，故喉咙为之窒塞也。或问：仲景言咽痛，咽以咽物，于喉何与，而云语声不出邪？余答云：喉与咽相附，仲景言少阴病热咽痛，而喉咙即在其中。

苦酒汤方

半夏洗，破如枣核大，十四枚　鸡子一枚，去黄，内上苦酒，着鸡子壳中

上二味，内半夏，着苦酒中，以鸡子壳置刀环中，安火上，令三沸，去滓，少少含咽之，不差，更作三剂。考《内台方》第一味用苦酒，上共三味，今此方第一味半夏，第二味鸡子，则是内上苦酒“上”字无着落矣，宜校正之。

成注云：辛以散之，半夏之辛以发音声；甘以缓之，鸡子之甘以缓咽痛；酸以收之，苦酒之酸以敛咽疮。

或问：成注云，热伤于络，则经络干燥，使咽中伤，生疮。既燥热矣，何以方中犹有半夏？余答云：咽中生疮，乃湿热也。此证之始，由三阳经有寒邪，传入少阴，郁而变热。又寒之中湿气居多，郁热之内，岂无留湿，湿热相搏，咽中生疮，语声不出。成注云燥热者，误也。故上方用半夏以去湿散邪，鸡子白以清热降火。苦酒之用，一以敛半夏之太辛，一以消疮肿而疗咽伤也。此方乃清燥兼施之剂。

少阴病，咽中痛，半夏散及汤主之。

此条少阴病，乃自太阳经传来者。风寒入于少阴之经，郁热未甚，亦作咽痛。用半夏散者，取辛甘发散之义也。

半夏散及汤方

半夏洗　桂枝去皮　甘草炙，以上各等分

以上三味，各别捣筛已，合治之，白饮和服方寸匕，日三服。若不能散服者，以水一升，煎七沸，内散两方寸匕，更煎三沸，下火，令小冷，少少咽之。

成注引《内经》曰：寒淫所胜，平以辛热，佐以甘苦，半夏、桂枝之辛，以散经寒；甘草之甘，以缓正气。

琥按：上汤中用甘草，当是助正气，发风邪，缓咽痛。成注但云缓正气，恐有遗义。

或问：仲景半夏散云治客寒咽痛，《条辨》独云风热，何也？余答云：半夏散中有桂枝，本治太阳中风药。仲景止云寒者，风亦自寒中来也。风寒伤太阳之表，传入少阴之里，未有不郁而成热者，但有热甚不甚之分耳。半夏散虽非治热之药，然以辛甘发散其风寒之邪，而热自解。成注但云客寒，亦未尽其义。

少阴病，下利，白通汤主之。

白通汤方

少阴病，下利脉微者，与白通汤。利不止，厥逆无脉，干呕烦者，白通加猪胆汁汤主之。服汤脉暴出者死，微续者生。

白通加猪胆汁汤方

少阴病，二三日不已，至四五日，腹痛，云云至或下利，或呕者，真武汤主之。

真武汤方加减法

少阴病，下利清谷，里寒外热，云云至脉不出者，通脉四逆汤主之。

通脉四逆汤方加减法

以上四条证并四汤方俱见《中寒论》中。

少阴病，四逆，其人或咳或悸，或小便不利，或腹中痛，或泄利下重者，四逆散主之。

此条少阴病，乃伤寒邪在少阳，传入少阴之证。四逆者，四肢不和顺也。成注云：伤寒传至少阴，则邪热渐深，故四肢逆而不温。此非寒厥之宜温补，亦非热厥之宜寒泻矣，止宜用四逆散，以解其热，而散其邪也。其或咳或悸等证，此里热之候，尤当析辨，加药法，不可误也。

四逆散方

甘草炙　枳实破，水渍炙干　柴胡　芍药

上四味，各十分，捣筛，白饮和服方寸匕，日三服。

成注引《内经》曰：热淫于内，佐以甘苦，以酸收之，以苦发之，枳实、甘草之苦甘，以泄里热；芍药之酸，以收阴气；柴胡之苦，以发表热。

琥按：上方虽云治少阴，实阳明少阳药也。

《内台方议》曰：四逆者，手足不温也。四厥者，寒冷之甚也。四厥为阴寒之邪，四逆为传经之邪，乃阳热已退，邪气不散，将欲传阴而未入也。此只属阳，故与凉剂以治之。用甘草为君，以和其中而行四末；以枳实为臣，而行结滞；以芍药为佐，而行营气；以柴胡为使，而通散表里之邪也。

琥按：上云阳热已退，言阳经之邪热，敛而退入于里，以故外不热而四逆。仲景用四逆散者，乃和解邪热，兼消里实之剂。

后加减法：咳者，加五味子、干姜各五分，并主下利；成注云：肺寒气逆则咳，五味子之酸收逆气，干姜之辛散肺寒。并主下利者，肺与大肠为表里，上咳下利，治则颇同。愚意云：亦有肺热而咳者，不可拘也，下利亦然。悸者，加桂枝五分；《内台方》注云：气虚不能通行于心，则心下筑筑而动悸也。桂枝入心，故加之。愚意云：亦有邪热乘于心包而动悸者，不可以气虚例治之。小便不利者，加茯苓五分；《条辨》云：茯苓味淡渗而利窍，故宜加之。腹中痛者，加附子一枚，炮令拆；成注云：里虚遇邪则痛，加附子以补虚。愚按：前成注于方后云，热淫于内云云，枳实、甘草之苦甘，以泄里热。盖里热宜泄，虽腹痛，未必是虚，若用炮附子，必致大害。《条辨》顺文作解，其误甚矣。建安许氏云：古《金镜方》中倍加芍药五分，以其能止痛也，后人改作附子，此岂从治之法邪。泄利下重者，先以水五升，煮薤白三升，煮取三升，去滓，以散三方寸七，内汤中，煮取一升半，分温再服。成注云：泄利下重者，下焦气滞也，加薤白以泄气滞。

少阴病，下利六七日，咳而呕渴，心烦不得眠者，猪苓汤主之。

此治少阴热利分理之法也。成注云：下利不渴者，里寒也。此以下利而渴，知非里寒。至六七日，正当热邪传里之时。经云，足少阴之脉，其直者入肺中，其支者，从肺出，络心，注胸中。下利本有水渍，经中之热，与水搏结，侵于肺则咳，逆于胸则呕，凌于心则烦。少阴之病本欲寐，今者反不得眠，其为热甚而躁动，明矣。与猪苓汤以清降邪热，通调水道，斯利止而呕渴等候自平矣。或问：下利咳而呕渴，心烦不得眠，焉知非少阳阳明病？余答云：少阳阳明，若见此证为里实，其脉必弦大而长。此条病，脉必微细，故知其为少阴下利之证无疑。猪苓汤方见前第六卷《阳明篇》中。

《内台方议》曰：少阴下利不渴者，为寒。今此下利渴，又咳而呕，心烦不得眠，知非里寒，乃里热者。故用猪苓为君，茯苓为臣，轻淡之味，而理虚烦，行水道；泽泻为佐，而泄伏水；阿胶、滑石为使，镇下而利水道者也。

琥按：阿胶之用，不但利水，其气平而味甘微咸，上以益肺气而清化源，则咳止；下以滋肾阴而除经热，则利平。此成氏未悉之义，学者不可不知。

琥又按：上方乃治阳明病，热渴引饮，小便不利之剂，上条病亦借用之，何也？盖阳明病，发热，渴欲饮水，小便不利者，乃水热相结而不行。兹则少阴病，下利咳而呕渴，心烦不得眠者，亦水热搏结而不行也。病名虽异，而病源则同。故仲景法，同用猪苓汤主之，不过是清热利水，兼润燥滋阴之义。

少阴病，得之二三日，口燥咽干者，急下之，宜大承气汤。

此条系邪传少阴，热入于腑之证。少阴病得之二三日者，非才得病二三日即口燥咽干，谓少阴口燥咽干之病，已得之二三日也。少阴之脉，循喉咙，挟舌本。邪热传于经，以故口燥咽干。成注云：邪热已甚，肾水将干，急与大承气汤下之，以全肾也。汤见前第六卷《阳明篇》中。或问：大承气汤乃下胃腑实热之药，与少阴病热，肾水干之证无与，成注云与大承气汤急下之以全肾，何也？余答云：仲景于论例中原云，三阴经受病，已入于腑者，可下而已。则是上条少阴病乃入腑证也。少阴邪热，已入于腑，胃腑实热，以故口燥咽干。用大承气汤以泄腑实，而经中之邪热自除。且少阴之脏本肾属水，胃腑属土，泻土所以救水，故成注云然也。

少阴病，自利清水，色纯青，心下必痛，口干燥者，急下之，宜大承气汤。

此条少阴病，亦热邪入腑，所当急下之证。少阴之脏本水，经中热极，则迫其水液下流而肾燥。肾愈燥，则肠中之物愈坚。以故下利，止清水耳。色纯青者，肾将竭而肝木反来侮之，故色青也。心下痛为实，口干燥为热，故与大承气汤，以下实热之邪。

少阴病，六七日，腹胀不大便者，急下之，宜大承气汤。

此条病虽系少阴，实则阳明实热证之显见者也。少阴邪热，传入阳明胃腑。成注云：阳明内热壅甚，腹满不大便，阳明病土胜，肾水则干，急与大承气汤，以救肾水。或问：少阴之邪，既传阳明而见腹胀等证，何以不入《阳明篇》中？余答云：此条病实承上二条口燥咽干之证而言，以故系之为少阴病，否则与阳明病，实无以别矣。学者宜细诊之。

附例少阴负趺阳者，为顺也。

此条自《厥阴篇》移附于此。愚意云：少阴病可下者，亦当于脉候决之。少阴者，两手尺中之脉也。趺阳者，两足跗上高骨间动脉也。少阴主肾水，趺阳主胃土。兹者，少阴脉弱，趺阳脉强，是为负于趺阳，则肾水已亏，胃土太旺，故宜用大承气汤，以泻土救水。虽下之，亦为顺候也。

琥按：趺阳脉，《图经》原名冲阳，脉在足跗中指端，上行五寸，去陷谷穴三寸，足阳明脉之所过也，为原，故一名会原。诊法，病重者，切此以决死生。伤寒，以胃气为本，趺阳之脉不衰，知胃气尚在，病虽危，犹可治也。

少阴病，脉沉者，急温之，宜四逆汤。

少阴病，饮食入口则吐，心中温温欲吐，云云至干呕者，不可吐也，急温之，宜四逆汤。

上二条证并汤方俱见《中寒论》中。

少阴病，下利，脉微涩，呕而汗出，必数更衣，反少者，当温其上，灸之。

此条系真阴证之宜用灸法者。正文与注详《中寒论》中。

琥按：以上方论，乃仲景治少阴病法也。少阴之经有真寒，有热病，今止就少阴热病，从阳经传来者，一十七条悉为解说于前。又考昔贤治少阴热病法，与仲景论稍有异旨者，复为详辨于后，务使学者临证施方，略知通变云耳。

附昔贤治少阴病方论变法

庞安时云：尺寸俱沉者，少阴受病也，当五六日发。以其经贯肾，络于肺，系舌本，故口燥舌干而渴也。宜大承气汤下之。

《补亡论》常器之云：未可下也，更详余证，可下则下之。

琥按：上庞氏云云，即仲景论例中语也。其用大承气汤者，又即仲景云少阴病得之二三日，口燥咽干者，急下之，宜大承气汤，其说同也。但一云五六日，一云二三日，若论传经之时，不止二三日矣。此必是口燥咽干之证，已得之二三日，故云宜急下也。

琥又按：常器之云未可下者，以脉沉故也。殊不知少阴热病，可下之脉沉，必沉脉中兼数疾，或有力，此的系可下之脉。昔人言不尽意，在学者以意会之而已。又少阴病，邪气传经之脉本微细，邪气入腑之脉必沉实，愚尝诊之，最为有准。

云岐子云：少阴经病，口燥舌干而渴者，胃中实热而有痛，脉沉而疾者，宜大承气汤。少阴经病，口干燥而渴，自利清水，心下痛，胃实也，脉沉而疾者，宜大承气汤。少阴经病贯肾，络于肺，系舌本，故口干燥而渴，饮水。大便难者，胃实也。脉沉而疾者，宜大承气汤。

琥按：上云岐子云云，即仲景少阴病，所当急下之三证也。仲景原论中不言脉，而此独言脉，更觉详悉。

海藏老人云：少阴证，口燥舌干而渴，脉尺寸俱沉，沉疾，则大承气汤。疾而无力者，不可下。如大热，而脉反细小，不可下，宜泻心汤。

《难知》一物黄连泻心汤此方出古本《东垣书》第九卷《此事难知》中

黄连，无分两，并无用水煎法。易老随证加减例附后。

烦者，加栀子；烦，心烦也。仲景少阴热病，有心烦一条。燥者，加香豉；燥，即口燥是也。加香豉者，火郁则发之也。呕者，加半夏；呕者，胸有饮也，加半夏以涤饮。满者，加甘草；满，胸满也。加生甘草，引黄连一味，直至满所，以泄实热。腹痛，加芍药；少阴热病，有腹中痛一条，仲景加炮附子者，误也。今加芍药，以能和营血，止腹痛。脉迟，加附子；下焦寒，加干姜；此二条，与制汤本义相反，今从删。大便硬者，加酒浸大黄。此比之大承气为少缓耳，虽下之与脉细小无害。

琥按：上方乃海藏治少阴传经热证，口燥舌干而渴。止因尺寸脉细小，不敢用大承气，而以此汤代之者也。观乎此，而知昔贤读仲景书，不轻用仲景方，盖慎之至耳。今医治伤寒，但知凭证，而不细察夫脉者，不其大害矣夫！

琥又按：仲景辨少阴证，相传为足经，主肾。今海藏反用黄连一味，为泻心汤者，乃知手少阴亦有伤寒病也。

又云：少阴渴逆者，失下也。阴消将尽，阳逆上行，使阴不纳也。或舌挛，言语不正，反昏冒，与咽痛者，少阴也，速下之，大承气汤。若阳极，脉微将尽者，不宜下，宜泻心汤。凉膈散去硝，清肺亦可。

《难知》凉膈去硝散方此方本治上焦热甚，气中之血药也。今借用之，以治少阴渴逆之证

山栀子仁一两　连翘　黄芩　薄荷各一两半　大黄半两

上为粗末，每服一两，水二盏，同竹叶七片，煎至一盏，去滓，入蜜少许，食后服。

琥按：上主疗云少阴渴逆，肾热也。然至舌挛，言语不正，昏冒，咽痛，虽为肾热，实则阴不纳阳，阳热已极，逆而上行，上干于心矣。脉微者，乃阴气微而将尽也。此为脉中无神，故不可用下药，以大泄其热，止须用凉膈散，又去硝以清肺。盖金为水母，肺清则肾经之热，亦随之而解矣。此读仲景书，而神于通变，不执死方者欤。

又云：少阴心惊悸，邪热入阴，肾水乘心，是以心悸，是水犯火也，不当治水与火，治在于木，故仲景用四逆散调之。此即甘草、枳实、柴胡、芍药四味药也，方已见前。

琥按：上主疗云治木者，乃肾热极，反调其肝，实则泻其子也。又仲景于四逆散方后云，悸者加桂枝五分。兹则专主悸，而不加桂，可见用药之法，不可执也。

琥按：仲景治少阴病，用大承气汤者，共三证，一则口燥咽干，一则自利纯青水，心下痛，口干燥，一则腹胀不大便。乃火土过极，水将涸矣，故用大承气汤泻土，即所以救水，土为水之贼也。然病人之脉，必两尺沉数，有力者，宜下之；无力者，不宜下也，宜滋阴泻热，玄黄膏主之。

新增玄黄膏方

玄参　生地黄各四两　大黄酒浸，一两

上三味，蒸一伏时，合捣，令相得，如膏，每用取两许，投百沸汤中，热绞取汁一升，作一服。腹胀者，加厚朴、枳实各五钱。

上方乃入手足少阴，兼走阳明之药也。阴虚人及老人血少者，大宜服之。

琥总按：以上方论，乃治少阴经热病通变之法也。少阴热病，所急者，止一下证；所难者，亦止一下证耳。学者苟能临证切脉，神而明之，则旧论新方，何一非济人之良法哉！

卷之十

辨厥阴病脉证并治法此系仲景原文

厥阴之为病，消渴，气上撞心，心中疼热，饥而不欲食，食则吐蛔。下之利不止。

此条厥阴病，乃总言病热之大纲也。成注云：邪传厥阴，则热已深而成消渴。消渴者，饮水多而小便少也。厥阴属木，肝木过旺，则肾水不足以滋之，故水易消，而渴不止。气上撞心，心中疼热者，火生于木，气即是火，火性急速，以故上逆之势如撞。肝相火也，心君火也。以火犯火，火热亢极，心中则疼。饥不欲食者，胃属土，火热，则土偏燥，故饥；木强，则土受制，故不欲食也。食则吐蛔者，蛔，胃中长虫也，蛔居胃中，因人不食，则饥而上膈，故一闻食臭，即上逆而吐出也。厥阴经邪热，横逆于脏腑之间，故见以上诸证。实则胃中空虚，无物可下，若漫下之，则木乘所胜，利遂不止，而成土崩之势矣。愚按：此条论，乃仲景约言病热之大纲，以故不及治法。设误下之而利不止者，宜以理中汤救之。

厥阴中风，脉微浮为欲愈，不浮为未愈。

未言伤寒，而先言中风者，亦犹太阳病例，先出中风条也。论例中原云：厥阴受病，尺寸脉俱微缓。愚已校正，当是沉弦之误。盖寒为沉，而风为弦也。兹者风已传入，脉见微浮。成注云：此邪气还表，向汗之时，故云欲愈；不浮则邪气深入，正多变证，故云未愈也。或问：仲景但云脉微浮，不言中风形证，何以知为厥阴病？余答云：病人必见消渴，或气上撞心，心中疼热一二证，而后谓之厥阴病也。王宇泰云：仲景立法，凡曰厥阴病者，皆气上撞心痛，吐蛔也。言虽如此，亦不可拘。

厥阴病，欲解时，从丑至卯上。注已见前第三卷《太阳上篇》。

厥阴病，渴欲饮水者，少少与之愈。

厥阴病渴，传经之邪热已深；欲饮水，则邪热有向外之机。盖木火亢盛，得水济之，则阴阳气和，而病自愈。或问：厥阴原有消渴一候，不言自愈，此条渴，何以与之水即愈也？余答云：武陵陈氏云，消渴者，热甚而津液消烁，虽饮水，不能胜其燥烈，乃邪气深入，未愈之征也。此渴欲饮水，其热非消渴之比，乃邪气向外，欲解之象也，两者自是不同。

诸四逆厥者，不可下之，虚家亦然。

此言厥阴逆厥之端也。成注云：四逆者，四肢不温；厥者，手足冷也。邪传厥阴，阳气内陷，阴气已微。阳气内陷，则外不与四肢相接，故逆而厥；阴气已微，则内不能守于脏腑，故不可下。若轻下之，则内陷之阳热未去，将几微之真阴，反随之而亡矣。在仲景于后条，虽云热厥者应下之，然方其逆厥之时，下之一法，不轻试也。“诸”字，是该下文诸厥之条而言。虚家亦然者，言人于未病之前，气血本虚家，虽病热厥，亦不可下。成注引《金匮》云：虚者十补，勿一泻之。此是言其平日，若病伤寒，不可取以为例也。愚按：此条论，仲景无治法。《补亡论》常器之云可当归四逆汤，误矣，当先以四逆散调之。

伤寒，先厥后发热而利者，必自止，见厥复利。

先厥后热，乃阴寒也。发热，是阳气自复，故利止。见厥是阴气还胜，故复利。此条病，名为伤寒，而实中寒证。正文与注见《中寒论》中。

伤寒始发热六日，厥反九日而利。凡厥利者，当不能食，今反能食者，恐为除中。食以索饼，不发热者，知胃气尚在，必愈，恐暴热来出而复去也。后三日脉之，其热续在者，期之旦日夜半愈。所以然者，本发热六日，厥反九日，复发热三日，并前六日，亦为九日，与厥相应，故期之旦日夜半愈。后三日脉之，而脉数，其热不罢者，此为热气有余，必发痈脓也。

索，苏故切，当作“素”。此条病，先发热而后厥，乃伤寒传经邪热伏匿之证也。始发热者，邪自三阳经起也。热至六日，邪传厥阴，阳气内陷，因而见厥。协热下利反九日之久者，邪热伏于里，不能还于表也。凡厥利者，多胃气下陷，当不能食，今反能食者，恐是除中之证。除中者，胃中之真气，所余无几，将欲尽除，求救于食，如灯将灭，而复明之意。当以索饼试与食之，以观其发热与否。其不骤发热者，此非除中，知胃中真气尚在，其厥与利，必渐自愈。其发热者，是为暴热，恐其骤来，则能食，出即来也。既来而复骤去者，此胃中真气，得食而尽泄于外，即名除中而必死矣。若然，则是厥利之人，食以索饼，但虑其热之暴耳。使其于九日之后，其热悠悠，又三日脉之，而热续在者，此言诊之，而前已发热六日矣。兹则复热三日，故云续也。此其人内陷之阳气渐还，而复于四肢之间，可期之于旦日前夜半后，病当向愈。盖自丑至卯，为厥阴欲解之时也。所以然者，以热与厥期，无太过不及而相应，故当愈也。如愈后，又三日脉之，而脉数热仍不罢，此为邪热之气，尚有余留。《条辨》云：厥阴主血，血热持久，则壅瘀腐化而为痈脓，所不免耳。愚按：此条论，仲景无治法。《补亡论》郭白云云，可服千金漏芦汤。盖此汤即漏芦连翘汤也，治时行热毒，变作赤色痈疽者。若未发痈脓之前，厥利发热，还宜以白头翁汤主之。

伤寒脉迟六七日，而反与黄芩汤彻其热。云云至腹中应冷，当不能食，今反能食，此名除中，必死。

此条病虽名伤寒，实则中寒证也。上条除中是热邪，此条是寒邪。正文与注见《中寒论》中。

伤寒先厥后发热，下利必自止，而反汗出，咽中痛者，其喉为痹。云云至便脓血者，其喉不痹。

此条伤寒亦中寒之证。盖先厥后热为真寒，但寒极亦能变热。热气上行，则为喉痹；热气下行，则便脓血。《后条辨》云：此得毋辛温过剂所致，亦犹热病过用凉药而变成寒证也。愚以既变之后，虽从中寒例，当以治杂病法治之。注详《中寒论》中。

伤寒一二日，至四五日而厥者，必发热。前热者，后必厥，厥深者，热亦深；厥微者，热亦微。厥应下之，而反发汗者，必口伤烂赤。

此条乃传经邪热，阳极似阴之证。伤寒一二日，至四五日而厥者，言伤寒在一二日之时，本发热，至四五日后而厥者，乃邪传厥阴之候也。必发热者，言病人四肢及肌表虽厥，而躯壳以内，必发热也。前热者，后必厥，乃申明一二日为前，四五日为后，以见热极必发厥也。成注云：此为阳气内陷，厥深热深，厥微热微，随阳气内陷之深浅也。阳邪深伏，应须以苦寒之药，下去其热，使阴气得伸，则阴阳平，四肢和顺而不厥矣。粗工见厥，认以为寒，而反用辛温之药，以强发其汗。辛温皆升，引热上行，必口伤烂赤，以厥阴之脉循颊里，环唇内故也。《补亡论》郭白云云：仲景言厥应下之者，谓有当下之厥而误汗，非谓厥皆可下也。故仲景又曰，诸四逆厥者，不可下。或问：厥证应下，当用何药？余答云：《尚论篇》举《厥阴篇》末下利谵语条，而用小承气汤，因本篇中别无下药故耳。殊不知此条系《阳明篇》错简。若审证用药，厥时四肢冰冷，过乎肘膝，甚至有肌表皆凉，脉伏匿者，用四逆散；热回脉沉数，大便难者，方宜小承气；如脉沉实，大便不通者，还宜大承气汤下之；口伤烂赤者，宜黄连解毒汤。

伤寒病，厥五日，热亦五日，设六日当复厥，不厥者，云云至故知自愈。

此条伤寒，先厥后热，是亦中寒证也。正文与注见《中寒论》中。

凡厥者，阴阳气不相顺接，便为厥。厥者，手足逆冷是也。

以上数条皆言厥证，而未详其厥之义，故于此节特申明之。成注云：手之三阴三阳，相接于手十指；足之三阴三阳，相接于足十指。阳气内陷，不与阴气相顺接，故手足为之厥冷也。愚以人之肢体，皆属阴，气附则温而生，气离则冷而死。阳气主外，阴气主内。成注云阳气内陷而厥，乃阴气已微，阳热用事，当是热厥。若寒厥，则阴寒用事，阳气将外脱矣，何由而反内陷邪？学者其试思之。

伤寒脉微而厥，至七八日肤冷，云云至此为脏厥，非为蛔厥也。蛔厥者，其人当吐蛔。令病者静，而复时烦，此为脏寒。蛔上入膈，云云至乌梅丸主之。又主久利方。

按：上条伤寒曰脏厥，曰蛔厥。脏厥固系无阳证，即蛔厥亦为脏寒，此非首条厥阴病，心中疼热吐蛔比也。正文与注并乌梅丸方并详《中寒论》中。

伤寒热少厥微，指头寒，默默不欲食，烦躁，数日小便利，色白者，此热除也，欲得食，其病为愈。若厥而呕，胸胁烦满者，其后必便血。

此条伤寒，乃先热后厥，亦为热厥之证。热少厥微，阳气内陷之浅者也。惟厥微，故但手足指头寒；惟热少，故虽烦躁，止默默不欲食也。《条辨》云：厥阴之脉挟胃，故不欲食。过数日，小便色白，欲得食，此邪热除而胃气复，其病不治而自愈矣。若厥而呕，加之胸胁烦满者，厥阴脉不但挟胃，兼贯膈布胁肋，乃厥深而热亦深也。成注云：厥阴属肝，主血。其后数日，内热不去，迫血下行，必从大便中出也。按：此条论，仲景无治法。《补亡论》郭白云云，热不除而便血，可犀角地黄汤。

病者手足厥冷，言我不结胸，小腹满，按之痛者，此冷结在膀胱关元也。

此条系真寒证。正文与注见《中寒论》中。

伤寒发热四日，厥反三日，复热四日，厥少热多，其病当愈。四日至七日，热不除者，其后必便脓血。

此条伤寒，先发热后见厥，亦热厥也。厥后复热，此为真阴气复，阳邪还表，故以厥日少，热日多，为阴阳顺接，其病当愈之征。然热不除，为阳邪过胜。成注云：内搏厥阴之血，其后必大便脓血。按：此条论，仲景无治法。《补亡论》常器之云可桃花汤，误矣。愚以仲景黄芩汤，可借用之。

伤寒厥四日，热反三日，复厥五日，其病为进。寒多热少，阳气退，故为进也。

此条证与上条相反，乃真寒厥也。正文与注详《中寒论》中。

伤寒六七日，脉微，手足厥冷，烦躁，灸厥阴，厥不还者，死。

此条伤寒乃中寒也。脉微厥冷，为真寒；烦躁，是假热。灸法详《中寒论》中。

伤寒发热，下利厥逆，躁不得卧者，死。

此条及下条，皆厥逆死证也。伤寒发热，则不当下利而厥逆矣。今者，既发热又利而厥，加之躁不得卧，为阳气扰乱，阴气亦随之而绝矣。阴阳交绝，故主死也。

伤寒发热，下利至甚，厥不止者，死。

此承上文而言。伤寒发热，纵未至于躁不得卧，但利而厥不止，亦是死证。成注引《金匮》云：六腑气绝于外者，手足寒；五脏气绝于内者，利下不禁。脏腑气绝，故主死也。

伤寒六七日，不利，便发热而利，其人汗出不止者，死。有阴无阳故也。

此条乃真阳气脱之证。正文与注详《中寒论》中。

伤寒五六日，不结胸，腹濡，脉虚复厥者，不可下，此为亡血，下之死。

濡，上演切，与“软”同。此条病系邪传厥阴，热厥中不可下之证也。伤寒五六日，邪气传里，当作里实之时。不结胸，腹濡者，邪不实也。脉虚者，血自亏也。厥阴之脉，挟胃贯膈，使其邪果实，则其胸必结，而其腹必不濡。厥阴藏血，使其血不亏，则其脉亦不至于虚矣。兹者，胸不结，腹又濡，脉又虚，而其人复厥冷者，不可下，此为阴血素亏。血为阴，无阴则阳无以附，故发厥也。若误下之，重亡其阴，必主死也。愚按：此条证，本系先发热而后发厥，故云复厥。且其厥亦不甚，故云不可下也，若热深仲景应下之矣。又按：《补亡论》常器之云可当归四逆汤，误矣。复云人参汤。愚意云，汤中宜更加凉药，以清补之。

发热而厥，七日下利者，为难治。

发热而厥，阳邪传里也。至七日，则陷内之阳，当回复于外而厥止，在里之阴气，亦当伸而热除矣。今则不惟不止，反加下利，则阴气消亡，故为难治。成注云：邪气胜，里气虚。愚以邪气胜者，阳邪之气胜也；里气虚者，真阴之气虚也。诸家注认以为真阳气虚，大误之极。

伤寒脉促，手足厥逆者，可灸之。

此系真寒证，故宜火灸。正文与注见《中寒论》中。

重出例伤寒脉滑而厥者，里有热也，白虎汤主之。注已见前第六卷《阳明篇》中。

手足厥寒，脉细欲绝者，当归四逆汤主之。

当归四逆汤方

若其人内有久寒者，宜当归四逆加吴茱萸生姜汤主之。

上二条皆真寒证。正文与注并汤见《中寒论》中。

大汗出，热不去，内拘急，四肢疼，又下利厥逆而恶寒者，四逆汤主之。

大汗，若大下利，而厥冷者，四逆汤主之。

上二条皆真寒证。系误发其汗而亡阳者。正文与注并汤，俱见《中寒论》中。

病人手足厥冷，脉乍紧者，邪结在胸中，心下满而烦，饥不能食者，病在胸中，当须吐之，宜瓜蒂散。

此条证乃厥阴病用吐之法也。病人者，厥阴病之人也，言病则气上撞心痛之义，已该其中。厥冷而但云手足，乃厥之微者也。厥则阳邪内陷，脉不当紧，今则脉乍紧者，知邪气仅结于胸，未入于胃，邪结，故脉紧也。邪在胸中，故心下满而烦。胃无邪，故饥。不能食者，胸邪窒塞，于食有碍，故虽饥而不能食也。仲景法，邪在胸中者，宜吐之，故与瓜蒂散，以吐胸中之邪。瓜蒂散方已见前第五卷《太阳下篇》。

伤寒厥而心下悸者，宜先治水，当服茯苓甘草汤，却治其厥；不尔，水渍入胃，必作利也。

此条乃厥阴病热，消渴以后之变证也。成注引《金匮》云：水停心下则悸。兹则厥而心下悸者，明系消渴。饮水多，寒饮留于心下，胸中之阳，不能四布，故见厥。此非外来之寒比也。故仲景之法，宜先治水，须与茯苓甘草汤，而治厥之法，却在其中，盖水去则厥自除也。不尔者，谓不治其水也。不治其水，水渍而下入于胃，必作湿热利也。诸家注皆以阴寒为厥，谓仲景另有治厥法，误矣。至《补亡论》郭白云以四逆汤治厥，大误之极。茯苓甘草汤，见前第四卷《太阳篇》中。或问曰：吾子既云厥阴病热，消渴，饮水多，水停心下而厥，则是心下者，即胃脘之分也。仲景又云不尔水渍入胃，若是乎寒挟水湿，又从外而入，岂消渴所饮之水，不在胃以内邪？余曰：不然。仲景言胃中者，即肠中也。据《阳明篇》云云，胃中有燥屎五六枚，则此胃中者，非肠中邪。若然，则是仲景言心下者，果系胃脘，言入胃者，即胃以下而接于肠中也。水停心下，浸渍而下入于肠，故作利也。或又问：茯苓甘草汤，仲景用以治太阳腑有停水，兼主经中风邪未尽之药，与上证若不相涉，何为而借用之也？余答云：仲景法，有一方而治两经之证者。茯苓甘草汤，兼治厥而心下悸，实防水渍入胃之药。胃，土也，补土所以胜水，故用茯苓、甘草。又生姜辛温，亦能助胃，桂枝虽走太阳之药，其辛温之性，亦能借以助胃而散水。又胃，阳也；水，阴也。胃有积水，则阳气不能四布。姜桂之性，用以行胃阳，而外达于四肢之间，却治厥也。譬之热证多服寒药，当以辛热之味从治，同一理耳。

伤寒六七日，大下后，寸脉沉而迟，手足厥逆，下部脉不至，咽喉不利，唾脓血，泄利不止者，为难治，麻黄升麻汤主之。

此条病系热厥下后之危证。成注云：伤寒六七日，邪传厥阴之时，大下后寸脉沉而迟者，肺脾阳气下陷也。下部脉不至，则肝家之阴，亦复衰竭，阴阳不相顺接，以故手足为之厥逆也。厥阴之脉贯膈，上注肺，循喉咙之后，下后因亡津液，遂成肺痿，咽喉不利而唾脓血也。成注引《金匮》云：肺痿之病，从何得之。被快药下利，重亡津液，故得之。复泄利不止者，阳气下陷于阴分，阴气衰竭，故难治也。与麻黄升麻汤，用以升阳和阴，润肺补脾调肝，而成万一之功耳。

麻黄升麻汤方

麻黄二两半，去节　升麻一两一分　当归一两一分　知母　黄芩　葳蕤各十八铢　石膏碎，绵裹　白术　干姜　芍药　天门冬去心　桂枝　茯苓　甘草炙，各六铢

上十四味，以水一斗，先煮麻黄一两，沸，去上沫，内诸药，煮取三升，去滓，分温三服。相去如炊三斗米顷，令尽，汗出愈。

成注引《玉函》曰：大热之气，寒以取之；甚热之气，以汗发之，麻黄、升麻之甘，以发浮热。正气虚者，以辛润之，

当归、桂姜之辛以散寒。上热者，以苦泄之，知母、黄芩之苦，凉心去热。津液少者，以甘润之，茯苓、白术之甘，缓脾生津。肺燥气热，以酸收之，以甘缓之，芍药之酸，以敛逆气；葳蕤、天门冬、石膏、甘草之甘，润肺除热。

琥按：上仲景方，既系错杂，成氏注又多差误。况系厥阴难治之证，医人何以措手。

琥又按：上汤乃肺脾之药而兼走肝，麻黄、升麻升肺脾之阳也。知母、黄芩、石膏、葳蕤、天门冬，能清肺家之燥热，以下后，则津液重亡，兼之唾脓血，则肺愈燥，而热故也。白术、茯苓、炙甘草，温补脾虚兼主泄利。下多亡阴，故以芍药、当归和补中下二焦之阴，肝与脾兼受其益也。用干姜者，温中气以济知芩、石膏之寒也；用桂枝者，调营卫而兼升阳之用也。服药令尽，使汗出愈者，非用上药以发汗，此以见阴阳和，则汗微出而厥逆等候自除之意。

伤寒四五日，腹中痛，若转气下趋少腹者，此欲自利也。

此条乃言厥阴腹痛，将欲自利之证也。伤寒四五日，邪气传里之时。腹中痛者，凡三阴之经皆走腹，若腹中更有转气，下趋少腹，此为厥阴经腹痛明矣。里气虚而遇邪热，故不上结于胸，遂下移于肠，欲作自利之证。按：此条论，仲景无治法。愚意云，未利者，宜四逆散；已利者，宜白头翁汤。《补亡论》常器之云宜四逆汤散。愚以汤散寒热相反，何得误用。

伤寒本自寒下，医复吐下之，寒格更逆吐下，若食入口即吐，干姜黄连黄芩人参汤主之。

此条乃言厥阴伤寒，过于吐下之变证也。本自寒下者，谓病人平日胃气本自虚寒而下利也。厥阴病邪结胸中，心下烦满者，固当吐；前热后厥者，应宜下。医人倘不顾其寒热虚实，而吐之下之，凡吐下之药，又皆苦寒，寒格者，两寒格拒其热，为上寒下热，故其人更逆吐下。谓病上吐下利，为更逆而甚也。食入口即吐者，此形其逆之至也。用干姜芩连人参汤者，以开寒格，清中下二焦热，而兼补里虚也。

干姜黄连黄芩人参汤方

干姜　黄连　黄芩　人参各三两

上四味，以水六升，煮取二升，去滓，分温再服。

成注云：辛以散之，甘以缓之，干姜、人参之甘辛，以补正气；苦以泄之，黄连、黄芩之苦，以通寒格。

琥按：上成注云芩连通寒格，其言大谬。《条辨》云其反佐，更谬之极。愚以上方用干姜之辛热，通寒格而止吐逆也；芩连之苦寒，泄伏热而坚下利也；人参之甘温，助胃虚而益正气也。且也，干姜、人参以调阳，黄连、黄芩以和阴，阴阳和平，而格逆吐下自除矣。

下利，有微热而渴，脉弱者，令自愈。

此传经热利自愈之证也。阳邪传里而至下利，则热当少衰，故以微热为邪退。渴则知其非寒利矣。且下利，则津液亡，故渴。凡下利脉宜微小而弱，兹则脉弱，知热邪已退，正气将复之象，故云令自愈也。

下利，脉数，有微热汗出，令自愈，设复紧，为未解。

此传经热利，有愈有未解之证也。热利脉数，与脉弱相反，未可言愈。所喜者，热微汗出，则阳邪还表，胃家之真气复，故令自愈。设脉复紧者，始则寒邪在表而脉紧，兹已传里，寒化为热，其脉复紧，当是实邪壅塞胸膈而作痛之诊，故为利未解也。

下利，手足厥冷，无脉者，灸之不温，若脉不还，反微喘者，死。

此条系真寒证。正文与注见《中寒论》中。

重出例少阴负趺阳者，为顺也。此条证已见前《少阴篇》中。

下利，寸脉反浮数，尺中自涩者，必清脓血。

此条乃下利变脓血之候也。热利而得数脉，非反也；得浮脉，则为反矣。兹者，寸反浮数，此在里之邪热不少敛也。尺中涩者，阴虚也，阳邪乘阴分之虚，则其血必瘀而为脓血。清，圊同，厕也。言如厕，则所下者，皆脓血也。按：此条论，仲景无治法。《补亡论》常器之云宜桃花汤，误矣。愚意云，宜以仲景黄芩汤代之。

下利清谷，不可攻表，汗出必胀满。

此条系真寒直中于里，当是太阴经错简。正文与注详《中寒论》中。

下利，脉沉弦者，下重也；脉大者，为未止；脉微弱数者，为欲自止，虽发热，不死。

此辨热利之脉也。脉沉弦者，沉主里，弦主急，故为里急后重，如滞下之证也。脉大者，邪热甚也。《脉经》云大则病进，故为利未止也。脉微弱数者，此阳邪之热已退，真阴之气将复，故为利自止也。下利一候，大忌发热，兹者，脉微弱而带数，所存邪气有限，故虽发热，不至死耳。按：成注云，脉微弱数，为邪气微而阳气复。发热由阳胜，此以热利作寒利解，大谬之极。

附例热利下重者，白头翁汤主之。

《条辨》云：此申上条而出其治。下重者，厥阴经邪热，下入于大肠之间，肝性急速，邪热甚，则气滞壅塞，其恶浊之物，急欲出而不得，故下重也。主以白头翁汤者，以泄热而厚肠也。

白头翁汤方

白头翁二两　黄连　黄檗　秦皮各三两

上四味，以水七升，煮取二升，去滓，温服一升，不愈，更服一升。

成注引《内经》曰：肾欲坚，急食苦以坚之。利则下焦虚，是以纯苦之剂坚之。

琥按：成注云，肾欲坚，急食苦以坚之。以肾开窍于二阴故也。

琥又按：下焦者，肾肝所主。肝主疏泄，而反下重者，邪热壅瘀，气滞而不行也。《条辨》云，白头翁逐血以疗澼，秦皮洗肝而散热，黄连调胃而厚肠，黄檗除热而止泄。成注云，四味皆苦寒。愚以白头翁独带辛温，故泄热之中，而兼散邪之力也。

下利，欲饮水者，以有热故也，白头翁汤主之。

此条虽无下重之证，然热利，内亡津液，故欲饮水。白头翁汤，不但坚下焦，兼能清中热，以汤中有黄连故也。热清则津液回，饮水止而利自除矣。上二条证并汤，即从本篇之后移附于此。

下利，脉沉而迟，其人面少赤，身有微热，下利清谷者，云云至其面戴阳，下虚故也。

此条系真寒证。正文与注见《中寒论》中。

下利，脉数而渴者，令自愈。设不差，必清脓血，以有热故也。

此条亦热利变脓血之证。下利而渴者，热也。脉数，为热未解。曰自愈者，其脉必数中带虚，而其渴为未甚也。设脉数渴甚，为不差，必清脓血，以在里有郁热故也。按：此条论，仲景无治法。《补亡论》常器之云，可黄芩汤。

下利后脉绝，手足厥冷，晬时脉还，手足温者，生；脉不还者，死。

此条系真阴证，然亦有热利过用凉药，而变成是证者，医人不可以不察也。正文与注见《中寒论》中。

伤寒下利，日十余行，脉反实者，死。

此条乃热利必死之脉证也，始由伤寒，继则下利，乃热邪传入于阴经也。然利至一日十余行，则热邪之势宜少减，脉当虚弱而带数矣，今则脉反实者，邪气胜也，故主死。

下利清谷，里寒外热，汗出而厥者，通脉四逆汤主之。

此条系真寒证。正文与注见《中寒论》中。

重出例热利下重者，白头翁汤主之。已见前。

下利腹胀满，身体疼痛者，先温其里，乃攻其表。温里宜四逆汤，攻表宜桂枝汤。

此条系真寒证。正文与注见《中寒论》中。

重出例下利欲饮水者，以有热故也，白头翁汤主之。已见前。

下利谵语者，有燥屎也，宜小承气汤。已见前第六卷《阳明病》小承气汤方下。

下利后更烦，按之心下濡者，为虚烦也，宜栀子豉汤。

上条证已见前第四卷《太阳病》栀子汤方下。

呕家有痈脓者，不可治呕，脓尽自愈。

此条当是阳明经错简。成注云：胃脘有痈，则呕而吐脓。不可治呕者，以治呕之药，皆辛温也。得脓尽，呕即自愈。或问：胃脘痈，于何得之？余答云：始由风寒之邪蕴于经络，继则入于胃腑，变而为热，热甚，则气瘀血积而为痈。痈者，壅也，言热毒壅聚而成脓也。

呕而脉弱，小便复利，身有微热，见厥者难治，四逆汤主之。

干呕，吐涎沫，头痛者，吴茱萸汤主之。

上二条系真阴证。正文与注见《中寒论》中。

重出例呕而发热者，小柴胡汤主之。已见前第七卷《少阳篇》小柴胡汤方下。

伤寒大吐大下之，极虚，复极汗出者，以其人外气怫郁，复与之水，以发其汗，因得哕。所以然者，胃中寒冷故也。

此条伤寒，乃热传厥阴误治之变证也。厥阴证，虽有吐下之方，而无大吐下之法。如瓜蒂散、承气汤，仲景不过暂假之以吐胸中之邪，下里热之厥耳。兹则大吐下之者，医人必过用瓜蒂散及大承气汤，故至胃气虚极也。复于吐下之后，复极发其汗者，何也？以其人外气怫郁，怫郁者，言其人面上之气，恰如外来之邪，怫郁于表也。此系阳明胃腑虚极，浮热之气上升于面。医人认以为邪热胃燥过极，不得汗，复与之水，以助其发汗，因而得哕。哕者，《千金方》谓之哕逆，俗云冷呃是也。所以然者，胃中虚极，又继之以冷水，虚寒相搏，故成哕也。愚按：此条本系传经热病，既服凉药，复饮冷水，凉冷过胜，故成胃寒之证。诸家注皆以吴茱萸汤主之者，不过暂用之以补胃虚，散寒饮也。愚以理中汤，亦可借用之。

伤寒哕而腹满，视其前后，知何部不利，利之则愈。

此条伤寒，乃邪传厥阴，热郁于里，而成实哕之证也。厥阴之经抵少腹，挟胃，上入颃颡。凡哕呃之气，必从少腹而起，由胃而上升于咽颡故也。哕而腹满者，必其人前后便不利，水火之气不得通泄，气不通泄，反逆于上而作哕也。须大小便通利，而哕自愈。按：此条论，仲景无治法。《补亡论》常器之云，前部不利，猪苓汤；后部不利，调胃承气汤。愚以汤名调胃，而芒硝太峻，恐厥阴无大下之法，须以小承气汤微利之。

琥按：以上方论，乃仲景治厥阴病法也。厥阴病有真寒，有热病，今止摘传经热病三十余条，一一为之解说，使后学治厥阴一经，切毋误温，亦毋大下，其因证制宜，自有一定之良法，寓于圆机活变之中耳。

附昔贤治厥阴病方论变法

庞安时云：尺寸俱微缓者，厥阴受病也，当六七日发。以其脉循阴器，络于肝，故烦满而囊缩。微缓者，囊必不缩。若尺寸俱沉短者，囊必缩，宜承气汤下之。

琥按：上庞氏云云，即仲景论例中语也。其言微缓者，囊必不缩，此以见论例中。凡言脉处，皆不可拘也。其言沉短者，囊必缩，宜承气汤下之。愚以沉短囊缩，恐非是下证。若论脉，当沉中带弦，或带数疾，按之有力，斯为下证悉具，当以小承气汤微利之。

王海藏云：厥阴证，烦满囊缩，大小便不通，发热引饮，腹满，脉尺寸俱微缓。又云：脉沉疾，按之有力者，为阳，阳则当下，宜大承气汤。

琥按：王氏云，厥阴证，烦满囊缩，大小便不通，发热引饮，腹满，则脉不当微缓矣。其曰尺寸俱微缓者，此仲景论例中语也。其曰脉沉疾，按之有力，是为脉证相符，决当议下，但其用大承气，亦太峻厉。盖热传厥阴，阳邪久郁，真阴内消，若用峻厉之药，则阳邪虽得外泄，而几微之阴气，亦随之而脱矣。故余立议云，若用下药，止须以小承气汤微利之。

《活人书》问：手足逆冷，而大便秘，小便赤，或大便黑色，脉沉而滑？答曰：此名阳证似阴也。重阳必阴，重阴必阳，寒暑之变也。假令前证，其脉沉而滑者，皆阳证也。轻者白虎汤，甚者承气汤。伤寒失下，血气不通，令四肢逆冷，此是伏热深，故厥亦深，速用大承气，加分剂下之，汗出立差。仲景所谓热厥应下之者此也。

琥按：上朱氏论，因仲景云热厥应下，《伤寒论》有法无方，故采仲景之方而补之也。其言轻者白虎汤，此是仲景云伤寒脉滑而厥者，里有热也，宜白虎汤主之。愚以此条当是《阳明篇》错简。盖白虎汤乃解肌散热之药，热病服之，有汗出而解者，独不闻仲景云热厥应下，不可反发汗邪？兹用白虎汤，虽非辛热发散之比，据上朱氏云加分剂下之，汗出立差，则是热厥不但应下，并宜使出汗矣。倘后学观之，更用他药，反发其汗，岂不大误。故余于仲景热厥应下之条云：厥深者，用小承气缓下；厥微者，宜四逆散调之。

《活人》五味子汤方，治伤寒喘促，脉伏而厥。

人参　麦门冬去心　杏仁去皮、尖　橘皮去白，各二

钱半　五味子半两　生姜二钱半　枣子三枚，破

上锉如麻豆大，水二大白盏，煮至一盏，去滓，分作二服。

琥按：上主疗云喘促，脉伏而厥，当是手厥阴心包相火，兼挟邪热，怫郁于内而发厥也，故上汤大能清心。其兼润肺者，以火盛防烁金也。第汤中用姜、枣、人参，嫌其太补，此当是伤寒后，邪气已微，真阴虚，内热不解，而外发厥者，方宜用之。

又李根汤方，治气上冲正在心端。

半夏汤洗，半两　当归　芍药　茯苓各一分　桂枝一两　黄芩　甘草炙，各一分　甘李根白皮二合

上锉如麻豆大，每服钞五钱匕，生姜四片，水一盏半，煎至八分，去滓温服。

琥按：上主疗云治气上冲正在心端，此为厥阴经病，盖"冲"字即"撞"字之义也。仲景于厥阴篇首条言证，皆无方治，故朱氏采此方，治上证。李根甘寒微酸，得木之正气，大能走厥阴，治消渴，止心烦逆气，故以之为君也。诸药剂皆滋阴降火，清导逆气，惟半夏、桂、姜，为辛温之剂，意者气上冲心，与水停心下而悸相仿。或者，消渴所饮之水未行，可用也，否则宁勿服之。

刘河间云：蓄热内甚，阳厥极深，以阳气怫郁，不能营运于身表四肢，以致通身清冷，痛甚不堪，项背拘急，目青睛疼，青睛属肝，肝热甚，则疼。青睛疼者，其人目脉当赤，若以目色青作解，误矣。昏眩恍惚，咽干或痛，躁渴，虚汗呕吐，下利腹满实痛，烦冤闷乱，喘急，郑声。脉虽疾数，以其蓄热极深，而脉道不利，反致沉细

而欲绝。或始得之，阳热暴甚，而便有此证候者，或两感热势甚者，通宜解毒汤，加大承气下之。热不退者，宜再下之。古人云三下之而热未退，即死矣。然亦有按法以下三五次，热方退而得活者，免致不下退其热，而必死也。下后，热少退而未愈者，黄连解毒汤调之。或失下热极，以致身冷，脉微，而昏冒将死者，若急下之，残阴暴绝而死。阳热亢极，则所余之，阴气无几，故云残阴。盖阳气后竭而然也。然不下亦死，宜凉膈散，或黄连解毒汤，或二药合服，或白虎合凉膈散，养阴退阳。积热渐以宣散，则心胸温暖，脉渐以生，至于脉复有力，方可三一承气汤下之，或解毒加六一散调之。愈后尚宜服退热之药。里热，脉滑而厥者，宜白虎汤。热极厥深，诸药下毕，竟不能利者，不救必死，黄连解毒汤，更加甘遂末一钱匕，下之。诸汤散俱见前第六卷《阳明篇》中，六一散见前第五卷《太阳篇》后，惟解毒汤附下。

《直格》黄连解毒汤方

黄连去须　黄檗　黄芩　大栀子各半两

上锉如麻豆大，每服五钱，水一盏，煎至四分，绞取汁，温服无时，日三四服，以效为度。

琥按：上刘氏论热厥一条，可为畅发仲景之旨，无余蕴矣。但其用药，有治气分热而发厥者，有治血分热而发厥者，学者所宜分别。有如解毒汤、承气汤，此治血分热之药也。白虎汤、六一散，此治气分热之药也。又凉膈散及解毒汤加甘遂末，此气血兼走之药也。倘一概混用，不无有误。余以邪传厥阴，病热已久，其人真阴之气有限，若大承气、三一承气汤中芒硝，宜审用之。

娄全善云：热厥者，初中病，必身热头痛，外别有阳证，二三日至四五日，方发厥。兼热厥者，厥至半日，却身热。盖热气深，方能发厥，须在二三日后也。若微厥，却发热者，热浅故也。其脉虽伏，按之而滑者，为里热。其人或畏热，或饮水，或扬手掷足，烦躁不得眠，大便秘，小便赤，外证多昏愦者，知其热厥也。白虎承气汤，随证用之。

琥按：上娄氏论及所用之药，与朱奉议所言热厥之义相仿。至其辨二三日，四五日，又言初中病，必身热头痛，方能发厥，此皆阐扬仲景极切要处。

或问：厥阴病，消渴，气上撞心，心中疼热，饥不欲食，食则吐蛔，此热郁于胃而吐长虫也。诸家皆以仲景治蛔厥证，乌梅丸主之，是邪非邪？余答云：乌梅丸治胃中虚冷而蛔厥，乃厥阴直中之寒证也。今者邪传厥阴，胃中实热火气上逆，故暴饥欲食，复不能食而吐蛔也。乌梅丸中，如桂、附、细辛，辛热之剂太甚，何可用邪？陶尚文秘方，有理中安蛔散，方中用参术为主，余复嫌其太补，缘立清中安蛔汤以主之。

新增清中安蛔汤方

治胃实热，呕吐长虫。

黄连姜汁炒，三钱　黄柏酒炒，钱半　枳实麸炒，二钱　乌梅三个　川椒去目，炒去汗，三十粒

上五味，共剂，水二钟，加生姜三大片，煎八分，细口服。

琥：于上方用黄连、生姜者，以清中而止呕也。复加黄柏、乌梅、川椒者，蛔得苦则安，得酸则止，得辛则头伏也。用枳实者，泄胃实也。如病人胃中虚热而呕者，去枳实，加人参一钱五分。

琥总按：以上方论，乃治厥阴热病通变之活法也。厥阴所难治者，惟发厥一证。据仲景论中，真寒之厥，十居其七，郁热之厥，十止二三。以故今医治厥，每以热证作寒治者，其误良多。殊不知寒厥证，仲景治法虽多，而病者十不得一；热厥证，仲景治法虽少，而病者十居其九。愚因集昔贤续论，附于仲景原论之后，学者诚能通变观之，则庶乎其不差矣！

卷之十一

辨阴阳易差后劳复病脉证并治法此系仲景原文

琥按：仲景论，叔和所增入者，王安道云，乃第一卷辨脉平脉法，又第七、八、九卷汗吐下诸篇而已。至若六经篇以前，则有痉湿暍三证；六经篇以后，则有霍乱一证，此亦仲景原文，非叔和所能赞辞。愚今不为辨注者，盖以上四证，本非伤寒，仲景当日偶比类言之也。然其实，则各有不同。有如痉证，当见头摇，口噤，背反张；湿证，则皆小便不利，大便反快；暍证，大都口开，前板齿燥；霍乱，亦必挥霍撩乱，呕利齐作，此其与伤寒不同处。所以喻嘉言著《尚论篇》以四证为杂病，而不列之伤寒中也。其他如阴阳易差后等证，此即伤寒病之未愈者，故特辨注之如下。

伤寒阴阳易之为病，其人身体重，少气，少腹里急，或引阴中拘挛，热上冲胸，头重不欲举，眼中生花，膝胫拘急者，烧裈散主之。

此言差后诸病，而先以阴阳易冠其首也。阴阳易之为病，成注言之已明。易者，以无病人清正之气，与病后人交合，换得浊邪之气，故曰易也。身体重少气者，我之正气脱也。少腹里急云云者，我受彼之邪气上逆也。《后条辨》云：三焦相混，一皆秽浊之邪，布塞于经络之中，故见以上诸证。用烧裈散者，以导引其浊邪之气，男女各由溺而出也。

烧裈散方

上取妇人中裈，近隐处，剪，烧灰，以水和服方寸匕，日三服，小便即利，阴头微肿则愈。妇人病，取男子裈当烧灰。当，即裆也。

《内台方议》曰：大病新差，血气未复，余热未尽，强合阴阳，故曰易也。易者，如换易也。故与裈中隐处烧灰服之，以复其气也。男病用女，女病用男者，此以阴阳复易之义也。

琥按：上议即本成注之义。其云回复其所易之气，此实发成注之未发，与仲景制方之旨，为甚相合。

琥又按：烧裈散，成注不言气味，仲景但云小便即利，阴头微肿则愈。此是言男子病，故曰阴头微肿，若妇人病，止利小便而已。《条辨》云，裈当近隐处，阴阳二气之所聚也。《尚论篇》云，服之小便得利，阴头微肿者，阴毒仍从阴窍出也。此阴毒，当是阴中所受之毒，非阴寒之毒也。

琥又按：所受之毒，有不尽从阴窍而得者。戴院使云，男子之病，秽气出于口；女子之病，秽气出于阴。然方其强合之时，即女子口中，未必无秽气出者；及其施泄之后，即男子阴中，亦未必无秽气下者。此皆不可拘也，全在医者以意会之。

大病差后劳复者，枳实栀子汤主之。若有宿食者，加大黄，如博棋子大五六枚。

成注云：病有劳复，有食复。伤寒新差，血气未平，余热未尽，早作劳动病者，名曰劳复。病热少愈，而强食之，热有所藏，因其谷气留搏，两阳相合而病者，名曰食复。劳复则热气浮越，与枳实栀子豉汤以解之。食复则胃有宿积，加大黄以下之。愚按：两阳相合而病，以病热本属阳，而食入于阴，经又云长气于阳，故云两阳相合也。

枳实栀子豉汤方

枳实三枚，炙　栀子十四枚，擘　豉一升，绵裹

上三味，以清浆水七升，空煮取四升，内枳实栀子，煮取二升，下豉，更煮五六沸，去滓，温分再服，覆令微似汗。

成注云：枳实栀子豉汤，则应吐剂。此云覆令微似汗出者，以其热聚于上，苦则吐之；热散于表者，苦则发之。《内经》曰火淫所胜，以苦发之，此之谓也。

琥按：仲景云劳复证，以劳则气上，热气浮越于胸中也。故用枳实为君，以宽中下气；栀子为臣，以除虚烦；香豉为佐，以解劳热。煮以清浆水者，以差后复病，宜助胃气也，胃气升，则劳复之热降矣。覆令微似汗者，胃家之气既升，则遍身得以和畅，故云微似汗也。成注云热聚于表，苦则发之，误矣。又方氏《条辨》注劳复之劳为房劳，《尚论篇》已斥其非。

伤寒差以后，更发热者，小柴胡汤主之。脉浮者，以汗解之，脉沉实者，以下解之。

差以后，不因劳食而更发热者，此半表半里之间有留邪也，故用小柴胡汤。汤中有人参以扶正气，去余邪，乃和解法也。若诊其人而脉浮，是热发在表；脉沉实，是热发在里。表里有邪，另当斟酌汗下之法。《条辨》云脉浮是有重感，脉沉实是饮食失节，其说极是。小柴胡汤方已见前第七卷《少阳篇》中。

大病差后，从腰以下有水气者，牡蛎泽泻散主之。

成注云：大病差后，脾胃气虚，不能制约肾水，水溢下焦，腰以下为肿也。《金匮要略》云，腰以下肿，当利小便。与牡蛎泽泻散，利小便而散水也。

牡蛎泽泻散方

牡蛎熬　泽泻　栝蒌根　蜀漆洗，去腥　葶苈熬　商陆根熬　海藻洗，去咸。以上各等分

上七味，异捣，下筛为散，更入臼中治之，白饮和服方寸匕，小便利，止后服，日三。

成注云：咸味涌泄，牡蛎、泽泻、海藻之咸，以泄水气。《内经》曰，湿淫于内，平以苦，佐以酸辛，以苦泄之。蜀漆、葶苈、栝蒌、商陆之酸辛与苦以导肿湿。

琥按：上成注犹混杂不明。牡蛎、泽泻、海藻三味之咸，固能入肾而导水，若蜀漆、葶苈、商陆根之苦辛，乃苦以泄其水，辛以散其邪也。又商陆兼酸，酸与苦皆能涌泄，至于栝蒌根，非泄水之物。《条辨》云苦能彻热，乃蜀漆之使，大都上方用以治下焦水热病最宜。

或问：大病差后，成注既云脾胃气虚，何不竟用补脾之剂，使脾胃气壮，肾水不将有以制约邪？余曰：然。《尚论篇》亦云，脾土告困，不能摄水。疑者以为不顾其虚，而反用牡蛎泽泻散峻攻，殊不知此正因水势未犯身半以上，急驱其水，所全甚大。设用轻剂，则阴水必袭入阳界，驱之恐无及矣。愚以言虽如此，使脾土果虚，如仲景五苓散方亦可借用，但方中药宜去桂，加牡蛎、海藻，投之甚稳。盖此条系下焦水热证，故不宜加桂也。

大病差后，喜唾，久不了了者，胃上有寒，当以丸药温之，宜理中丸。

大病差后，何为而胃上有寒？此必是病热之时，过用凉药所致。《条辨》云：唾者，口中液也。寒以饮言，胸中有寒饮，故喜唾也。不了了，言病了而不了，无已时也。与理中丸，以

温脾胃之气。其不用汤而用丸者，以病差之后，不可骤补故也。

理中丸方此方自原论中第七卷采附于此

人参　甘草炙　白术　干姜以上各三两

上四味，捣筛为末，蜜和丸，如鸡子黄大，以沸汤数合，和一丸，研碎，温服之，日三服，夜二服。

成氏《明理论》云：心肺在膈上为阳，肾肝在膈下为阴，此上下脏也。脾胃应土，处在中州，在五脏曰孤脏，属三焦曰中焦。自三焦独治在中，一有不调，此丸专治，故名曰理中丸。人参味甘温，《内经》曰，脾欲缓，急食甘以缓之。缓中益脾，必以甘为主，是以人参为君。白术味甘温，《内经》曰，脾恶湿，甘胜湿。温中胜湿，必以甘为助，是以白术为臣。甘草味甘平，《内经》曰，五味所入，甘先入脾，脾不足者，以甘补之。补中助脾，必先甘剂，是以甘草为佐。干姜味辛热，喜温而恶寒者，胃也，胃寒则中焦不治。《内经》曰，寒淫所胜，平以辛热。散寒温胃，必先辛剂，是以干姜为使云云。《内经》曰热者寒之，寒者热之，此之谓也。

琥按：上成氏注理中丸乃治脾胃虚寒药也。使脾胃虚而不至于寒，则干姜在所当减，况敢加桂附等药乎？使脾胃寒而不至于虚，则参术又在所当减矣。医者不可不知。又上证言喜唾者，乃吐涎沫也。倘其人恶心欲作呕吐之状，方中宜去甘草。又用干姜，不若多用生姜之为妥矣。

伤寒解后，虚羸少气，气逆欲吐者，竹叶石膏汤主之。

伤寒本是热病，热邪所耗，则精液销烁，元气亏损，故其人必虚羸少气。气逆欲吐者，气虚不能消饮，胸中停蓄，故上逆而欲作吐也。与竹叶石膏汤，以调胃气，散热逆。愚按：前条是胃中虚寒证，此条是胃中虚热证。

竹叶石膏汤方

竹叶二把　石膏一斤　半夏半升，洗　麦门冬一升，去心　人参三两　甘草二两，炙　粳米半升

上七味，以水一斗，煮取六升，去滓，内粳米，煮米熟，汤成，去米，温服一升，日三服。

成注云：辛甘发散而除热，竹叶、石膏、甘草之甘辛，以发散余热；甘缓脾而益气，麦门冬、人参、粳米之甘，以补不足；辛者散也，气逆者欲其散，半夏之辛以散气逆。

琥按：上方乃和解肺胃虚热，兼消停饮之剂。成注云辛甘发散，误矣。至若胃无大热，石膏在所当去，胃无停饮，半夏又非所宜。临证制方，不宜执也。

病人脉已解，而日暮微烦，以病新差人，强与谷，脾胃气尚弱，不能消谷，故令微烦，损谷则愈。

病人脉已解者，谓脉不浮，又不沉实，表里之邪为尽除也。烦热也，日暮犹微热者。成注云：日暮为阳明王时，以病热新差之人，强与谷食，食谷既多，脾胃气尚虚弱，一时不能消化，故令生烦热也。然其热甚微，止须减损其谷而病自愈。愚按：此条乃不须服药证，故仲景止设一损谷之法。成注云当小下之，是与前条食复证无别矣，误极！误极！

附昔贤治差后病方论变法

孙真人云：病新差后，但得食糜粥，宁少食，令饥，慎勿饱，不得他有所食，虽思之，勿与之也。引日转久，可渐食羊肉白糜，若羹汁，雉兔鹿肉，不可食猪狗肉也。

琥按：上孙氏云宜食羊、雉、兔、鹿等肉，夫雉属火而性温有毒，又羊鹿虽补，其性大热，恐病后不宜食也。倘少食羹汁，亦无害。惟兔属金而性凉，为可食耳。

新差后，当静卧，慎勿早起，梳洗，亦不可多言语用心，使意劳烦，凡此皆令人劳复。故督邮顾子献得病已差未健，诣华敷视脉，敷曰：虽差，尚虚，未得复，阳气不足，慎勿劳事，余劳尚可，女劳《外台》作御内则死，当吐舌数寸。其妇闻其夫差，从百余里来省之，经宿交接，中间三日，发热口噤，舌出数寸而死。

按：此段巢氏《病源》云出之《范汪方》中也。

病新差，未满百日，气力未平复，而以房室者，略无不死。有士盖正者，疾愈后六十日，已能行射猎，以房室，即吐涎而死。及热病房室，名为阴阳易之病，皆难治，多死。近者，有一士大夫小得伤寒，差已十余日，能乘马行来，自谓平复，以房室，即小腹急痛，手足拘挛而死。

琥按：上孙氏云云，皆女劳复也。《外台秘要》中引作阴阳易病，以致俗医妄谈云，阴阳易之病，有舌出数寸而死者。殊不知阴阳易病，犹属可生，女劳复病大率多死。故《千金》但有治劳复之方，而无女劳复之药也。慎疾君子，其自谨之。

《千金》补大病后不足虚劳方万病虚劳同用

取七岁以下，五岁以上，黄牛新生者乳一升，以水四升，煎取一升，如人体温，稍稍饮之，不得过多，十日服，不绝为佳。

琥按：黄牛属土，其乳色白，又属金，味甘气温，大能补气养营，润燥除虚热，解劳乏。病后肺脾气虚，大肠枯燥者，大宜服之。

又治伤寒温病后劳复或食或饮或动作方

栀子仁三七枚　石膏五两　香豉一升　鼠屎尖头大者，二十枚

上四味，㕮咀，以水七升，煮取三升，分三服。

琥按：上主治云劳复或食饮或动作，夫两者之复不无少异。盖饮食之复宜消导，动作之复宜调补，在仲景既以枳实栀子豉汤两用之。上方之用，即祖仲景之意也。大抵此方专治劳复热渴证，故以石膏、鼠粪二者之甘寒，以凉解之。愚以石膏一味太寒重，莫若以知母或栝蒌根代之。《千金》又一方，治食大饱不消，劳复脉实者，即上方中去石膏加大黄。此又仲景法云有宿食者，加大黄如博棋子大五六枚是也。愚谓以上等方，治食复，固效；治劳复，尚宜斟酌。

又治重病新差，早起劳及饮食多致发欲死方

烧鳖甲末饮服方寸匕。

琥按：上方乃治少阴厥阴劳复，寒热间作之证。

又麦门冬汤，治劳复气欲绝，起死人方。

麦门冬去心，一两　甘草二两　京枣二十枚　竹叶切，一升

上四味，㕮咀，以水七升，煮粳米一升，令熟，去米，内诸药，煎取三升，分三服。不能服者，绵滴汤，内口中，用之有效。据原方中，麦冬止一两，太少，可增至三两。

琥按：上方乃治肺脾劳乏之剂，即仲景竹叶石膏汤之变也。王海藏治劳复，亦用此方，去京枣，复云加人参大妙。

又治伤寒差后一年，心下停水，不能食者方

生地黄一斤　白术一斤　好面二斤

上三味，合捣，令相得，曝干，下筛，酒服方寸匕，日三，加至二匕。

琥按：上主治云心下停水，当是脾气虚热而不和也。故上方用生地以凉之，白术以补之，好面以和之。

或问：心下停水，而反用地黄，得毋泥膈邪？余答云：生地之性宣通，不比熟地之泥膈。况助以白术、好面，则中焦之湿热清，而土气得益，水自不停，食自能下矣。仲景法，大病差后，从腰以下有水气者，牡蛎泽泻散主之，其药甚厉。此云心下停水，而其药又甚平，可见先圣后贤，其因证制方，各臻其妙，岂粗工所能仿佛乎哉！

又曰：妇人温病虽差，若未平复，血脉未和，尚有热毒，而与之交接得病者，名为阴易之病。其人身体重，热上冲胸，头重不能举，眼中生眵一作膜，四肢一云膝胫拘急，小腹绞痛，手足拳，皆即死。其亦有不即死者，病苦小腹里急，热上冲胸，头重不欲举，百节解离，经脉缓弱，血气虚，骨髓竭，便嘘嘘吸吸，气力转少，着床不能动摇，起止仰人，或引岁月，方死。医者张苗说有婢得差后，数日，有六人奸之皆死。

治交接后阴卵肿缩，腹中绞痛便欲死方

取所交接妇人衣服，以覆男子，立愈。又一方，取女人手足爪二十枚，女人中衣带中衣，里衣也。《外台方》作衣中裳一尺，烧，以酒若米饮汁服之。

琥按：上二方即仲景烧裈散之遗意也。男病取女，女病取男，如法服之。

深师疗妇人得温病虽差，平复未满一百日，不可与交合，交合为阴易之病，病必拘急，手足拳，皆死。丈夫病以易妇人，名为阳易，速当疗之，可差。满四日不可疗也，宜令服此药方。

干姜四两

上一味，捣末，汤和，一顿服，温覆汗出，得解止，手足伸，遂愈。

琥按：仲景云阴阳易，乃伤寒病差后之证。至深师与孙真人，皆指为温病差后之证，何也？此犹之太阳病中风伤寒，其初虽异，而其传变则一也。温病后，是感得温热之余气，而反用干姜一味者，何也？此必是男女因交接之时，走脱阳气，令不病者反得病，故用干姜之辛热，使顿服之也。病候多端，制方不一，今姑存之，以备采择。

又疗劳复，大青汤方。

大青四两　甘草二两，炙　阿胶二两，炒　香豉二两

上四味，切，以水一斗，煮取三升，去滓，温服一升，日五六，欲尽。复作，常使有汤，渴便饮，无毒，除热止吐下。伤寒一二日，上至十数日，困笃，发汗热不解，吐下后，热不除，止下痢甚良。先煮大青甘草，取四升，去滓，内胶豉，胶消尽，便漉去，勿令豉坏，当预渍胶令释也。

琥按：上方乃治肺胃烦热之剂，盖劳则气耗，而生烦热故也。今方家惟大青一味不见用，《纲目》云其茎叶深青，其性大寒其味苦甘，乃草药中之无毒者。医人不可以不知也。

又疗伤寒差后，劳复，葵子汤方。

葵子二升　粱米一升

上二味，合煮作薄粥，饮之，多多为佳，取汗立差。

琥按：上方乃滑利肠胃兼和中气之剂。盖用葵子之甘寒以利窍，粱米之甘凉以养胃也。

范汪豭鼠粪汤，疗伤寒病后，男子阴易方。

薤一大把。《肘后方》作蓝，即板蓝根也，叶可作靛，今处处种之　豭鼠粪十四枚。豭，音加，雄鼠也，其粪两头尖者是

上二味，以水五升，煮取二升，尽饮之，温卧，汗出便愈。亦理劳复。

琥按：薤味辛温，蓝味苦寒，亦各因其证而用之。

又疗交接劳复卵肿，腹中绞痛，便绝死，竹皮汤方。

此方又疗伤寒病差，语言书疏，坐起行步劳复者。

刮青竹皮一升

上一味，以水三升，煮五六沸，绞去滓，顿服，立愈。

琥按：上主疗云交接劳复，乃女劳复，而非阴阳易也。劳复之证，有阴虚生内热者，此方可选而用之。

又疗阴阳易，栝蒌汤方。

栝蒌根二两

上一味，以水五升，煮取一升，分二服。先以青淡竹沥一升，合水二升，煮好银二两，减半，去银，先与

病人饮之，讫，须臾乃服汤，小便利即差。栝蒌汤，银汁，须冷服。

琥按：栝蒌汤苦寒清中，银汁甘寒坠下。病人热毒上攻，神气浮越者，宜用之。

庞安时云：病新差后，气血津液虚耗，慎勿为诸劳动事。凡言语思虑劳神，梳浴澡頮音诲，洗面也劳力，劳则生热，而复病如初也。又新差后，精髓枯燥，切不可为房事，犯房事劳复必死。故督邮顾子献，病差后，华敷嘱之，慎勿房事，余劳尚可，女劳即死。此是女劳复，非阴阳易也。又《素问》曰病热而有所遗者，是新差后肠胃尚弱，若多食，则难消化，而复病如初也。此是食复新差，强人足两月，虚弱人足百日，则无复病矣。

《总论》疗天行劳复，头痛四肢疼，葱豉汤方。

葱白　豉各半升

水二升半，煎葱烂，去滓，入雄鼠矢三七枚，末之，和匀，分再服。未差，更作。

又疗天行劳复作热，旦至晚则腰背痛，头项强重，葛根姜豉汤。

芍药　生姜各一两半　豉　葱白各一合半　葛根二两

㕮咀，水三升，煎二升，下豉，煎一升半，去滓，温饮一盏。

又疗天行差后，劳复发热，呕吐食不下，芦根汤。

芦根半升　生姜二两　橘皮　枇杷叶各一两

以水三升，煮一升半，去滓，温饮一盏。心烦躁，加石膏二两，加水一升，煮二升。

琥按：上三方皆云疗天行病，其因自巢氏《病源》始。《病源》就仲景之论，而曰伤寒，曰时气，曰热病，曰温病。伤寒者，触冒冬时之寒，乃正气病也；时气者，四时反寒反热之气也；热病者，病重于温，经云五脏皆有也；温病者，冬伤于寒，至春所变也。四种病皆分一日二日，至八九日，及传变之候，并与伤寒同也。四者之中，惟时气一候，病无长少，率多相似，故《外台方》以天行名之。今庞氏作《总病论》，列之伤寒证中，愚意云此即四时伤寒病也。上三方皆治阳明劳复之药，独葛根姜豉汤云疗腰背痛，头项强重，当是太阳经病，传写时得毋误邪。姑并采之，以备参考。

又疗病未平复，后劳动，致热气攻胸，手足拘急，搐搦如中风状，宜栝蒌竹茹汤。

琥按：此即是前范汪竹皮汤，又栝蒌根汤，二方合用之复方也，但所治略殊耳。

又疗男子房劳成复者，宜鼠矢薤根汤，兼治阴阳易，神验。

琥按：此方即前范汪鼠粪汤也，治疗亦同。

又云，男子房劳复，发热口噤，临死，舌出数寸。又始得病，百节痛，如被杖，浑身沉重，恍惚失措，脉促而绝，不可治。或有吐涎不止，或有谵妄烦乱者，皆不可治。

又疗妇人病，未平复因夫所动，少腹篡中音算，篡内深处为下极，大便前，小便后，两阴之间也急痛，腰胯四肢不任举动，无热证者，附子黄芪汤。

白术　当归　桂枝　附子　甘草　芍药　人参各半

两　黄芪三分　生姜一两半

㕮咀，水四升，煮至一升半，去滓，通口服一盏，食久再服，温覆取小汗。

琥按：上庞氏所云，则是妇人亦有房劳而病复者，此补《千金方》之未备。上方太温热，犹之深师用干姜一味，治阴阳易病，在投之得其宜耳。

又云，阴阳易病者，阴阳相感动，其毒气着人，如换易也。然女犯男，得病鲜有死者；男犯女，得病，救稍缓，则十无一人得生者。又若女犯男，男自发劳复，则女不病；男犯女，女自发劳复，则男亦得病，但略轻。富贵之家，虽知其事，后生轻于自恣，犯之多致不救。田野之家，蒙蒙昧昧，只知伤寒能杀人，因此病死者，又十有三四，皆不知其所犯之由，深可伤也。宜服手足甲、裈灰散，可灸毛际横骨上中央曲骨一穴百壮。若阴卵缩，未下，灸大敦二穴在足大指端，去爪甲角如韭叶，小炷七壮。手足甲、裈灰散，已见前。

又疗伤寒口干喜唾方

大枣四十枚，煮，去皮核　乌梅肥者十个，去核为末

上以枣肉和为丸，含化自然汁。

琥按：仲景云，大病差后喜唾，宜理中丸，以胃上有寒也。上主疗云口干，则非胃寒，乃胃家虚而津液败矣，故用大枣之甘温以补之，乌梅之酸平以敛之。

朱奉议云：伤寒病新差，阴阳气未和，因合房室，则令人阴肿，入腹绞痛。妇人则里急，腰胯连腹内痛，名为阴阳易也云云，宜烧裈散即仲景原方、豭鼠粪汤已见

前，但范汪方用薤，此用韭根尤妙、竹皮汤、干姜汤并见前、青竹茹汤内有栝蒌根，即前栝蒌竹茹汤也、当归白术汤见下，可选用之。

《活人》当归白术汤

治妇人病未平复，因有所动，小腹急痛，腰胯疼，四肢不任，举动无力，热发方。

白术一分　当归一两　桂枝去皮　甘草炙　芍药　附子生，去皮，破半片　人参　黄芪各一分　生姜半两

上锉如麻豆大，以水三升，煮取一升半，去滓，通口服一盏，食顷，再服一盏，温覆微汗，便差。

琥按：上主疗云妇人病未平复，当是劳复之证。其名阴易者，误也。上方乃温甘辛热，大补气血之剂，又阳虚畏寒者，宜用；阴虚发热者，审用之。

刘河间云：汗下后劳复，柴胡饮子见前第七卷《少阳篇》中；饮酒复剧，黄连解毒汤见前第十卷《厥阴篇》中或双解散加黄连见前第五卷《太阳篇》中。在里者，三乙承气汤见前第六卷《阳明篇》中；在表者，益元散即天水散，亦见前《太阳篇》中或双解散；半表半里，大小柴胡汤即仲景原方、凉膈散亦见前《阳明篇》中、解毒汤，随证用之。食复，三乙承气汤。

琥按：上刘氏用药，各有所宜。有如少阳劳复，宜小柴胡汤；食复，宜大柴胡汤；虚而食复者，宜柴胡饮子；饮酒复，三焦皆热者，宜黄连解毒汤；阳明食复，大热大实者，宜凉膈散、三乙承气汤；劳复，阳明气分大热者，宜益元散。至若双解散，药味杂乱，徒伤元气，非差后复病，所宜用也。

王海藏治一人，患伤寒得汗数日，忽身热自汗，脉弦数，心不得宁，真劳复也。王诊之曰：劳心之所致，神之所舍，未复其初，而又劳伤其神，营卫失度，当补其子，益其脾，解其劳，庶几得愈。授以补脾汤，佐以小柴胡汤而解云云。全文已见前第一卷《手经篇》中，上论出《名医类案》，《准绳》云学士许叔微记，不知何考。

补脾汤，治伤寒得汗，差后脾胃伤冷物，胸膈不快，及寻常血气不和者。

人参　白术　甘草　橘皮去白　青皮去瓤　干姜各等分

上为末，每服三钱，水一盏，煎数沸，热服，入盐点，亦得。

琥按：上方乃温补中气之剂。其用青皮者，泻木，所以扶土，木为土之贼也。

海藏又云：大抵劳者，动也。动非一种，有内外血气之异焉。若劳乎气，无力与精神者，法宜微举之；若劳乎血与筋骨者，以四物之类补之；若劳在脾，内为中州，调中可已。此为有形病也，但见外证，则谓之复病，非为劳也，如再感风寒是已。

琥按：上论云云，以病后内伤为劳，外感为复，此发仲景未发之旨。又其治有形病，以四物汤之类；其治无形病，有微举法，又调中之法，未及论方。愚意云，大约是东垣补中益气之类耳，方不尽录，全在医者，以意取之。

云岐子云：大病差后，真气未全，强行房事，劳损督任二经，故少腹里急，或引阴中急痛，拘急，热气上冲胸，头重不能举，目中生花，胫拘急。两足跻脉督任四经病，可易取男子妇人裈，烧之服，名烧裈散。

琥按：上论当是男女劳复证。亦取烧裈散者，乃相假而合治之法也。

琥又按：阴阳易病，仲景不言何经。兹云督任受伤，阴阳跻脉，四经合病，可谓畅发病情。又易老用烧裈散，分寒热而治。病在三阴，煎附子四逆等汤调下；如有热者，以鼠屎竹茹汤之类送下。可见古方亦不可执也。

张兼善云：假如妇人病，新差未平复，而男子与之交，因感外邪而卒病，实非余邪相染，医见病速，谓之阴易，于法何以别乎？夫易病者，有上条所见之证存焉，其与外所感，岂相侔哉？设若风寒外伤，当有表证，安有少腹里急引阴中拘挛者乎？或又云：假如男子病新差，未平复，强合阴阳而自病，仍小腹里急，引阴中拘挛，证同易病，求其理，何故不染易他人而自复？未审其证，治可同何法也？病虽自复，理与易同，亦用烧裈散，以诱安其正气。夫易病之为合阴阳，感动余邪，而其人正气本虚，故能染着，不然安得受其邪哉？今病自复，缘正气尚虚，而余邪因动，悉非外感，故与易同，亦用烧裈散，以安正气，正气安，余邪自平矣。

琥按：上张氏论，反复圆活，可谓发仲景之未发。要之既病易，复挟外感者，未必无之，此亦不可执也。

琥又按：仲景止言阴阳易，而《千金》复增女劳复证。昔贤相传阴阳易犹可生，若女劳复必死者，何也？愚以复病由病后正气大虚，余邪不能传易于人，因而自病，则多死，以其人不堪再病故也。易病由病人正气稍复，不病之人正气反虚，余邪遂至传易，因而忽病。然犹可生，以其人病尚初发也。倘两人正气皆不虚，虽合阴阳，复者不复，易者，亦不易矣。两人正气皆虚，强合阴阳，复者自复，易者自易，有同时而病者矣。巢氏《病源》云：易者，阴阳相感动，其毒度着，如人之换易也。若二男二女并不相易。愚又以二女，或不能易，若二男，亦有强相合者，焉知其不易也。古人著书，言不尽意，全在后学以意会之。

琥又按：烧裈散一方，海藏云，若果得阴脉，各随三阴经，用四逆等汤调送下，此热因寒用也。吴仁斋以竹皮汤合主之，此寒因热用也。娄全善煎人参汤调服，此虚者补之也。信哉，用药之不可执也！

《医林》云：离经脉见，多主死。太过曰至，一呼三至曰至。不及曰损，一呼一至曰损。二脉，惟阴阳易病有之。

琥按：脉一呼三至，由可不死，余脉皆死。

琥总按：伤寒阴阳易并差后病，仲景止引其端。至诸家方论，各有变通，是皆彼此祖述，互相发明者也。至于差后病，愚曾细阅《病源》《千金》《外台》等书，证非一候，治亦多方，兹不能尽采附焉。

卷之十二

辨误汗吐下火灸温针逆病脉证并治法此系仲景原文，散见太阳、少阳、少阴等篇，今集于此

太阳病三日，已发汗，若吐，若下，若温针，仍不解者，此为坏病，桂枝不中与也。观其脉证，知犯何逆，随证治之。

中，去声。成注云：太阳病三日中，曾经发汗、吐下、温针，虚其正气，病仍不解者，谓之坏病，言治不对证，为医所坏也。桂枝不中与者，以其初本系太阳中风，乃桂枝汤证，至此则其病已坏，桂枝汤不中与也。更当审其脉证，知犯何逆，随其逆而救之。愚按：此条论，仲景无救逆之法，《补亡论》亦不言及。惟《准绳》云，逆者，谓汗下皆不顺于理也。随证治之者，即仲景原论中云汗后病不解，及发汗若下之病仍不解，某汤主之类是也。《后条辨》又云，有如汗后亡阳，动经渴躁谵语；下后虚烦，结胸痞气；吐后内烦，腹胀满；温针后吐衄惊狂之类，变证多端，治非一法。仲景恐人以桂枝汤证误治，仍执定一桂枝汤，故令医人舍汤辨脉，另寻一看证之活法耳。学者须以意会之。

太阳病，二日反躁，反熨其背，而大汗出，火热入胃，胃中水竭，躁烦必发谵语。十余日振栗自下利者，此为欲解也。故其汗从腰以下不得汗，欲小便不得，反

呕，欲失溲，足下恶风，大便硬，小便当数，而反不数，及不多，大便已，头卓然而痛，其人足心必热，谷气下流故也。

此为欲解也，“也”字当在“故”字之下。太阳病止二日，邪犹在表，不当躁而反躁者，此必是大青龙汤证，故无汗。成注云：躁者，热气行于里也。医人不知，反用火熨其背，强发其汗，使之大出，火热之邪，因而入胃，胃中之水告竭，阴不胜阳，其发躁烦谵语之证必矣。至十余日，正气渐复，阴与阳争，故作振战慄栗之候。自下利者，火邪由大肠而得泄，此为欲自解也。其有不自解者，必在前所熨之汗从腰以下未出。成注云：此为津液虚，不得下通，故欲小便并不得也。津液既虚，火邪上逆，其势不惟躁烦而反增呕。欲失溲者，此是形容不得小便之状。足下恶风者，腰以下无汗，风邪犹郁于下部，故恶风也。大便硬者，胃中水竭之故，此非津液偏渗，故小便当数而反不数，及不多也。凡此者，实由大便硬，不自下利，皆未解证也，法宜用药以通其大便。大便已，则火邪自泄，阴气得复而上升，头必卓然而反空痛，阳气得伸而下降，足不恶风而其心必热，此是谷气下流故也。谷气者，食气也。食气下流，则胃中输转，火邪皆去而病即愈。按：此条论，仲景无治法。《补亡论》常器之云，可与白虎加人参汤、五苓散、调胃承气汤。郭白云云：推常氏之意，谓火气入胃，胃中枯燥，故用白虎加人参汤解之。然须无表证，渴饮水者，可服。小便不利者，固当用五苓散，然亦必渴饮水者，宜服。其大便硬者，用调胃承气汤，亦必小便不利，谵语仍在者，然后可服。又云此条论于诸证未生时，必须先去火邪，宜救逆汤。愚以人参白虎汤犹可用，五苓散断不可用。此系胃中水竭，津液燥，故欲小便不得，非小便不行也。大便硬，虽小便不数亦系火热燥证，其用调胃承气汤，不若以麻仁丸代之。至于救逆汤，与上条证不合，不必用也。

太阳病中风，以火劫发汗，邪风被火热，血气流溢，失其常度。两阳相熏灼，其身发黄。阳盛则欲衄，阴虚则小便难。阴阳俱虚竭，身体则枯燥，但头汗出，剂颈而还，腹满微喘，口干咽烂，或不大便，久则谵语，甚者至哕，手足躁扰，捻衣摸床。小便利者，其人可治。

太阳中风，此必是桂枝汤证，医人误以火劫强发其汗，邪风加以火热，以致血气流溢，失其常行之度。风，阳也。火，亦阳也。两阳相熏灼，邪热搏于外，则肌肉受伤，脾主肌肉而属土，故身发黄。邪热搏于阳明之经，为阳盛，阳盛则火升，故欲衄；邪热搏于太阳之腑，为阴虚，阴虚则水涸，故小便难。水火者，人身之阴阳，实则气与血也。偏胜者，势必至于交病，故云阴阳俱虚竭也。阴阳俱虚，则前之流溢者，至此而衰耗，身体焉得不枯燥也。成注云：三阳经络至颈，三阴至胸中而还。剂，分也。但头汗出，剂颈而还者，邪热炎上，搏阳而不搏于阴也。腹满微喘者，邪热内郁也。口干咽烂者，邪热上熏也。或不大便者，邪热耗其津液也，久则胃中燥热，必发谵语，甚者至哕，则邪热气逆，为病更深矣。四肢者，诸阳之本，邪热亢盛则手足扰乱，甚至捻衣而摸床矣。《后条辨》云：以上诸证，无非邪风火热，逆乱其气血，一至于此，乃真阴立亡之象。此际欲治风，则火势蒸腾；欲治火，则风势壅遏；惟有利小便一法，使小便利，庶几火邪得泄，津液得通，其人病犹可治也。诸家注皆言小便自利，夫上文既云小便难，岂有病剧而反自利之理，必须用药以探之。其人小便利，犹为可治之证，如其不利，虽治之恐无效矣。此实仲景言外之意。按：此条论，仲景无治法。愚意云，但当利其小便，宜猪苓汤。《补亡论》云与五苓散。恐太燥津液，不宜用也。又云救逆，可桂枝去芍药加蜀漆牡蛎龙骨汤。亦非对证之药。又云发黄者，宜茵陈蒿汤。愚以此非胃实，有瘀湿，乃干黄也，上药非所宜用。又云不大便，宜大承气汤。愚以此非胃实谵语，乃燥热神志昏乱，故手足为之躁扰也，上药更非所宜。但当从小便中导去其热，而诸证悉平。

伤寒脉浮，医以火迫劫之，亡阳，必惊狂，起卧不安者，桂枝去芍药加蜀漆牡蛎龙骨救逆汤主之。

伤寒脉浮者，是伤寒见风脉也。风脉既见，其为表虚可知，医人误以火迫劫之，汗乃大出而亡其阳。成注云：汗者，心之液。亡阳，则心气虚。心恶热，火邪内迫则心神浮越，故惊狂起卧不安。汤名救逆者，以惊狂不安，皆逆证也。

桂枝去芍药加蜀漆龙骨牡蛎救逆汤方

桂枝三两，去皮　甘草二两，炙　生姜三两，切　牡蛎五两，熬　龙骨四两　大枣十二枚，擘　蜀漆三两，洗，去腥

上为末，以水一斗二升，先煮蜀漆减二升，内诸药，煮取三升，去滓，温服一升。

成注云：与桂枝汤以解未尽之表邪。去芍药，以芍药益阴非亡阳所宜也。火邪错逆，加蜀漆之辛以散之。阳气亡脱，加龙骨、牡蛎之涩以固之。《本草》云涩可去脱，龙骨、牡蛎之属是也。

琥按：成注犹未尽仲景制方之义。夫亡阳者，汗必多，汗

为血液，何不用芍药以和营？以方中已有牡蛎之咸寒，龙骨之收涩，而芍药可不用也。且也，牡蛎、龙骨兼能胜火热之气而镇惊狂。其加蜀漆者，必病人素有痰热结于胸膈，至此复挟火邪错逆，故用蜀漆之辛以散之也。否则，亡阳证而用此暴悍之剂，大非所宜。又桂枝汤中生姜一味，亦太辛散，虽有寒邪，宜稍减用之。

形作伤寒，其脉不弦紧而弱。弱者必渴，被火者必谵语。弱者发热脉浮，解之当汗出愈。

愚疑以“发热”二字，当在“渴”字之前。形作伤寒，言病人之形，似太阳伤寒，头项强痛，恶寒而无汗矣。及诊其脉，不弦紧而反弱，弱者，风脉也。风为阳，其人必发热而渴，误被火劫，汗虽不出，风火相合，热搏于胃，胃中躁烦，必至谵语。然此谵语者，非胃实，不可下也。还诊其脉，而弱中带浮，邪乃在表，解之之法，当用药使汗出而愈。按：此条论，仲景无治法。《补亡论》辄用救逆汤，误矣。愚意云，宜大青龙汤，更加凉药主之。

太阳病，以火熏之，不得汗，其人必躁，到经不解，必清血，名为火邪。

清，同“圊”，厕也。成注云：此为火邪迫血而下行者也。太阳病，本无汗，此麻黄汤证也。医人误以火熏迫之，究不得汗，则热无从出，火邪入胃，以故发躁而不宁也。寒伤营，而汗又为血液，到经不解者，太阳到六七日，为传经已尽，邪仍不解，则胃中所郁火热之邪，将迫血下行而如圊矣。此名为火邪者，是申明圊血之故，实由火邪所迫而然也。按：此条论，仲景无治法。《补亡论》常器之云，可依前救逆汤、黄芩芍药汤。愚以黄芩芍药汤，庶几犹可；救逆汤，还宜加减用之。

脉浮热甚，反灸之，此为实，实以虚治，因而火动，必咽燥唾血。

成注云：此火邪迫血而上行者也。脉浮热甚，乃风邪盛于表，此为表实。灸法多补，病惟虚寒者，宜之。今者表有风热而反灸，是以实作虚治也。邪因火动，内搏于胃，故咽燥而唾血。此条论，仲景无治法。《补亡论》常器之云可依前救逆汤，误矣。愚意云，宜犀角地黄汤。

微数之脉，慎不可灸，因火为邪，则为烦逆，追虚逐实，血散脉中，火气虽微，内攻有力，焦骨伤筋，血难复也。

脉微而数，此必是风寒之后，阴虚而热未除也。虚寒可灸，虚热慎不可灸。若反灸之，则热因火入，相搏为邪，上攻则为烦为逆。且阴本虚也，更追以火，使虚者愈虚；热本实也，更逐以火，使实者愈实。阴主营血而行于脉中，当追逐之余，脉中已无血聚，故曰散也。艾火之气虽微，其内攻之力能焦骨伤筋，所以然者，盖由血散而难复故也。此条论，仲景无治法。《补亡论》常器之云，可依前救逆汤；其有汗者，宜桂枝柴胡汤。愚以二汤俱与病未合，另宜斟酌用药。

脉浮，宜以汗解，用火灸之，邪无从出，因火而盛，病从腰以下必重而痹，名火逆也。

脉浮者，邪居于表，故宜以汗解之。医人误以火灸之，邪因火迫，无外出之路而愈盛。邪盛，则病从腰以下必重而痹。何也？盖汗者，湿热之气也。今者，邪因火迫，汗不出而热甚剧，则湿气下流而成痹矣。此名火逆者，言此亦由火气所逆而使然也。此条论，仲景无治法。《补亡论》郭白云云，宜少与救逆汤。愚意云，虽宜救逆，亦宜兼痹治之。

欲自解者，必当先烦，乃有汗而解，何以知之？脉浮，故知汗出解也。

此承上文脉浮而言。成注云：烦热也，邪气还表，则为烦热。汗出而解，以脉浮，故为邪还表也。愚按：此条是言未灸之先，有不用药，汗自出而解者，则知上条病，为汗已将出，用火遏其出路，故致湿热之气下流，而成重痹之候。又按：《补亡论》以此条与上条合为一条，甚通。

烧针令其汗，针处被寒，核起而赤者，必发奔豚。气从少腹上冲心者，灸其核上各一壮，与桂枝加桂汤，更加桂二两。

病至用烧针发汗，此必是太阳伤寒证也。仲景法，宜用麻黄汤以汗之。今医误用烧针，以令其汗。太阳初得病，为寒气在表，故其寒邪即从针孔处，反入于里，在外则肉肿起如核而色赤；在内必发奔豚，其气从少腹直上冲心也。盖太阳为寒水之经，肾即为寒水之脏，脏腑相合，经病用针，故引寒邪之气，内入于脏也。成注云：先灸核上以散其寒，与桂枝加桂汤，以泄奔豚之气。

桂枝汤已见前第三卷《太阳上篇》更加桂二两。《金匮》方共成五两。

琥按：桂枝汤虽系解肌之剂，今者寒邪之气，内入肾脏而上冲于心，此水来犯火之证。《条辨》议所加者，当是桂而非枝，此深合仲景之旨。

或问：伤寒本系热病，复加烧针，则上冲之气，宜从火治，议者不当加桂？余答云：子言甚合鄙意。然此证，须知是太阳病未发热之时，误用烧针，开泄腠理，以引寒气入脏，故与中寒同治。若内有郁热，则必见烦躁等证矣。设见烦躁等证，理宜从子言，以活法治之。

又按：成注云，烧针发汗，则内损阴血，而惊动心气。愚意以若损阴血而惊动心气，是为阳盛阴虚，非寒证比矣。此与仲景加桂之意不合，误极误极。

火逆下之，因烧针烦躁者，桂枝甘草龙骨牡蛎汤主之。

火逆下之者，此必是太阳病。误以火熨其背，或以火劫其汗，病人更加谵语腹满，起卧不安等证。医认以为里实而下之，里气重虚，又加以烧针之大热，火邪内迫则生烦躁。《条辨》云：此条病逆而又逆，但未变重，故与桂枝甘草龙骨牡蛎汤，以散解火邪。

桂枝甘草龙骨牡蛎汤方

桂枝一两　甘草二两　牡蛎二两，熬　龙骨二两

上为末，以水五升，煮取二升半，去滓，温服八合，日三服。

成注云：辛甘发散，桂枝、甘草之辛甘，以发散经中之火邪；涩可去脱，龙骨、牡蛎之涩，以收敛浮越之正气。

琥按：上方即前桂枝去芍药，加蜀漆龙蛎救逆汤，制小其剂而用之也。火邪迫内，则生烦躁，故用龙骨、牡蛎之咸寒甘平，以胜火热而收敛浮越之气。盖烦躁不比惊狂之甚，而其气亦浮越也。愚以烦躁虽带表邪，不宜散以桂枝之辛热。又火逆既经下之，此阴血受伤，较之救逆汤，宜增芍药。仲景之方不可执也。

太阳伤寒者，加温针，必惊也。

太阳伤寒，宜用麻黄汤以发汗，医人误加温针，以攻其寒。殊不知寒盛于外，热郁于内，针用火温，营血得之，反增其热，

热气凑心，必见惊证。惊者，神不宁而时作耸动故也。按：此条论，仲景无治法。《补亡论》常器之云，可依前救逆汤。愚以救逆汤，宜加减用之。

太阳病，当恶寒发热，今自汗出，不恶寒发热，关上脉细数者，以医吐之过也。一二日吐之者，腹中饥，口不能食；三四日吐之者，不喜糜粥，欲食冷食，朝食暮吐。以医吐之所致也，此为小逆。

太阳病，当恶寒发热，今者自汗出，不恶寒但发热，是转阳明证矣。及切其脉，又非阳明之脉，乃细数，见于关上。关主中焦，为脾胃之分，细则为虚，数则为热，以医误吐之为过也。《尚论篇》云：吐中亦有发散之义，故得自汗出，不恶寒。一二日太阳之邪气尚浅，吐之者，胃不尽伤，吐后胃虚，故腹中饥。胃口受伤，故欲食而不能也。三四日阳明之邪气渐深，吐之者，胃气全伤，吐后胃虚大热，故不喜糜粥之热，欲食冷食。及冷食朝食，暮则吐出，缘阳明之气，由吐而逆，不能下行，此医误吐之所致胃伤而脾亦受伤也。成注云：胃气尚在，故云小逆，言此实由误吐，一时气逆使然，非关格大逆之候比也。按：此条论，仲景无治法。《补亡论》常器之云，可与小半夏汤、小治中汤，亦可与半夏干姜汤，出《金匮方》。郭白云云，《活人书》大、小半夏加茯苓汤，半夏生姜汤，皆可选用。愚以上方如治中汤、半夏干姜汤，断不可用。盖此证系胃中虚热，而非虚寒。成氏原注云表寒传于胃中，胃中虚寒者，大误。若胃中果系虚寒，则不当见数脉矣。

以上太阳逆证，共一十四条自原论中第三卷集入于此。

若已吐下、发汗、温针，谵语，柴胡汤证罢，此为坏病，知犯何逆，以法治之。

按：此条原论上文云，本太阳病不解，转入少阳者，胁下硬满，干呕不能食，往来寒热，尚未吐下，脉沉紧者，与小柴胡汤。此承上文尚未吐下而言。若已吐下、发汗、温针，不惟犯少阳三禁，更加温针，以迫劫之。成注云：损耗津液，胃中干燥，木邪干胃，必发谵语。柴胡证罢者，谓无胁下硬满，干呕不能食，往来寒热等证也。此为坏病，知犯何逆，以法治之，谓不当尚认为少阳证，小柴胡汤之外，另宜以活法治之也。愚按：此条论，仲景无救逆之法。《补亡论》庞安时云，犯何逆者，犯四种温病坏候也。郭白云云，温针谵语，亦宜桂枝甘草龙骨牡蛎汤。愚以上二家之言，皆以臆见轻拟前圣之旨。盖仲景云知犯何逆者，与太阳病坏证云云略同。谓汗、吐、下、温针四者之治，各有逆证，而医人犯之，非谓四者齐犯也。偶出谵语一条，亦不当强划温针所致，强执一方以治之。况在当日，仲景必有少阳坏病之条，及救逆之方，今皆亡之耳。学者设遇少阳坏病，只须凭证，以活法治之。

以上少阳逆证一条自原论中第五卷集入于此。

少阴病，咳而下利谵语者，被火气劫故也，小便必难，以强责少阴汗也。

此条乃热邪传入少阴，误用火劫而致逆之证。夫曰少阴病，则知其脉微细而但欲寐矣。医人不知，误认以为虚寒，妄加火气劫之。少阴之支脉别出肺，今以火气强劫其汗，《尚论篇》云：热邪挟火气，上攻必为咳，下攻必为利，内攻必谵语。此以里有伏热，外被火气逼迫，两热相并，势必致神乱而谵语。小便必难者，火气迫其津液，外泄而为汗，内泄而为利，水道枯涩，以故小便难。且肾开窍于二阴，少阴水脏被火所迫，以致前阴之水，从后阴而并出。救逆之法，可无方乎。按：此条论，仲景无治法。《补亡论》常器之云，宜桂枝去芍药加蜀漆龙骨牡蛎救逆汤以救火逆，猪苓汤、五苓散以通小便。愚以常氏治火逆，不论何经，皆用救逆汤，焉能与病相合。至其用猪苓汤以通小便，庶几犹可。若五苓散，太辛燥，恐非火逆所宜。

以上少阴逆证一条自原论中第六卷集入于此。

附昔贤治逆病方论变法

孙真人云：病形不可攻，不可灸，因火为邪，血散脉中。伤脉尚可，伤脏则剧，井腧益肿，黄汁出，经合外烂，肉腐为痈脓，此为火疽，医所伤也。夫脉数者不可灸，因火为邪，即为烦，因虚逐实，血走脉中，火气虽微，内攻有力，焦骨伤筋，血难复也。应在泻心，宜泻心汤。即仲景半夏泻心汤方也。见前第七卷《少阳篇》中。

琥按：上论即仲景火逆证，而借用仲景泻心之法也。推《千金》之意，以心属火，火逆，应在泻心。愚以原方中有芩连，固为火逆所宜，若干姜一味，恐太辛热，不宜用也。

张文仲疗伤寒八九日不差，名为败伤寒《活人书》云坏伤寒，诸药不能消者方。

鳖甲炙　蜀升麻　前胡　乌梅　枳实炒　犀角磅　黄芩各二两　生地黄　甘草一两

上九味，切，以水七升，煮取二升半，分五服，日三服，夜二服。《外台》云此出支太医方。

琥按：仲景云，太阳病三日，已发汗，若吐、若下、若温针，仍不解者，此为坏病。少阳经病亦然。此云八九日，诸药不能消，则知汗吐下诸法，皆误用之而至逆矣。上药专走阳明，兼入厥阴，为清热滋燥之剂。

庞安时《总病论》云：火邪证，谓医以火于卧床下，或周身用火迫劫汗，或焚或误灸，皆属火邪也。

又云：《论》曰灸久烧针后，证似火劫者，并宜火劫治之。证似火劫者，谓惊狂烦躁之候见也。

又云：烦躁惊及狂，用六石风引汤尤良，柴胡加龙骨牡蛎汤亦通用。病人因火劫，至十五六日，身黄下利，狂欲走，师脉之，言当下清血如豚肝，乃愈。后如师言，何以知之？师曰：寸口脉阳浮而阴濡弱，阳浮为风，濡弱为虚，浮虚受风，少血发热，恶寒洒淅，项强头眩。医以火熏郁，令汗出，恶寒遂甚，客热因火而发怫郁，蒸于肌肤，身目为黄，小便微难，短气，鼻中出血。而复下之，胃无津液，利遂不止，热瘀在膀胱，蓄结成积，状如豚肝。当下未下，必乱迷愦，狂走赴水，不能自制，蓄血若去，目明心了。此皆医所为，轻者得愈，极者不治。

琥按：上论皆因火而致逆之证。仲景治火逆惊狂，有桂枝去芍药加蜀漆牡蛎龙骨汤；治火逆烦躁证，有桂枝甘草龙骨牡蛎汤。今庞氏用六石风引汤，又柴胡加龙骨牡蛎汤，可见证非一候，方不可执，此又变通乎仲景之法者也。柴胡加龙骨牡蛎汤，见前第七卷《少阳篇》中。六石风引汤，《总论》不载，今采《金匮》方附之于后。

风引汤，本除热瘫痫。

大黄　干姜　龙骨各四两　桂枝三两　甘草　牡蛎各二两　寒水石　滑石　赤石脂　白石英　紫石英　石膏各六两

上十二味，杵，粗筛，以韦囊盛之，取三指撮，井华水三升，煮三沸，温服一升。

琥按：上方内有六石，想即是庞氏所用汤也。愚以六石中，止寒水、滑石、石膏可用，余石皆温涩不可用。得毋以《本草》十剂云，湿可以去枯，紫白石英之属是邪。盖火逆虽系枯燥之证，恐多用石药，更加干姜、桂枝等，反增其燥。上汤之用，不可执也。

《活人》黑奴丸，治时行热病，六七日未得汗，脉洪大或数，面赤目瞪，身体大热，烦躁，狂言欲走，大渴甚。又五六日以上不解，热在胸中，口噤不能言，为坏病，伤寒医所不治，弃为死人。或人精魂已竭，心下才暖，拨开其口，灌药下咽即活。兼治阳毒及发斑。

黄芩一两　釜底煤即百草霜，研入，一两　大黄一两一分，或作二两　芒硝一两　灶突墨一两，研入　梁上尘一两　小麦奴小麦未成熟时，丛中不成麦，捻之成黑勃是也。无此亦得。庞安时云如无即以小麦炒黑，摊地上出火毒用之。一两　麻黄去节，泡，一二沸，焙干秤，三两

上件捣罗为极细末，炼蜜为丸，如弹子大，以新汲水三合，研下一丸。渴者，但与冷水，尽足饮之，须臾当寒，寒竟汗出，便差。若日移五尺，不汗，依前法，再服一丸，差即止，须微利也。此药须是病人大渴倍常，躁盛者，乃可与之。若小渴者，强与之，翻为祸耳。

琥按：上方即《千金》麦奴丸也，本止治伤寒五六日以上不解云云，为坏病，《活人》兼治时行热病及阳毒发斑耳。愚以

此方用以治火逆证，烦躁惊狂，渴欲饮水，谵语，大便秘而内外实热者最神。盖火逆是受火之余毒，故以釜底煤、灶突墨等药，以从治之也。

《准绳》载《是斋方》云：伤寒阴阳二证不明，或投药错误，致患人困重，垂死，七日以后，皆可服。传者云，千不失一用。

好人参一两，去芦，薄切，水一大升

于银石器内，煎至一盏，以新水沉之，令冷，一服而尽，汗不自他出，只在鼻梁尖上，涓涓如水，是其应也，妙甚。苏韬光云：侍郎方丈，尝以救数十人。王使君宰清流日，倅车申屠行父之子妇，产后病时疫，一十余日，已成坏病。偶见问因，劝其服人参一味，遂安。是时未知有此方，偶然暗合耳。

琥按：上《是斋方》是治坏病中之误汗吐下，真气脱而致虚者，服之自神。

琥又按：伤寒汗吐下针灸等法，关系非轻。今医止知汗下，而吐法与针灸之道，久已不讲。然因汗下而致逆者，亦不少。诸逆之中，惟火为甚，以伤寒本系热病，复加以火，其逆可知。所以仲景当日，特设救逆汤以治之。其他诸逆，虽有治法，不云救逆也。至于后贤立论，亦以火逆，谆谆垂训良有以夫。

卷之十三

辨温病脉证并治法此系仲景原文，自《太阳上篇》移集于此

温病非伤寒也，而余一并及之，何也？经云：冬伤于寒，春必病温。以其病由伤寒而致也。暑病亦由伤寒而致，而不及之，何也？经云：夏伤于暑，秋必痎疟。以伤暑自是夏时病。且温病有一二日至八九日，六经传变之候，而暑病则无是也。秋疟亦有六经传变之候，又何为而不及之也？《金匮》序云仲景著《伤寒杂病论》合十六卷，今世但传《伤寒》十卷，而《杂病》未见其书。王翰林于蠹简中，得其书三卷，中论杂病而疟疾亦与焉，兹故不复及也。且也，疟疾而有六经传变者，此即是秋时伤寒，否则仲景岂不明经络，何为而未详言也。又如伤暑亦系杂病，《金匮》中即是中暍之证。若伤暑而有六经传变者，此又是夏时伤寒，其初必由寒气而得也。外如霍乱病亦系杂证，《伤寒论》列之六经篇后者，必仲景原论中，既言伤寒，即言杂病也。惜乎其十六卷书，已大半亡失。即今世所传《伤寒论》十卷，其辨脉、平脉、可汗、可下诸篇，悉系叔和所增入者，则知杂病所亡为甚多也。明赵以德著《金匮衍义》，既知痓、湿、百合、狐惑、疟疾等证，非伤寒矣，独不能捡出霍乱一候，此又余之所不解也。兹因论温病而并议及此，倘有志斯道者，必以余言为不谬也。

太阳病，发热而渴，不恶寒者，为温病。

此言温病之与伤寒异也。夫曰太阳病者，正以见同是太阳经头项强痛之证。彼伤寒由寒气而得，则恶寒；此温病由温气而得，故不恶寒，初起便即发热而渴也。愚以不恶寒发热而渴，此是阳明温病，但头项强痛之证，兼属太阳，故系之为太阳病。愚又以四时之气，在春为温，正气伤人，即时可以致病，未必尽由冬伤于寒所致，故其治法亦不与伤寒同也。

若发汗已，身灼热者，名曰风温。风温为病，脉阴阳俱浮，自汗出，身重，多眠睡，鼻息必鼾，语言难出。若被下者，小便不利，直视失溲。若被火者，微发黄色，剧则如惊痫，时瘛疭，若火熏之。一逆尚引日，再逆促命期。疑此条有错简，“小便不利”四字当在“若被下者”之前。

此承上文而言温病误治之逆证也。温病之初，是温气袭人经络，不可误发其汗。医人不知，只认以为太阳证，妄投麻桂等汤以发其汗。温袭经络，又亡津液，阳气亢极，故身热如灼，此为风温。要此风温者，即温病，盖春时多风，温气即从风中而来，故又名风温也。风温误汗之证，其脉阴阳俱浮。阴阳俱浮者，以温病本热，又发其汗，则周身阳气尽越于外，故其脉尺寸俱浮。自汗出者，成注云卫气受伤也。身重多眠，鼻息鼾，语言难者，《条辨》云风壅则气昏，热甚则气郁也。小便不利者，汗出多而津液耗也。被下而直视失溲者，此本太阳病而误汗及下所致。《条辨》云：太阳之支脉，为目上纲。误汗则经气绝，故目不转睛而上窜也。又膀胱为太阳之腑，津液藏焉，既汗且下，重亡津液，故溲溺遗失也。若误以火灸者，轻则火热土燥，其色外夺而发黄，重则火甚，热极而生风。故其神志如惊痫之状，其手足则钩曲而时瘛疭也。若火熏之者，谓发黄惊痫等证，不惟火灸则然，如以火熏之，而变证亦然也。愚按：火熏者，劫汗之法。医人不知发汗之误，以身灼热不止，犹以为发汗不透，而用火熏，此误治之常耳。风温证发汗是一逆，汗之而病不除，复被下及被火，是再逆焉，望命期之不促，而欲尚引时日乎哉？或问：身重，小便不利，焉知非湿痹证？余答云：湿痹身重，此固小便不利，若得汗出，则湿气随之而散矣。今者自汗出而身反重，谓非风温之证而何？按：此条论，仲景无治法。《补亡论》常器之云，转下火熏，皆为逆也，可白虎加人参汤、桂枝柴胡各半汤、桂枝去芍药加蜀漆龙骨牡蛎汤。郭白云复议用柴胡桂枝干姜汤、柴胡加龙骨牡蛎汤。愚以上条无少阳经证，诸汤中凡有柴胡者，皆非对证之药；凡有姜桂者，又非温热之证所宜。其白虎加人参汤，复与太阳病发热而渴者不相涉。考之《千金方》有葳蕤汤，此实补仲景治法之未备。方载后昔贤治温病法中。

或问：太阳病发热而渴，不恶寒，其于未发汗之前，当用何药？余答云：若仲景论中如葛根汤、葛根黄芩黄连汤，两方可参合加减用之。

新增葛根黄芩汤方即《伤寒论》中葛根汤去桂枝、大枣，又葛根芩连汤中去黄连，二方相合之复方也

葛根一两　黄芩　麻黄各五钱，去节　芍药四钱　甘草一钱　生姜五大片

上六味，以水四升，先煮葛根、麻黄减一升，内诸药，煮取二升，去滓，分温再服，覆取微似汗。

琥按：上汤乃治太阳病发热而渴，不恶寒者。成注云，发热而渴，不恶寒，阳明也。病兼阳明，故以上汤合二经温热而去之。若自汗出，则此汤又在所当禁用。

附昔贤治温病方论变法

《千金》葳蕤汤，治风温之病，脉阴阳俱浮，汗出体重，其息必喘，其形状不仁，嘿嘿但欲眠。下之者，则小便难。发其汗者，必谵语。加烧针者，则耳聋难言。但吐下之，则遗失便利。如此疾者，宜服之方。

葳蕤　白薇　麻黄　独活　杏仁　芎䓖　甘草　青木香各二两　石膏三两

上九味，㕮咀，以水八升，煮取三升，去滓，分三服，取汗。若一寒一热，加朴硝一分，及大黄三两下之。《活人书》用大羌活，不用独活，加葛根。

琥按：上方乃太阳阳明药也，兼入少阴之剂。其云治风温者，以仲景有风温之病而无方，故特制此汤以补仲景之未备。但汗、下、被火之后，其变证与仲景则有异，即如发汗后，仲景云语言难出，此则反云谵语，又是胃实证，故方后复加硝黄也。设加烧针而耳聋者，又不敢下。至于汗后，本方中麻黄又不宜用，全在医者因证出入，庶乎其无误矣。此方已见前第五卷《太阳篇》后，止分两略殊耳。

《小品》茅根汤，疗温病有热，饮水暴冷哕者方。

茅根　葛根各切，半升

上二味，以水四升，煮取二升，稍温饮之，啘止则停。哕，一名冷啘，俗云冷呃是也。《古今录验》去茅根，加枇杷叶。又一方，加橘皮、桂心。

琥按：上方乃治阳明病温之剂。一方加橘皮、桂心者，此必是胸中有停饮，故用橘皮之辛温以利之，桂心之辛热以散之也。

《古今录验》知母解肌汤，疗温热病，头痛，骨肉烦疼，口燥心闷者；或是夏月天行毒，外寒内热者；或已下之，余热未尽者；或热病自得利，有虚热，烦渴者方。

麻黄二两，去节　知母　葛根　石膏各三两　甘草二两，炙

上五味，切，以水七升，煮取三升，分为三服。若已下，及自得下，虚热未歇者，除麻黄，加知母、葛根。病热未除，因梦泄者，可除麻黄，加白薇、人参各二两，则止。

琥按：上方乃治太阳阳明病温热之药也。

《删繁》疗肺腑脏热，暴气发斑点，香豉汤方。

香豉一升，绵裹　葱须切，四两　石膏八两　栀子仁三两　生姜八两　大青二两　升麻三两　芒硝三两

上八味，切，以水六升，煮七味，取二升五合，去滓，然后下芒硝，分三服。

琥按：上汤虽云疗肺腑脏热，实则清解阳明胃腑郁热之神方也。

温病发斑，赤者五死一生，黑者九死一生。庞安时云：大疫难救，麦奴丸主之。即《活人书》黑奴丸，见前第十二卷中。又《古今录验》有一物黄连汤，愚以加犀角，其效更神。

《总论》鸡子汤，治热盛狂语欲死。

生鸡子七枚　芒硝一两

井华水一大升，同搅千遍，去沫，顿服，快利为度。

琥按：上汤乃治手足阳明燥热之剂。

琥又按：温病，狂热、饮水、发斑之证最多，愚故集以上诸方特治之。

《活人书》四十三问：夏至以前发热恶寒，头疼，身体痛，其脉浮紧。答曰：此名温病也。春月伤寒，谓之温病。冬伤于寒，轻者，夏至以前发为温病，盖因春温暖之气而发也云云。

琥按：仲景言温病不恶寒而渴，上条云温病恶寒，不言渴，脉又浮紧，此直是春月伤寒，何得云冬伤于寒，至春始发为温病邪？其言不顺，故于下四十五问，又出风温一条，而用葳蕤、知母、干葛、栝蒌根等汤，且云风温不可发汗也。殊不知仲景当日言风温者，即太阳温病。发汗已，身灼热者，名曰风温。此实一病而偶分两条，奉议不解书旨，分为二病，其误多矣。

《活人》栝蒌根汤，治风温加渴甚者。

石膏一两　栝蒌根三分　人参　防风　甘草炙，各半两　葛根一两半，生用，干者只三钱

上锉如麻豆大，每服钞五钱匕，用水一盏半，煮至一中盏，去滓，温服。一方加知母。

琥按：上方乃治阳明病温，气分热渴药也。

《保命集》云：温病，冬伤于寒所得也，至春变为温病。伤寒汗下不愈而过经，其证尚在而不除者，亦温病也云云。

琥按：《内经》云，冬伤于寒，春必病温。又云，精者，

身之本也，藏于精者，春不病温。故东垣云，房室劳伤，辛苦之人，阳气泄于外，肾水亏于内，当春之月，时强木长，无以滋生化之源，故为温病耳。今云岐子云，伤寒汗下不愈，过经而其证不除者，亦为温病。愚以仲景六经中，自有过经不愈之证，与温病毫不相涉，何得扭合作温病邪？噫，是又大失仲景之旨矣！

或问：阳明病温极多，其初起兼太阳病者有之，故以上等方，皆二经药也。敢问少阳之经，亦有病温证乎？余答云：有之，然亦必阳明病居多。而少阳为杂见之证，如《准绳》中用柴胡升麻汤是也。今采其方，附录于后。

《准绳》柴胡升麻汤，治时行瘟疫，壮热恶风，头痛体疼，鼻塞咽干，咳嗽，涕唾稠黏。

柴胡去苗　干葛　荆芥去梗　赤芍药　石膏各一钱半　前胡去苗　升麻　桑白皮　黄芩各一钱

上作一服，水二钟，生姜三片，豆豉二十粒，煎至一钟，不拘时服。

琥按：上方乃治少阳阳明病温，兼散手太阴风热之剂。

或问：赵氏《医贯》治温病，谓温病不恶寒，则知其表无寒邪矣。曰渴，则知其肾水干枯矣。盖缘其人素有火者，冬时寒气虽伤，不能深入，藏于肌肤，历时既久，火为寒郁于中，将肾水熬煎枯竭。甲，阳木也，藉癸水而生。肾水既枯，至春时强木旺，无以为发生之本，故发热而渴。余以六味地黄丸滋其水，以柴胡辛凉之药，舒其木郁，随手而应，其说是邪非邪？余答云：

此其说虽发明温病之源，实推广李东垣之意。然六味地黄丸料煎汤，岂治温病之药邪？此为乡愿乱德，其说似是而非者也。或又问云：然则治温病之方，将何药以滋肾水邪？余又答云：肾水枯当急救肺金，金清则水自滋。温为春令，春木胜，则病温。金清则旺，而风木之邪自平。以上诸方中药，如葳蕤、白薇、石膏、知母、茅根、栝蒌根，谓非色白入肺，清凉助金之药乎？况温病发热而渴，火郁之气盛也。火盛，必先烁金。所以古方治阳明病温，实清肺之药居多，清肺金者，滋肾水也。且热渴已极，先治其标，赵氏反用六味丸料，以益水之源，是为迂而不切于病情者也。犹云活人甚众，吾不信矣。

或问：庞安时论温病，有四时自受乖气而成腑脏阴阳温毒者，则春有青筋牵，夏有赤脉攒，秋有白气狸音郁，与郁同，冬有黑骨温，四季有黄肉随。证别五脏，各有方治，其说然欤？余答云：《素问》但言冬伤于寒，春必病温。又仲景《伤寒例》云，其冬有非节之暖者，名曰冬温。其于夏秋二时，未闻有所谓温病也。今庞氏于四时之月，创造五色奇证，以骇人心目，近今以来，未见有人得此等病者。所以花溪虞氏特起而议之，至今《总论》一书，亦渐淹没而不传也。

琥总按：上温病方论一卷，乃春时感温气而成病，即《内经》所云先夏至为病温者是也。《病源》《千金》《外台》等书，皆以温病为温疫，云此病因岁时不和，温凉失节，人感乖戾之气而生病。病气转相染易，乃至灭门，延及外人，无收视者，此系大瘟大疫，如东垣用普济饮子治大头伤寒者是，非仲景论中所云温病也。温病间或相染，不至灭门绝户，恐俗医不知而互相错认，故于卷后并及之云。

附方剂分两说

仲景方剂，并按古法，锱铢分两，与今不同。所附《千金》《外台》等方亦然。谓如㕮咀者，即今之锉如麻豆大是也。云一升者，即今之大白盏也。云铢者，六铢为一分即二钱半也，二十四铢为一两也。云三两者，即今之一两。云二两，即今之六钱半也。料例大者，只合三分之一足矣。

卷之十四

辨风池风府期门等穴针刺法并附图，此系仲景原文

《资生经》云：凡治伤寒，惟阴证可灸，余皆当针。阴证者，中寒也，其余伤寒皆热病之类。热病宜刺，刺者，以针泄其热也。前篇用烧针，是反助其热，因而致逆。针用火烧，针犹灸也。大抵灸者，补多而泻少；针者，泻多而补少。明乎针灸之道，则治病其庶几乎。

太阳病，初服桂枝汤，反烦不解者，先刺风池、风府，却与桂枝汤则愈。

此条太阳病，当是中风，发热、汗出、恶风、脉缓者，是为桂枝汤证也。成注云：烦者，热也。初服桂枝汤后，当汗出而身凉和，若反烦不解者，风甚而未能散也。先刺风池、风府，以通太阳之经，而泄风气，却与桂枝汤，解散则愈。

风池二穴，《图经》云：在颞颥后发际陷中。《活人书》云在项后，当是项侧后。盖颞颥穴，本挟玉枕骨下陷中，此二穴又在颞颥之后，后之为言下也。足少阳阳维之会，宜刺三分，肌肉厚者，可五分，留七呼，禁灸。

琥按：《图经》原云针入七分，今止刺三分者，从《甲乙经》之说也。留七呼，言留针于穴中，至七呼气之久，以泄其风热之邪。

风府一穴，《图经》云：一名舌本，在项发际上一

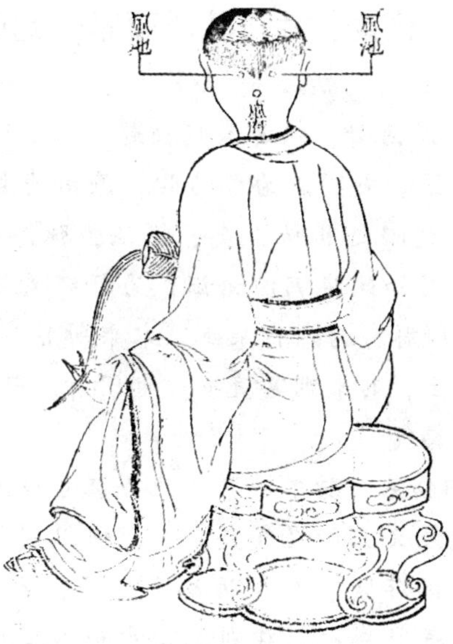

风池风府穴图

寸，大筋内宛宛中。《活人书》云在项后，入发际一寸。疾言，其肉立起，言休，立下。督脉阳维之会，宜刺，止三分，肌肉薄者，针入二分，候病人呼气，即出针。禁不可灸，使人失喑。

或问：风池、风府本属足少阳经，及督脉所行之部分，与太阳经无与，而仲景刺之，何也？余答云：风池穴在偃伏头部第三行，风府穴在中行，其第二行穴，即太阳经所行之地，则是风池、风府，实挟太阳经而行者也。况二穴皆为阳维之会，阳维者，诸阳之总也，诸阳之气得泄，何患太阳之风热不去哉？

以上太阳可刺病一条自原论中第二卷《太阳治法上》集入于此。

伤寒腹满，谵语，寸口脉浮而紧，此肝乘脾也，名曰纵，刺期门。

伤寒腹满，谵语者，以其人病初起，本太阳伤寒，其后见证，又得腹满谵语。夫腹满为邪传脾，谵语为邪传胃，若寸口脉见浮紧，此非太阳之邪传里矣。诊法，脉浮而紧者，为弦。两关之前脉弦，乃知此腹满谵语证，为肝经风热之邪，自旺而乘脾也。脾病见肝脉，为木行乘土，木乘所胜，名曰纵。纵者，直也，言木本克土，其乘则甚直也。期门者，肝之募。成注云：刺之以泻肝经之盛气。

或问：太阳伤寒，脉本浮紧，此条证寸口脉浮而紧，仲景独云肝乘脾，成注又云肝经气盛，医者何以别之？余答云：太阳伤寒，脉尺寸俱浮紧，以人两尺主膀胱，为太阳寒水之经。浮紧者，风寒之气特盛也。兹则但言寸而不言尺，知非膀胱经气盛矣。且也，仲景脉法言尺寸，则关在其中。左关主肝，右关主脾，寸口脉浮而紧，则两关以前之脉皆弦，谓非肝乘脾之诊邪？斯时欲用泻脾之药，则土受木贼，已不胜其攻克，理宜泻肝以去其风热，斯议药不如议针之神速矣。

期门二穴，《图经》云：在不容旁，一寸五分，上直乳第二肋端。肝之募也。足厥阴、太阴、阴维之会，可刺入四分，不可灸。凡针期门，必泻勿补。《活人书》云：可肥人二寸，瘦人寸半。又云：凡妇人病，法当针期门，不可行子午法，恐缠脏膜，引气上。但下针，令病人吸五吸，停针良久，徐徐出针，此是平泻法也。庞安时又云：刺期门法，须得脉弦或浮紧，刺之必愈，宜针入一寸。

琥按：上《图经》云“不容”，在幽门旁一寸五分。幽门

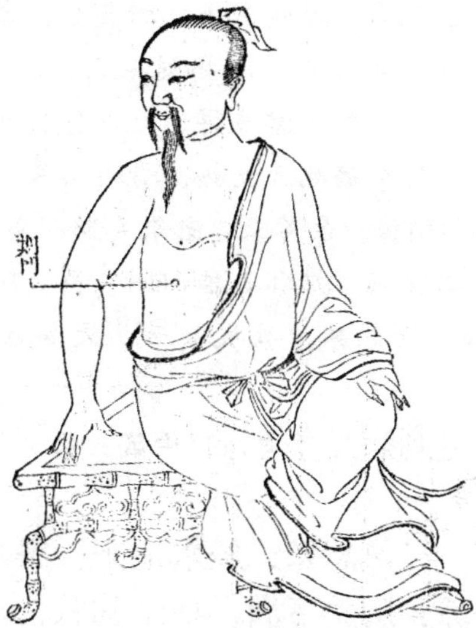

期门穴图

又在巨阙旁五分，巨阙在臆前蔽骨下一寸五分。盖巨阙系腹部中行，期门系腹部第四行穴也。细量左右上下分寸，其穴自明。《活人书》云穴在乳直下，肋骨近腹处是也。则是第二肋，当从下数起，恰在软肋之两端是穴。刺法，肥人一寸，瘦人半寸，不肥不瘦，中而取之。

伤寒发热，啬啬恶寒，大渴，欲饮水，其腹必满，自汗出，小便利，其病欲解，此肝乘肺也，名曰横，刺期门。

“自汗出”云云至“病欲解”三句，当在“刺期门”三字之下。伤寒发热，啬啬恶寒者，此太阳之风邪尚未除也。然肺主皮毛，邪在手太阴肺经亦然。大渴欲饮水者，成注引《玉函》云：作大渴欲饮醋浆，是知肝气胜也。肝来乘肺，肺受邪热，则渴欲饮水。饮水既多，其腹必满。肺属金，金本制木，而反受木乘，其事不直，故曰横，法宜刺期门，以泻肝经之盛气。成注云：肝肺气平，水散而津液得通，外作自汗出，内为小便利而解也。或问：此条病既云发热，啬啬恶寒，又云大渴欲饮水，焉知非太阳阳明证？余答云：若果系阳明胃热，大渴欲饮，则热能消水，未必腹满。热邪既传阳明，虽太阳经中之邪，或不尽除，又未必啬啬恶寒。故成注云：大渴欲饮水，为肝气胜也。

以上太阳可刺病二条自原论中第三卷《太阳治法中》集入于此。

妇人中风，发热恶寒，经水适来，得之七八日，热除而脉迟，身凉，胸胁下满，如结胸状，谵语者，此为热入血室也，当刺期门，随其实而泻之。

发热恶寒者，表未解也。本系妇人中风，风热甚，迫血妄行，故经水适来。正当七八日，为邪将传里之时，邪气乘虚而入于血室。热除脉迟身凉者，成注云：邪气内陷而表证罢也。胁下满，如结胸状，谵语者，《条辨》云：血室为营血停留之所，经脉集会之处，即冲脉所谓血海是也。其脉起于气街，并少阴之经，夹脐上行，至胸中而散，故热入而病作，其证则如是也。法当刺期门者，以期门为肝之募，肝主血，血热则瘀热入血室，而瘀积必归于肝，故随其经之实，而用刺法以泻之也。成注反云审看何经气实，更随其实而泻之，殊出不解。愚按：此条病仲景虽出太阳治法之下，实则少阳之邪传入厥阴，血分实热，故作谵语等证。仲景恐医人认以为阳明腑实证，轻用三承气汤以伐胃气，故特出一刺期门法以疗之。愚又按：仲景云如结胸状，必病人胁下满，虽如结胸，及按之必不痛，故知其非胃实。且也，胁下虽痛，而痛不在胸，此其邪止在肝胆之分。仲景当日特用刺法，何其神哉！

以上太阳可刺病一条自原论中第四卷《太阳治法下》集入于此。

阳明病，下血谵语者，此为热入血室。但头汗出者，刺期门，随其实而泻之，濈然汗出则愈。

按：此条当亦是妇人病。邪热郁于阳明之经，阳明多气多血，邪热甚则迫血从下而行，血下则经脉空虚，热得乘虚而入其室，亦作谵语。《后条辨》云：血室虽冲脉所属，而心君实血室之主，室被热扰，其主必昏故也。但头汗出者，血下夺则无汗，热上扰则汗蒸也。刺期门以泻经中之实，则邪热得除，而津液回复，遂濈然汗出而解矣。

或问：此条病仲景不言是妇人，所以《尚论》诸家直指为男子，今吾子偏以妇人论之，何也？余答云：血室虽不分男女皆有，而热入血室之证，则惟妇人始有之，余于前第七卷《少阳篇》后，言之已明。况仲景于《太阳篇》中，一则曰妇人中风云云，经水适来，此为热入血室；再则曰妇人中风云云，经水适断，此为热入血室；三则曰妇人伤寒云云，经水适来，此为热入血室。则是热入血室，明系妇人之证，至此，实不待言而可知矣。且也，此条言下血，当是经水及期，而交错妄行，以故血室有亏，而邪热得以乘之，故成热入血室之证。考之《灵枢·海论》云冲脉为十二经之海，注云此即血海也。冲脉起于胞中，其前行者，并足少阴之经，挟脐上行，至胸中而散。又考《素问·天真论》云，女子二七而天癸至，任脉通，太冲脉盛，月事以时下。夫少阴也，任也，冲也，其经脉皆行于腹，故其血必由前阴而下。斯血室有亏，邪热方得而入，则是仲景云下血，乃经水交错妄行，又不问而自明矣。此其理，非读书明理之君子，其孰能知之。

以上阳明可刺病一条自原论中第五卷《阳明治法》集入于此。

太阳与少阳并病，头项强痛，或眩冒，时如结胸，心下痞硬者，当刺大椎第一间、肺俞、肝俞。慎不可发汗，发汗则谵语，脉弦。五六日，谵语不止，当刺期门。

间，去声。太少并病者，本太阳之表邪不衰，并入少阳而交病，故谓之并病。并者，犹秦并六国，并则其势大矣。太阳之脉，络头下项，故头项强痛。少阳之脉，循胸络胁，故如结胸，心下痞硬。二阳之脉，皆起于目而行于头，故目眩而头冒也。当刺大椎第一间者，谓当刺大椎一穴，在第一椎之间，为背部中行穴，乃手足三阳督脉之会。先刺之，以泻太少并病之邪，不已，更刺两肺俞。盖肺主气，《尚论篇》云：刺肺俞以通其气。斯膀胱之气化行，而邪自不留。复刺肝俞，以泻少阳之邪，以肝与胆两经相合，为表里也。慎不可发汗者，以太阳之邪，既并少阳，则发汗在所当禁。倘误发其汗，则胃中津液干，木邪乘之，必发谵语而脉弦。至五六日，邪当解而谵语不止。成注云：此为少阳邪热甚也，刺期门以泻肝胆之气。

或问：此条病于发汗后，谵语不止，又见心下痞硬，何以不用下药？余答云：仲景云时如结胸，则是心下虽痞硬，必按之不痛，非真结胸。且也，心下痞硬，而脉又见弦，乃肝木旺而乘胃土，少阳经证居多，虽欲下之，敢轻下邪？

大椎本作顀一穴，《图经》云：在第一椎上陷中。手足三阳督脉之会，可刺入五分，留三呼，泻五吸。

琥按：仲景云刺大椎第一间，当是此穴。成注不明，而

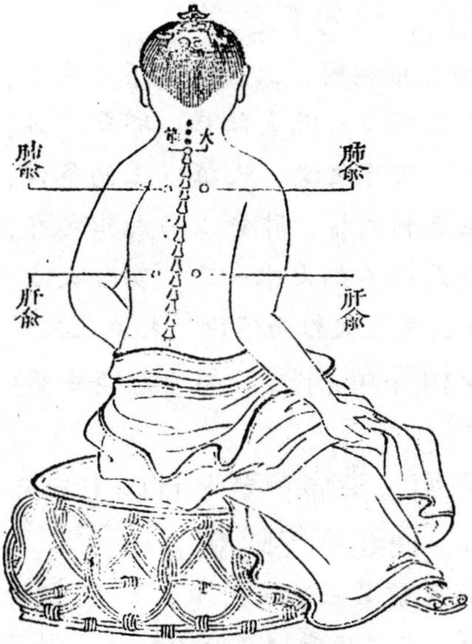

大椎肺俞肝俞穴图

《条辨》《尚论》等书，皆不言及。此不知仲景刺大椎法，与太阳病刺风府之义，实相同耳。故余于上图补出，以备后学参考。

琥又按：仲景刺大椎一穴者，此并太少之邪而合泻之也。合泻之，而病邪不已，则分泻之，故又刺肺俞与肝俞焉。

肺俞二穴，《图经》云：在第三椎下，两旁相去各一寸五分。足太阳脉气所发。可刺入三分，留七呼，得气即泻，肥人，可刺入五分，不可灸。

肝俞二穴，《图经》云：在第九椎下，两旁相去各一寸五分。可刺入三分，留六呼，不可灸。

琥按：上四穴非禁灸，但灸非热病所宜耳。

太阳少阳并病，心下硬，颈项强而眩者，当刺大椎、肺俞、肝俞，慎勿下之。

此条与上条之证相同，上条云慎不可发汗，此条云慎勿下之，正以下为少阳所禁。且太阳病，邪犹在经，亦不可下。愚于前注，已明言不可下之义，大抵以上两条证，乃互文以见意也。愚按：成注云刺大椎、肺俞以泻太阳之邪，刺肝俞以泻少阳之邪，则是成氏终不知大椎一穴，实合太少而齐泻。诸家注皆不明用针之理，竟置大椎而不论，大误之极！

以上太少相并可刺病二条自原论中第四卷《太阳治法下》集附于此。

重出例太阳病，头痛，至七日以上云云，若欲作再经者，针足阳明，使经不传则愈。

此条病注已见前第三卷《太阳上篇》，但仲景云针足阳明，成注未明指其穴。考之庞氏《总病论》云，补足阳明上三里穴。推庞氏之意，以足三里穴得补，则经气实而不传。殊不知成注云针足阳明为迎而夺之，以泄其经中之热，使热邪得泄，不至再传他经，故云愈也。庞氏不明用针之理，竟以泻为补，误极误极。又考张氏《缵论》云，刺冲阳穴。按：冲阳即仲景所谓趺阳脉也，在足跗上五寸，高骨间动脉。愚以仲景有诊趺阳法，而不言刺，张氏之言，实本史氏《伤寒论注》不足法也。今止就足三里穴，附图于后。

三里二穴，《图经》云：土也，在膝下三寸，骺骨外廉，两筋间，当举足取之。《类经》云：坐而竖膝，低跗取之。足阳明之所入为合，可刺五分，留七呼，此穴主泻胃中之热。《天星秘诀》云：兼期门，治伤寒过经，不出汗。《增治法》云：治热病汗不出，喜呕，口干，并宜针，不宜灸。

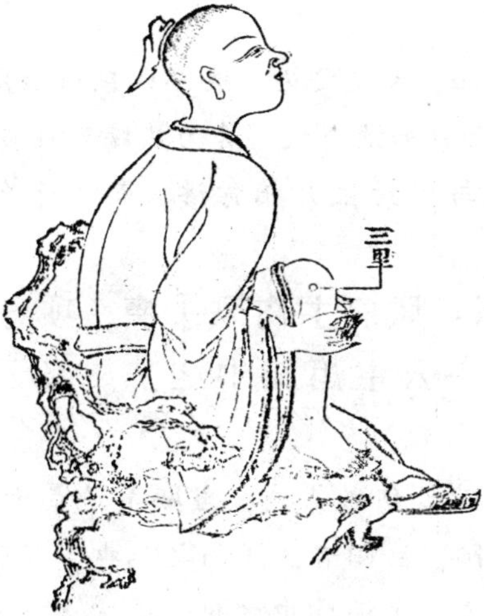

附足三里穴图

以上太阳病传入阳明经可刺证一条自原论中第二卷《太阳治法上》集附于此。

附昔贤刺风池风府期门等穴泻热病法

《资生经》云：风池治伤寒头痛，又主烦满汗不出，又主温病汗不出，目眩，苦头疼。

琥按：上主疗云云，此必是太阳头痛也。仲景云，太阳病，初服桂枝汤，反烦不解者，先刺两风池。又主温病汗不出，愚以春气多温，此即是春时伤寒也。又主目眩苦头疼，此必是太少合病，以足太阳之脉，起目内眦，少阳之脉，起目锐眦故也。

《千金方》云：江南诸师，秘仲景要方不传。灸法，初得病，或先头痛，身寒热，或涩涩欲守火，或腰背强直，面目如饮酒状，此伤寒一二日，但烈火灸两风池，又肝俞百壮。

琥按：上灸法，大误之极。彼孙氏岂以涩涩守火为真寒证邪？夫曰头痛，面目如饮酒状，其为热病无疑矣。热病用灸法，是以火济火，此与仲景法大相背谬，而《千金》录之，其害多矣。

《类经》云：风府主伤风头痛，项急，不得回顾，目眩，反视。一云主泻胸中之热。又云阳明二日寻风府。

琥按：上主疗云伤风头痛，当即是仲景云太阳中风证也。太阳者，经名巨阳，巨阳者，诸阳之属也，其脉连于风府，故云治项急等证。又云主泻胸中之热，胸中者，胃之部分，故云阳明二日，寻风府也。仲景但云太阳病，服桂枝汤后，反烦不解，刺风池、风府，今则兼主阳明，以泻胸中之热，谓非发仲景未发之旨邪。

《资生经》云：期门治妇人伤寒，过经不解，当针期门，使经不传。

琥按：仲景法刺期门，但治妇人热入血室。兹则兼治妇人伤寒，过经不解，此为善用仲景之法者矣。

许学士治一妇人患伤寒，热入血室，医者不识，用补血调气药，治之数日，遂成血结胸。许公曰：小柴胡已迟，不可行也，无已刺期门穴。予不能针，请善针者针之，如言而愈。或问：热入血室，何为而成结胸也？许曰：邪气传入经络，与正气相搏，上下流行，遇经水适来适断，邪气乘虚，入于血室，血为邪所迫，上入肝经，肝受邪，则谵语而见鬼，复入膻中，则血结于胸矣。妇人平居血养肝，犹水养木，方未受孕，则下行之为月水，既孕则中蓄之以养胎，及已产则上壅之以为乳，皆血也。今邪逐血并归于肝经，聚于膻中，结于乳下，故手触之则痛，非药可及，故当刺期门也。

琥按：上许氏云云，实发仲景未发之义。仲景论妇人热入血室证，但云胸胁下满，如结胸状，此则直云聚于膻中，结于乳下，以手触之则痛，遂成血结胸。学者试为思之。此与仲景用大小陷胸汤之结胸，其状何别？余曾细审其证，仲景云结胸者，乃邪热乘虚而入于腑，故以手按之，其痛在胃脘之中。许氏云血结胸，乃邪热乘虚而入于经脉，其痛止在两乳之下，是以别也。且仲景言妇人中风，热入血室，第二条证云其血必结，此是血尚未结也，法当用小柴胡主之。今者许氏所云即仲景言妇人中风，热入血室，第一条证为血既结，故云小柴胡已迟，当刺期门。此非深探仲景论中之理，其孰能知之。

《资生经》云：大椎主伤寒热盛，烦呕。《类经》一云能泻胸中之热。

琥按：仲景云刺大椎，治头项强痛，眩冒，时如结胸，心下痞硬。此则云热盛烦呕，又能泻胸中之热。大都是太阳邪热未尽，欲传阳明，故胸中热作烦呕。刺大椎者，谓能泄太阳之邪热，使不传阳明，病可自愈故也。

《千金方》云：诸烦热时气温病，灸大椎百壮，刺三分泻之。

琥按：先灸后刺，是引热气入经络矣，岂不大误！

《类经》云：肺俞、肝俞，俱主泻五脏之热。

琥按：经云，刺中肺，三日死；中肝，五日死，二穴宁勿刺之。若虚寒病，用灸法，则甚稳。

附刺温热病五十九穴考正

仲景云：凡治温病，可刺五十九穴。正文已见前第二卷《伤寒论例》中。

成注云：五十九刺者，以泻诸经之温热。《针经》云：热病，取之诸阳五十九穴，刺以泻其热而出其汗，实其阴而补其不足。所谓五十九刺，两手外内侧各三，凡十二痏；五指间各一，凡八痏；足亦如是；头入发际一寸旁三分，各三，凡六痏；更入发三寸边五，凡十痏；耳前后，口下者各一，项中一，凡六痏；巅上一，囟会一，发际一，廉泉一，风池二，天柱二。以上云云，见《灵枢·热病第二十三》。又《内经》曰：热俞五十九，头上五行，行五者，以泻诸阳之热逆也；大杼、膺俞、缺盆、背俞，此八者，以泻胸中之热也；气冲、三里、巨虚、上下廉，此八者，以泻胃中之热也；云门、髃骨、委中、髓空，此八者，以泻四肢之热也；五脏俞旁五，此十者，以泻五脏之热也；凡此五十九者，皆热之左右也。以上云云，见《素问·水热穴论篇第六十一》。

琥按：仲景云五十九穴，而成注两引《内经》，其穴各有不同，使用针家何所适从？盖尝考之《甲乙经》云，按上《灵枢》《素问》二经之言，虽有不同，皆刺热之要穴也。《资生经》但云温病可针刺五十九穴，而不明言其处，以江南诸师，秘仲景要方而不传故也。马玄台注《灵枢》，特辨成氏注伤寒两入之误，且云《水热论》中五十九穴，与《灵枢·刺热病》五十九穴不同者，以彼则刺水病，此则刺热病，病有不同，穴因以异。既治伤寒，当从《灵枢》，不宜入以治水之穴矣。或问：《水热穴论》水俞凡五十七穴，前半篇已详言之，末后言热病五十九俞，乃治伤寒之法也，何为而独不从之乎？余答云：末后言治热病五十九俞，乃人病风水，水寒之气郁于内，则变而为热，故刺五十九俞，以泻表里脏腑之热。其理譬之人伤于寒，寒盛则生热，非直云伤寒病也。马氏所言，实为不易之论，余因就《灵枢》中文，辨注其穴于后。

《灵枢》所谓五十九刺者，两手外内侧各三，凡十二痏。手太阳少泽穴，在手小指外侧端，去爪甲下一分陷中，可刺入一分；手阳明商阳穴，在手大指次指内侧，去爪甲角如韭叶，可刺入一分，留一呼；手少阳关冲穴，在手小指次指之端，去爪甲角如韭叶，可刺入一分；手太阴少商穴，在手大指端内侧，去爪甲角如韭叶，以三棱针刺之，微出血；手少阴少冲穴，在手小指内廉之端，去爪甲角如韭叶，可刺入一分；手厥阴中冲穴，在手中指端，去爪甲如韭叶陷中，可刺入一分。计六井穴，左右手共十二痏。痏者，刺疮也。有刺必有瘢，故即以为数。五指间各一，凡八痏。手太阳后溪穴，在手小指外侧，本节后陷中，可刺入一分；手阳明三间穴，在手大指次指本节之后，内侧陷中，可刺入三分，留三呼；手少阳中渚穴，在手小指次指本节后间陷中，可刺入二分；手少阴少府穴，在手小指本节后陷中，可刺入二分。手之六经，厥阴本节后无穴，太阴本节后有鱼际穴，其脉实散腕中，而不在指间，计四经左右，共八痏也。足亦如是。足太阳束骨穴，在足小指本节后陷中，可刺入三分；足阳明陷谷穴，在足大指次指之间，本节后陷中，可刺入三分，留七呼；足少阳临泣穴，在足小指次指本节后间陷中，可刺入二分；足太阴大都穴，在足大指本节后陷中，可刺入三分。足之六经，少阴脉不行于指，厥阴本节后上二寸，有太冲脉，而其穴亦不在指间，计四经左右，亦八痏也。

头入发一寸旁三分，各三，凡六痏。头入发一寸旁，即督脉上星穴之次，其旁之穴，分而为三。则足太阳之五处穴，在上星旁一寸五分，可刺三分，留七呼；承光穴，在五处后一寸五分，可刺入三分；通天穴，在承光后一寸三分，可刺入三分，留七呼。左右各三穴，故凡六痏，此偃伏头部第二行穴也。穴皆由前发际，上而至后。更入发三寸边五，凡十痏。更入发者，自上星之次向后也。三寸边五者，去中行三寸许，两边各五也。即足少阳之临泣穴，在目上直入发际五分陷中，可刺入三分，留七呼，得气即泻；目窗穴，在临泣后一寸，可刺入三分；正营穴，在目窗后一寸，可刺入三分；承灵穴，在正营后一寸五分，可刺入三分，一云禁针；脑空穴，在承灵后一寸五分，挟玉枕骨下陷中，可刺四分，得气即泻。左右共凡十痏，乃偃伏头部第三行穴也。耳前后，口下者，各一，项中一，凡六痏。耳前者，听会穴也，在耳前陷中，开口有空，可刺入七分，留三呼，得气即泻，乃侧面部穴也；耳后者，完骨穴也，在耳后入发际四分，可刺三分，留七呼，乃侧头部穴也。俱属足少阳经，左右各一，凡四穴。口下者，任脉之承浆穴也，在唇下宛宛中，可刺入三分，得气即泻，在面部中行，止一穴。项中者，督脉之哑门也，在项中央，入发际，五分宛宛中，可刺入二分，不可深，在偃伏头部中行，止一穴。共凡六痏。巅上一，百会穴也，在前顶后一寸五分，顶中央旋毛中，可容豆。督脉足太阳交会于巅上，手足少阳、足厥阴，俱会于此，可刺入二分，得气即泻。囟会一，囟会，督脉穴名，在上星后一寸陷中，可容豆，可刺二分，留三呼，得气即泻。发际一，前发际谓神庭穴，在鼻直上入发际五分，发高者，发际是穴；

发低者，加二三分。督脉足太阳阳明三脉之会，《铜人》等书皆云禁不可针，针即发狂。《甲乙经》云令人癫疾，目失精。马氏《灵枢注》引之，欲足五十九穴之数，误矣。后发际谓风府穴，已见前。以上四穴，俱在偃伏头部中行。廉泉一，廉泉，任脉穴名，在颔下，结喉上中央，舌本下，仰而取之，阴维任脉之会，可刺三分，得气即泻，乃正面部中行穴也。风池二，穴与刺法已见前。天柱二，天柱，足太阳经穴名，挟项后发际，大筋外廉陷中，可刺五分，得气即泻，乃偃伏头部第二行穴也。

琥按：上五十九穴，皆可刺，惟前发际神庭一穴，禁不可刺。则是可刺之穴，实止五十八矣。或云发际止一穴，而廉泉有二穴，当是舌根下之左右泉脉，为足少阴之会。斯言出《类经图翼》，姑订入之，以备参考。

附刺热病针图

或问云：刺热病，当用何针？余答云：当用镵针、鍉音低针、锋针、员利针。此四者，为刺热病之针也。

《灵枢·热病篇》云：热病，先肤痛窒鼻，充面，取之皮，以第一针五十九云云。热病，先身涩，倚而热，烦悗，干唇，口嗌，取之脉，以第一针五十九云云。第一针者，即《九针论》所云镵针也。

其头大，其末锐，取法干巾针，去末寸半，渐锐之，长一寸六分。主热在头身用之，令无得深入而使阳气出。

热病，头痛，颞颥目瘛，脉痛，善衄，厥热病也，取之以第三针云云。第三针者，即《九针论》所云鍉针也。

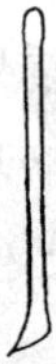

镵针之图

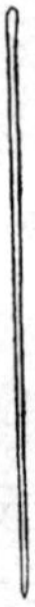

鍉针之图

其身大，其末圆，取法于黍粟之锐，长三寸半。主按脉取气，令邪气出。

热病，面青，脑痛，手足躁，取之筋间，以第四针云云；热病，数惊，瘛疭而狂，取之脉，以第四针云云；热病身重，骨痛，耳聋而好瞑，取之骨，以第四针五十九云云；热病，体重，肠中热，取之以第四针云云；热病，挟脐急痛，胸胁满云云，取以第四针。第四针者，即《九针论》所云锋针是也。

筒其身，锋其末，取法于絮针，长一寸六分，令可以泻热出血。《九针十二原篇》曰：刃三隅，以发痼疾。前五十九刺中，取少商穴以三棱针刺之，微出血，即用此针也。

热病，嗌干，多饮，善惊，卧不能起，取之肤肉，以第六针五十九云云。第六针者，即《九针论》所云员利针也。

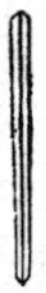

锋针之图

员利针之图

尖如氂，且圆且锐，微大其末，反小其身，取法于氂针，长一寸六分，以取暴气。

琥按：以上云云，乃热病用针之大略也。欲观全文，须于《内经》中细考之。

附同身寸说

或问：针穴分寸，当依何法？余答云：相传用同身寸。同身寸者，谓即以其身之寸，同其人之身也，《铜人经》谓之周身寸。其法如屈指量，则以中指中节，倒边两纹之尖，相去为一寸；如伸指量，则以中指上节下之横纹，量至中节下之中纹，为一寸，此古法也。至于一人之身，在头或独大独尖，面或独长独阔，腰或独细独粗，四肢或不相等，上下三停或不相齐，即可用中指节之寸，周身自有活法，以较量之，故又名为周身寸也。有如师欲刺头上穴，依《明堂诀式》，头围该二尺六寸，顶去额长四寸，额下去颐颔中为颐，长一尺；顶去项发际，长七寸五分；项发下至大椎，长三寸五分；顶去脑角四寸，耳后当完骨完骨者，耳后发际高骨也，广九寸；耳前当耳门，广二寸；两颧之间，广九寸五分两颧相去实止七寸，曰九寸五分者，连两颧骨高处，皆量在内。以上分寸，与中指寸相计少有不合，可用活法较量于其间，即得真正尺寸。且师更以手摩摸其骨空之处，即得真正穴道，所谓头必因于头，腹必因于腹，背必因于背，手足必因于手足，总其长短大小而折衷之，则庶乎其合法矣。

以上伤寒书共一十四卷，此先摘仲景所云热病，附以后贤方论，而推广发明者也。其仲景所云真寒阴证，复作《中寒论》上中下三卷，杂以后贤方论，合为十七卷，务使伤寒、中寒判然有别，斯医人自无误治之证云耳。